Arno Deister

Zukunft. Psychiatrie

Herausforderungen,
Konzepte,
Perspektiven

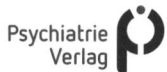

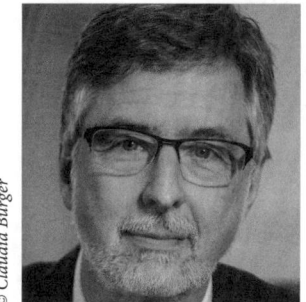

Prof. Dr. med. Arno Deister, geboren 1957, hat die Facharztanerkennungen für Psychiatrie, Psychotherapie, Psychosomatik und Neurologie. Nach dem Studium der Medizin in Aachen und Köln war er zunächst an den Universitäten in Köln und Bonn wissenschaftlich mit dem Schwerpunkt Psychopathologie und Psychosenforschung tätig. Mit dem Beginn der Tätigkeit als Chefarzt des Zentrums für Psychosoziale Medizin des Klinikums Itzehoe im Jahr 1996 hat sich die Tätigkeit in den Bereich der regionalen psychiatrischen Versorgung verlagert. Seine besonderen Interessen gelten darüber hinaus Themen der Versorgungsforschung und der Gesundheitsökonomie. 2003 wurde unter seiner Leitung das Modellprojekt eines Regionalen Budgets in Itzehoe entwickelt und umgesetzt. 2017 und 2018 war er Präsident der DGPPN, seit 2021 ist er Bundesvorsitzender des Aktionsbündnisses Seelische Gesundheit.

Arno Deister

Zukunft. Psychiatrie

Herausforderungen,
Konzepte,
Perspektiven

Inklusive Interviews mit:

Gerald Gaß, Nils Greve, Iris Hauth,
Kirsten Kappert-Gonther, Christian Kieser,
Sabine Köhler, Thomas Pollmächer,
Georg Schomerus, Ingo Ulzhoefer und
Bettina Wilms

Zur Sache: Psychiatrie

Arno Deister
Zukunft. Psychiatrie
Herausforderungen, Konzepte, Perspektiven

1. Auflage 2022
ISBN Print: 978-3-96605-138-5
ISBN eBook (PDF): 978-3-96605-164-4
Bibliografische Information der Deutschen Nationalbibliothek
Die Deutsche Nationalbibliothek verzeichnet diese Publikation in
der Deutschen Nationalbibliografie; detaillierte bibliografische Daten
sind im Internet über http://dnb.d-nb.de abrufbar.

Weitere Bücher zu psychischen Störungen finden Sie im Internet:
www.psychiatrie-verlag.de

© Psychiatrie Verlag GmbH, Köln 2022
Kein Teil des Werkes darf ohne Zustimmung des Verlags vervielfältigt,
digitalisiert oder verbreitet werden.
Lektorat: Uwe Britten, Eisenach
Umschlagkonzeption und -gestaltung: studio goe, Düsseldorf
Typografiekonzeption und Satz: Iga Bielejec, Nierstein
Druck und Bindung: Medienhaus Plump, Rheinbreitbach

*»Die Zukunft soll man nicht voraussehen wollen,
sondern möglich machen.«*
Antoine de Saint-Exupéry

Die Psychiatrie der Zukunft –
eine Zukunft für die Psychiatrie? _____ 10

Was zu tun ist – acht Forderungen an die Gesundheitspolitik __ 13

Faszination Psychiatrie – auf dem Weg in die Zukunft _____ 19
Die Würde des Menschen zum Maßstab machen 19
Niemand kann sich vom Risiko einer psychischen Erkrankung befreien 20
Was ist eine psychische Krankheit? 21
Verantwortung tragen für die Vergangenheit und für die Zukunft 23
Das Ziel ist eine settingunabhängige Qualität der Behandlung 25
Das Fachgebiet der Psychiatrie steht auch für soziale Verantwortung 27
Psychiatrie und Gesellschaft stehen in einer fragilen Wechselwirkung 29

Wo stehen wir? Der Blick auf die Psychiatrie von heute _____ 31
Patienten, Nutzer und andere Betroffene 32
»Ich will wirklich wissen, wie es dir geht« – Ingo Ulzhoefer 42
Ein fragiles Wechselspiel – der Blick aus der Gesellschaft auf die Psychiatrie 49
Die Politik entdeckt die Psychiatrie –
Menschen mit psychischen Erkrankungen sind wichtig für die Gesellschaft 56
»Seelische Gesundheit entwickelt sich im Alltag« – Kirsten Kappert-Gonther 66
Zwischen Fragmentierung und Kooperation –
das psychiatrische Versorgungssystem 73
»Wir brauchen den Mut, etwas zu verändern« – Sabine Köhler 80
Psychiatrie(n) und Gesellschaft(en) – eine internationale Perspektive 87

Orientiert am Menschen – Haltungen und Einstellungen _____ 90

Herausforderung Qualität: Was ist gute Psychiatrie? _____ 97
Unterschiedliche Dimensionen der Qualität 98
»Wir wissen zu wenig über Gesundheitsförderung« – Bettina Wilms 114

Die Würde des Menschen – ethische und rechtliche Rahmenbedingungen 121

Wir brauchen eine Ethik in der Psychiatrie 122
Das Recht der Patienten – mehr als nur eine Formsache 124
Die Rechte der Patientinnen und Patienten 126
»Die Psychiatrie muss Teil der Medizin sein« – Thomas Pollmächer 130

Soziale Gerechtigkeit schaffen – für gesellschaftliche Verantwortung 138

Gerechtigkeit beschreibt eine faire Verteilung 138
Leistungsgerechtigkeit lässt sich nicht messen 140
»Leistung« ist ein komplexes Konstrukt 141
»Wir müssen politischer werden« – Christian Kieser 143

Diese Aufgabe ist entscheidend: die Frage der Finanzierung 150

Wir erhalten, was wir finanzieren 150
Die unterschiedlichen Steuerungswirkungen der Finanzierung 152
An der Aufgabe orientierte Pauschalierung 154
Steuerungseffekte einer aufgabenorientierten Finanzierung 155

Seelisch gesund in der Gesellschaft – Aspekte der verantwortlichen Teilhabe 157

Recovery und Empowerment 157
Die große Bedeutung der Erwerbstätigkeit 158
Verminderung von Stigmatisierung 161
Prävention und Früherkennung 162
Selbstmanagement und Selbsthilfe 164
Exkurs: Das Aktionsbündnis Seelische Gesundheit 166

Mehr Zeit für Menschen – für eine zukunftsfähige Personalbemessung — 168
Anforderungen an ein zukunftsfähiges System der Personalbemessung — 171
Das Plattform-Modell zur Personalbemessung — 174

Mehr Wissen – Forschung für Menschen mit psychischen Erkrankungen — 179
Am Patienten orientierte partizipative Forschung — 179
An den Lebenswelten orientierte Versorgungsforschung — 180
Soziale Neurowissenschaften sind ein Thema der Zukunft — 181
Künstliche Intelligenz — 182
Individualisierte Psychotherapie — 183
»Die Psychiatrie muss sich immer neu erfinden« – Georg Schomerus — 184

Flexibilität der Versorgung – Grundlagen für ein psychosoziales Gesundheitssystem — 193
Anreize statt Sanktionen — 193
Koordination und Steuerung — 195
Gestufte Versorgung — 197
Flexibilisierung der Versorgung — 199
Aufsuchende Behandlung — 201
»Jeder soll eine bedarfsgerechte Versorgung bekommen« – Iris Hauth — 204

Das Krankenhaus der Zukunft – Welche Rolle spielt es im Gesundheitssystem? — 211
Die heutigen Strukturen sind traditionell gewachsen — 211
Zukünftige Herausforderungen für das Krankenhausmanagement — 212
Erfolgsfaktoren für die Zukunft — 214
Modellprojekte nach § 64b SGB V und Regionale Psychiatrie-Budgets — 216
»Wir müssen Psychiatrie sichtbarer machen« – Gerald Gaß — 219

Was wir brauchen: die Regionale Verantwortung   226
Die Region als Rahmen   226
Ausrichtung der Finanzierung an der Aufgabe   228
Verantwortliche Vernetzung der Angebote   229
Verantwortung für die Ressourcen   230
»Wir müssen die Wende schaffen« – Nils Greve   231

Über die Zukunft – und über Psychiatrie   239

Literatur   244

Die Psychiatrie der Zukunft – eine Zukunft für die Psychiatrie?

»Nicht weil es schwer ist,
wagen wir es nicht,
sondern weil wir es nicht wagen,
ist es schwer.«
Lucius Annaeus Seneca

Wir müssen wieder etwas tun, wir brauchen Veränderungen – einen Paradigmenwechsel in der psychiatrisch-psychotherapeutischen Versorgung. Wir brauchen eine hoch qualifizierte psychosoziale Medizin, die an den Bedürfnissen der betroffenen Menschen orientiert ist. Eine Psychiatrie, die Verantwortung für die Menschen mit psychischen Erkrankungen in ihrer Region übernimmt. Und wir brauchen eine Gesellschaft, die den Wert und die Würde von Menschen mit psychischen Erkrankungen anerkennt.

Es gab bereits eine Zeit, in der es einen Aufbruch in die Zukunft gab. Fast ein halbes Jahrhundert ist das jetzt schon her. Die Psychiatrie-Enquête aus dem Jahr 1975 hat die psychiatrische Versorgung zukunftsfähig gemacht und sie hat sie grundlegend verändert. Ein halbes Jahrhundert später aber – heute also – befindet sich die Psychiatrie in der Krise, vielleicht sogar in einer existenziellen. Wir sind in dieser Krise aber nicht hilflos. Wir haben heute viel mehr Möglichkeiten zur Weiterentwicklung des Hilfe- und Versorgungssystems als vor fünfzig Jahren. Wir müssen sie nur nutzen.

Die Psychiatrie-Enquête bedeutete eine tiefe Zäsur in der damaligen psychiatrischen Versorgung. Für viele ist sie noch heute der Inbegriff einer hoffnungsvollen Zukunft für Menschen mit psychischen Erkrankungen. Aber kann die Enquête auch heute noch als Maßstab für die Zukunft gelten? Jeder, der im psychiatrischen System Verantwortung trägt, mag sich einmal die Frage stellen, was er oder sie vor zehn Jahren auf die Frage geantwortet hätte, wie sich das Fachgebiet in zehn Jahren – also bis heute – entwickelt haben wird. Und jeder muss sich der Frage stellen, was von diesen Erwartungen, Hoffnungen, Träumen oder auch Visionen bis heute erreicht worden ist. Die Antworten werden sehr unterschiedlich ausfallen. Teils werden sie Ausdruck des schmerzlichen Bewusstseins sein, dass sich grundlegende Fragen noch immer nicht so entwickelt haben, wie wir uns das vorgestellt haben. Teils werden auch Entwicklungen benannt werden, die echte Fortschritte darstellen. Manchmal gehen die

Vorstellungen aber auch dahin, eine Zukunft für die Psychiatrie grundsätzlich zu verneinen und auf eine vollständige Abschaffung des Fachgebiets zu hoffen.

Mit all diesen unterschiedlichen Blickwinkeln und Erwartungen werden wir uns auseinandersetzen müssen, denn wir sind noch lange nicht am Ziel.

Unabhängig davon, was in den letzten Jahren geschehen sein mag, und unabhängig davon, wie wir die heutige Situation einschätzen: Am Ziel sind wir jedenfalls noch lange nicht, und wir dürfen uns auch nicht am Ziel wähnen. Vielmehr müssen wir wissen, dass es gerade heute enormer Anstrengungen bedarf, für Menschen mit psychischen Erkrankungen eine Zukunft zu schaffen. Eine Zukunft, die dem Bedarf und den Bedürfnissen dieser Menschen – insbesondere mit *schweren* psychischen Erkrankungen – möglichst gerecht werden kann, damit sich ihr Leiden vermindert und damit die verantwortliche Teilhabe am Leben der Gesellschaft langfristig gesichert ist.

Dabei geht es ganz besonders um diejenigen, die sich als Betroffene oder als Angehörige nicht zufriedengeben, zufriedengeben *dürfen* mit dem, was wir erreicht haben. Sie werden grundsätzliche weitere Entwicklungen auf dem Gebiet der Menschenrechte, der ethischen Ansprüche des Fachs, der Kommunikation untereinander und ganz besonders der therapeutischen Möglichkeiten in allen Bereichen fordern. Und das zu Recht.

Diese Forderungen richten sich sowohl an die Vertreter des Fachgebiets selbst als auch an die Gesellschaft insgesamt, insbesondere aber an die Gesundheitspolitik. Die Feststellung, dass psychische Erkrankungen Volkskrankheiten seien, ist grundsätzlich richtig. Diese Feststellung reicht jedoch in keiner Weise aus, wenn die Gesellschaft nicht auch Verantwortung dafür übernimmt, wie sie – wie wir alle – mit den entsprechenden Herausforderungen umgehen. Niemand kann sich mehr herausreden damit, man wisse nicht – oder habe nicht gewusst –, was nötig sei. Fakten und zukunftsweisende Konzepte liegen auf dem Tisch. Es mangelt aber an deren Umsetzung, manchmal an den Möglichkeiten, oft aber auch am unbedingten Willen, dies auch gegen Widerstände durchzusetzen.

Einer der Schlüsselbegriffe, an der sich die Zukunft der psychiatrischen Versorgung ausrichten kann, ist der Begriff der Qualität. Ein häufig missbräuchlich verwendeter Begriff, aber trotzdem ein zentrales und vor allem notwendiges Konzept. Wir müssen dabei jedoch feststellen, dass wir bis heute in der Psychiatrie und Psychotherapie keinen belastbaren Konsens darüber haben, was wir unter »Qualität« verstehen – und messen können wir die für uns wichtige Qualität sowieso kaum. Was wir aber brauchen, ist ein umfassendes

Verständnis von fachlicher, sozialer, gesellschaftlicher und politischer Qualität. Ein Konzept, das auch Stellung zur Frage der Gerechtigkeit, der Verantwortung und der Identität der Psychiatrie nimmt.

Wir brauchen zukunftsfähige und realisierbare Konzepte.

Das Fachgebiet der Psychiatrie und Psychotherapie befindet sich in einer grundsätzlichen Umbruchsituation, sogar in einer Situation der Bedrohung. Die Bedrohung entsteht dadurch, dass es nicht mehr so viele Menschen gibt, die von der Arbeit für Menschen mit psychischen Erkrankungen fasziniert sind, die sich für das Fach interessieren und sich dort engagieren wollen. Die Bedrohung besteht in der nachlassenden Bereitschaft in Teilen der Gesellschaft, die notwendigen Ressourcen für die Hilfe- und Versorgungssysteme zur Verfügung zu stellen. Und die Bedrohung besteht darin, dass die bestehenden und verfestigten Strukturen den Erfordernissen einer modernen und zukunftsfähigen Psychiatrie nicht mehr gerecht werden. Wir erleben immer mehr und immer stärker, dass wir mit den aktuellen Maßnahmen und Methoden an Grenzen stoßen – an Grenzen der Qualität, an Grenzen der Finanzierbarkeit, aber auch an Grenzen der Verantwortbarkeit. Ob es sich dabei um eine wirklich existenzielle Bedrohung handelt oder ob es gelingen wird, das Fachgebiet so aufzustellen, dass eine zukunftsfähige psychiatrisch-psychotherapeutische Versorgung möglich ist, wird sich daran entscheiden, wie sich die Menschen verhalten, die das Fachgebiet prägen – die Betroffenen, die Angehörigen und natürlich all diejenigen, die für das Fach (inhaltliche und politische) Verantwortung tragen (DEISTER 2022).

Wir brauchen nichts weniger als einen Paradigmenwechsel.

Alles das werden wir nur gemeinsam angehen können. Nur durch gemeinsame und koordinierte Maßnahmen werden wir etwas erreichen können. Was wir brauchen, ist das Engagement der Gesundheitspolitik für die Psychiatrie, aber gleichzeitig auch das Engagement der in der psychiatrischen Versorgung tätigen und der von psychischer Erkrankung betroffenen Menschen in der Gesundheitspolitik. Was wir brauchen, sind zukunftsfähige und realisierbare Konzepte. Jetzt!

Was zu tun ist – acht Forderungen an die Gesundheitspolitik

Wir müssen etwas tun: Diese Forderung richtet sich auch an die Gesundheitspolitik. Politische Institutionen haben sich in den letzten Jahren zunehmend mehr mit der Situation von Menschen mit psychischen Erkrankungen befasst. Was sind nun die wesentlichen Veränderungen, die wir brauchen? Acht Forderungen:

1. Psychische Erkrankungen gehören zu den häufigsten Erkrankungen des Menschen. Sie sind Volkskrankheiten.

Die gesellschaftliche Bedeutung psychischer Erkrankungen ist außerordentlich hoch. Psychische Krankheiten gehören zu den häufigsten Erkrankungen des Menschen überhaupt. Entsprechend gehört das Fachgebiet der Psychiatrie und Psychotherapie zu den zentralen und größten Fächern der Medizin. Aufgrund ihrer Häufigkeit, Schwere, Verbreitung sowie der persönlichen und gesellschaftlichen Folgen sind mehrere psychische Erkrankungen als »Volkskrankheiten« zu bezeichnen. Dies betrifft in erster Linie die häufigsten wie Depressionen, Angsterkrankungen, Abhängigkeitserkrankungen und Demenzen. Aber es betrifft auch Erkrankungen, die nicht ganz so häufig sind, dafür aber das Leben der Menschen im sozialen Zusammenleben massiv beeinträchtigen (etwa psychotische Erkrankungen).

Es ist davon auszugehen, dass etwa jeder vierte oder fünfte Mensch innerhalb eines Jahres die Kriterien für eine psychische Erkrankung erfüllt. Die Krankheitslast ist eine der höchsten aller gesundheitlichen Einschränkungen. Die direkten und indirekten Kosten psychischer Erkrankungen betragen knapp 5 Prozent des Bruttoinlandsproduktes. Bei mehr als 40 Prozent der Personen, die vorzeitig berentet werden, wird dies mit einer psychischen Erkrankung begründet. Etwa jeder siebte Euro, der in Deutschland für Gesundheit ausgegeben wird, wird direkt für psychische Erkrankungen ausgegeben, das sind mehr als 50 Milliarden Euro pro Jahr. Die indirekten Kosten, die durch psychische Erkrankungen entstehen, betragen pro Jahr noch einmal mehr als das Doppelte.

Was ist also zu tun?
- **Depressionen, Angsterkrankungen, Demenzen und Abhängigkeitserkrankungen müssen als Volkskrankheiten anerkannt werden. Prävention,**

Diagnostik, Behandlung und Rehabilitation dieser Erkrankungen müssen gezielt ausgebaut sowie besser strukturiert und koordiniert werden.
- Dabei müssen die Bedarfe von Menschen mit schweren psychischen Erkrankungen in besonderer Weise berücksichtigt werden.
- Regelungen für Menschen mit psychischen Erkrankungen, die in unterschiedlichen Sozialgesetzbüchern getroffen sind, müssen stärker miteinander verbunden werden.

2. Menschen mit psychischen Erkrankungen brauchen die gesellschaftliche Daseinsvorsorge. Die Gesellschaft muss mehr Verantwortung übernehmen.

Psychische Erkrankungen greifen stärker als die meisten körperlichen Erkrankungen in die Teilhabe am gesellschaftlichen Leben und damit auch in rechtliche, politische, finanzielle und andere relevante Fragestellungen ein. Menschen insbesondere mit schweren psychischen Erkrankungen sind außerdem häufig nicht oder nur eingeschränkt in der Lage, ihre Bedürfnisse und ihren persönlichen Bedarf zu artikulieren bzw. durchzusetzen. Dies bedingt eine besondere gesellschaftliche und staatliche Verantwortung für diese Personen. Die bisherigen Vorschriften (etwa in § 27 Abs. 1 SGB V) greifen dabei nicht ausreichend.

Behandlungsentscheidungen stehen zunehmend stärker in der Gefahr, abhängig zu sein von den ökonomischen Rahmenbedingungen. Außerdem richten sich medizinische Angebote häufig stärker an den bestehenden Versorgungsstrukturen als an den individuellen und konkreten Bedürfnissen der betroffenen Menschen aus. Insbesondere im Zusammenhang mit der Zuteilung von personellen und finanziellen Ressourcen muss die Ausrichtung auf das Wohl der Patientinnen und Patienten sichergestellt sein. Dies ergibt sich auch ausdrücklich aus einer Stellungnahme des Deutschen Ethikrates (2016).

Was ist also zu tun?
- **Die psychiatrische und psychotherapeutische Versorgung muss in besonderer Weise als Aufgabe der gesellschaftlichen Daseinsvorsorge aufgefasst werden.**
- **Die besonderen Bedürfnisse von Menschen mit psychischen Erkrankungen müssen in allen einschlägigen Gesetzen und Verordnungen Berücksichtigung finden.**

3. Psychische Erkrankungen beeinträchtigen die Teilhabe am gesellschaftlichen Leben. Die Stigmatisierung muss beendet werden.

Stigmatisierung und teilweise auch (strukturelle und persönliche) Diskriminierung prägen nach wie vor häufig den Alltag von Menschen mit psychischen Erkrankungen. Dadurch wird die verantwortliche Teilhabe an gesellschaftlichen Prozessen zuweilen massiv eingeschränkt und insbesondere das Leiden dieser Menschen verstärkt. Zwar haben sich in den letzten Jahren grundsätzlich Verbesserungen gezeigt, diese reichen aber bei Weitem noch nicht aus.

Was ist also zu tun?
- **Die verantwortliche und gleichberechtigte Teilhabe insbesondere von Menschen mit schweren psychischen Erkrankungen an allen gesellschaftlichen Prozessen muss sichergestellt werden.**

4. Die psychiatrische und psychotherapeutische Versorgung befindet sich in einer grundlegenden Umbruchsituation. Wir müssen jetzt handeln.

In den letzten Jahren sind gesundheitspolitische Entscheidungen getroffen worden, die eher dazu führen, die bestehende Versorgungsqualität zu reduzieren, statt eine zukunftsfähige Psychiatrie zu schaffen. Dazu gehört insbesondere die Einführung eines an den erbrachten Leistungen orientierten Finanzierungssystems (PEPP-System). Die primär auf den Bedarf von Menschen ausgerichtete Psychiatrie-Personalverordnung (Psych-PV) wurde abgeschafft und eine rein an ökonomischem Denken ausgerichtete psychiatrisch-psychotherapeutische Versorgungsstruktur gefördert.

Weiterhin ist die stationäre Versorgung die einzige Versorgungsform, mit der eine ökonomisch stabile Finanzierung erreicht werden kann. Es werden damit die falschen Anreize gesetzt und die tatsächlichen Bedürfnisse der Menschen ignoriert.

Was ist also zu tun?
- **In den psychiatrisch-psychotherapeutischen Hilfe- und Versorgungsangeboten muss der Bedarf der Patientinnen und Patienten Vorrang vor ökonomischen Interessen haben.**
- **Die bestehenden Versorgungsstrukturen gilt es entsprechend anzupassen.**

5. Entscheidend ist die Orientierung an den Bedürfnissen und den Bedarfen der Patienten. Das betrifft insbesondere die Personalbemessung.

Die durch den Gemeinsamen Bundesausschuss (GBA) vorgegebene Richtlinie zur Personalbemessung in der Psychiatrie und Psychosomatik (PPP-RL) setzt die falschen Behandlungsanreize, weil die dort vorgegebene Personalbemessung lediglich eine absolute Untergrenze darstellt. Sie vom konkreten individuellen Bedarf der Menschen abzukoppeln, berücksichtigt nicht die notwendige Qualität der Versorgung und die wissenschaftlichen Leitlinien. Zur Sicherstellung einer ausreichenden Behandlungsqualität und vor allem ausreichender Zeit für erkrankte Menschen wird ein alternatives Instrument der Personalbemessung benötigt, etwa das durch die Fachgesellschaften und Verbände entwickelte und evaluierte Plattformsystem. Insbesondere im Bereich der niedergelassenen Ärztinnen und Ärzte sowie der psychologischen Psychotherapeutinnen und Psychotherapeuten muss eine Finanzierung sichergestellt werden, die sich an der erforderlichen Qualität ausrichtet.

Was ist also zu tun?
- **Die Regelungen zur Personalbemessung für die Psychiatrie und Psychosomatik müssen sich an der erforderlichen Qualität und den wissenschaftlichen Leitlinien ausrichten.**
- **Der Bedarf der Patienten muss der Maßstab für die Zuteilung personeller und finanzieller Ressourcen sein. Dazu müssen die bisherigen starren Strukturen flexibilisiert werden.**

6. Die hochgradige Fragmentierung der Versorgungsstrukturen und des Finanzierungssystems führt zu vermeidbaren Kosten. Dies verhindert die notwendige Versorgungsqualität.

Die hochgradige Fragmentierung der Versorgung und der Finanzierung, die das deutsche Gesundheitswesen insgesamt prägt, wirkt sich für Menschen mit psychischen Erkrankungen in besonderer Weise negativ aus. Es kommt zu Brüchen in der Behandlung und nicht selten auch zu Behandlungsabbrüchen. Dies gilt sowohl für die starren Grenzen zwischen den Regelungen verschiedener Sozialgesetzbücher (insbesondere SGB V, IX und XII) als auch für die Hürden zwischen den verschiedenen Versorgungssektoren und Behandlungssettings (ambulant, teilstationär, vollstationär, aufsuchend). Erforderlich sind Versorgungsstrukturen, die sektorübergreifend und weitgehend settingunabhängig sind. Es existieren seit fast zwei Jahrzehnten entsprechende Versorgungsmodelle (»Regionale Budgets« etc.), die wissenschaftlich evaluiert und deren Wirksamkeit und Wirtschaftlichkeit belegt sind.

Seit 1991 galten für die psychiatrisch-psychotherapeutische Versorgung die Regeln der Psychiatrie-Personalverordnung. Diese wurde zum Ende 2019 abgeschafft. Der GBA hat seit dem 1. Januar 2020 eine Richtlinie zur Personalbemessung (PPP-RL) in Kraft gesetzt und diese bisher mehrfach überarbeitet. Die Bestimmungen dieser Richtlinie werden dem politischen Willen (ausgedrückt im § 17 KHG und anderen) nicht gerecht. Es erfolgt keine Ausrichtung der Mindestbesetzung an der erforderlichen Qualität, dem Bedarf der Patienten und der wissenschaftlichen Evidenz. Die erforderliche Personalbesetzung wird auch nicht vollständig finanziert.

Es wird eine gesetzliche Vorgabe an den GBA benötigt, damit die Personalbemessung bezugnehmend auf den individuellen und konkreten Bedarf der Patientinnen und Patienten mit psychischen Erkrankungen vorgeschrieben werden kann. Das von den wissenschaftlichen Fachgesellschaften und den Verbänden der Psychiatrie, Psychotherapie und Psychosomatik vorgeschlagene Plattform-Modell stellt dafür eine geeignete Methodik zur Verfügung. Die Gesundheitsministerkonferenz hat dies 2020 einstimmig unterstützt.

Was ist also zu tun?
- Innovative Versorgungsangebote für Menschen mit psychischen Erkrankungen müssen bei gesicherter und gleichwertiger Wirksamkeit und Wirtschaftlichkeit Eingang in die Regelversorgung finden.
- Dazu sind die entsprechenden Regelungen in der Bundespflegesatzverordnung anzupassen. Dies gilt in besonderer Weise für Modellprojekte der psychiatrischen Versorgung, die bereits langfristig die Versorgungsstrukturen in den jeweiligen Regionen prägen.

7. Die Tätigkeit in der Psychiatrie und Psychotherapie muss attraktiver gestaltet werden. Mehr Zeit für die Menschen!

Die Situation im Fachgebiet Psychiatrie und Psychotherapie ist durch einen ausgeprägten Mangel an Fachkräften gekennzeichnet. Dies gilt in erster Linie für den Bereich der Pflege und für den ärztlichen Bereich, betrifft aber auch die anderen dort tätigen Berufsgruppen in zunehmendem Maß. Der wesentliche Grund besteht in den schwierigen Rahmenbedingungen. Eine zu geringe Personalbemessung, überbordende Dokumentationsverpflichtungen und teilweise Zunahme von Gewalt und Aggression als Folge von Mangel an Zuwendung führen dazu, dass die Zeit für die therapeutische Beziehungsgestaltung mit psychisch erkrankten Menschen bei Weitem nicht ausreicht. Mehr therapeutische

Zeit für die betroffenen Menschen würde die Tätigkeit in diesem Bereich wieder attraktiver machen.

Was ist also zu tun?
- Bei der Personalbemessung sind die Anforderungen an die Qualität der Diagnostik, Behandlung und Rehabilitation als Maßstab zu sehen.
- Um die Tätigkeit in der Psychiatrie und Psychotherapie attraktiver zu machen, müssen die Kostenträger in Vorleistung treten.

8. Die Versorgung in der Region ist die Basis für eine zukunftsfähige Psychiatrie und Psychotherapie. Verantwortung, Koordination und Steuerung müssen verbessert werden.

Die Zusammenarbeit und Vernetzung der regionalen Angebote der psychiatrischen, psychotherapeutischen und psychosomatischen Versorgung ist unzureichend. Limitiert wird sie durch fehlende verbindliche Regelungen zur Übernahme von Verantwortung durch die jeweiligen Institutionen. Dies wird auch dadurch bedingt, dass unterschiedliche Sozialgesetzbücher (insbesondere die SGB V, IX und XII) die gesetzlichen Grundlagen für die Angebote bilden und somit fließende Übergänge nicht möglich sind. Außerdem entstehen vermeidbare Kosten durch die starren Abgrenzungen zwischen den einzelnen gesetzlichen Vorschriften – siehe auch das Gutachten des Sachverständigenrates zur Begutachtung im Gesundheitswesen (2018). Der jüngst durch den GBA beschlossene Richtlinienentwurf zum § 92 Abs. 6 b SGB V (KSVPsych-RL) zeigt, dass die bestehenden Strukturen nicht ausreichend flexibel sind, um eine verbesserte Qualität des regionalen Hilfe- und Versorgungssystems sicherzustellen und systemimmanente Lösungsversuche oft weitere Kleinteiligkeit erzeugen.

Was ist also zu tun?
- Die Zusammenarbeit und Vernetzung in der psychiatrischen, psychotherapeutischen und psychosomatischen Versorgung werden weiter ausgebaut und verstärkt. Dazu werden auf regionaler Ebene geeignete Strukturen und Rahmenbedingungen zur Koordinierung und Steuerung aufgebaut.
- Die Verbindlichkeit und Verantwortung aller daran Beteiligten ist die Grundlage der regionalen Versorgung für Menschen mit psychischen Erkrankungen. Dazu müssen in diesem Bereich die Grenzen zwischen den einzelnen Sozialgesetzbüchern gelockert werden.

Faszination Psychiatrie – auf dem Weg in die Zukunft

*»Ich kann freilich nicht sagen,
ob es besser wird, wenn es anders wird;
aber so viel kann ich sagen,
es muss anders werden, wenn es gut werden soll.«
Georg Christoph Lichtenberg (1742–1799)*

Man kann die heutige Psychiatrie nicht verstehen, ohne sich die Vergangenheit des Fachs bewusst zu machen. Wir müssen uns der Frage stellen, was wir aus der Vergangenheit für die Gegenwart lernen können – und wir müssen uns den umfassenden Herausforderungen stellen, die die Zukunft für uns bereithält. Unser Fach steht nämlich gleichzeitig vor medizinischen *und* vor besonderen sozialen Herausforderungen. Aus unserer Geschichte leiten wir Erfahrungen ab, die unsere Zukunft prägen. Und unsere Zukunft wird zeigen, wie verantwortungsvoll wir diese Erfahrungen umgesetzt haben werden, denn was Vergangenheit, Gegenwart und Zukunft des Fachs verbindet, ist die *Verantwortung* für die Menschen mit psychischen Erkrankungen. Psychische Erkrankungen führen zu massivem Leid und massivem Leiden, das die betroffenen Menschen und deren Angehörige nicht nur massiv fordert, sondern häufig auch überfordert. Nicht selten stellen psychische Erkrankungen aber auch einen Anlass dar, um etwas über sich selbst zu lernen und etwas am eigenen Leben zu verändern. Beides gehört zusammen – und mit beidem müssen wir uns in der Beziehung mit unseren Patientinnen und Patienten befassen.

Die Überzeugung von der Unantastbarkeit der Würde des Menschen – und das stete Streben danach, dies auch zu leben – ist *die* Grundlage unserer Gesellschaft. Menschen mit psychischen Erkrankungen sind in besonderer Weise davon bedroht, dass ihre Würde angetastet oder verletzt wird – in erster Linie durch die Erkrankungen und deren Auswirkungen selbst, aber in manchen Fällen auch durch den gesellschaftlichen und fachlichen Umgang damit.

Die Würde des Menschen zum Maßstab machen

Die Würde des Menschen ist kein unverbindliches oder gar verhandelbares Ziel – sie muss der Maßstab sein für alles, was wir für Menschen mit psychischen Erkrankungen tun. Die Erwartungen der Gesellschaft an das psychiatrisch-psychotherapeutische Hilfesystem sind umfassend, vielfältig und oft auch widersprüchlich. Die Menschen, die in Psychiatrie, Psychotherapie und Psychosomatik arbeiten und hier Verantwortung übernehmen, sehen sich mit deutlich komplexeren gesellschaftlichen und sozialen Herausforderungen konfrontiert, als dies für die entsprechenden Tätigkeiten in einem Fach der somatischen Medizin gilt. Die komplexe ordnungspolitische Funktion, die von der Psychiatrie und Psychotherapie erwartet wird, verstärkt diese Herausforderungen noch deutlich.

Im Gegensatz zu der oft vorherrschenden kritischen oder skeptischen Einstellung gegenüber unserem Fachgebiet wird von uns jedoch ebenfalls erwartet, dass wir Antworten auf grundsätzliche gesellschaftliche Fragen haben. Dabei ist an das Spannungsfeld zwischen Gesundheit und Krankheit, zwischen Freiheit und Sicherheit, zwischen Autonomie und Fremdbestimmung zu denken, aber auch an den schwierigen Umgang mit Themen wie Gewalt und Terror. Stets ist dabei die Gefahr der Funktionalisierung der Psychiatrie und Psychotherapie für jene Problembereiche gegeben, die von der Gesellschaft nicht verstanden werden – vielleicht auch, weil sie nicht verstehbar sind – oder die von ihr nicht gelöst werden können – vielleicht auch, weil sie nicht lösbar sind.

Vor diesem Hintergrund ist es die zentrale Aufgabe des Fachgebiets, die Verpflichtung dem einzelnen Patienten gegenüber immer in den Vordergrund zu stellen und Ansprüche der Gesellschaft nur mit Blick auf das Patientenwohl zu akzeptieren. Alles andere ist eine Instrumentalisierung psychiatrisch-psychotherapeutischer Kompetenz und damit die Überschreitung einer Grenze, die im Interesse der Patienten und Patientinnen nicht überschritten werden darf. Denn Menschen mit psychischen Erkrankungen fällt es krankheitsbedingt oft schwer, sich für ihre eigenen Bedürfnisse und Belange adäquat und erfolgreich einzusetzen. Angehörige übernehmen mitunter einen Teil dieser Aufgaben. Es bleibt aber auch eine wesentliche Herausforderung der in diesen Bereichen Tätigen, diesen Aspekt psychischer Erkrankung in ihr Handeln mit einzubeziehen und die Betroffenen bei der Wahrnehmung ihrer Interessen zu unterstützen.

Niemand kann sich vom Risiko einer psychischen Erkrankung befreien

Die seelische Gesundheit des Menschen ist über die gesamte Lebensspanne hinweg vielfältigen Einflussfaktoren und damit auch Bedrohungen ausgesetzt. Psychische Erkrankungen gehören zu den häufigsten Erkrankungen des Menschen überhaupt. Sie betreffen – in unterschiedlicher Häufigkeit und Ausprägung – alle Altersgruppen, alle sozialen Schichten und finden sich in allen Lebenssituationen. Niemand kann sich davon frei machen. Die Häufigkeit einzelner psychischer Störungen ist dabei in hohem Maße abhängig von weiteren Faktoren, sei es vom Geschlecht, vom Alter oder von den sozialen Umweltbedingungen. Im klinischen Kontext bilden sich die Wechselwirkungen mit gesellschaftlichen Erfordernissen in dem Bestreben ab, durch psychosoziale Maßnahmen wie Milieugestaltung, Psychoedukation und Empowerment einen umfassenden Prozess von Genesung – von Recovery – anzustoßen und zu unterstützen. Es ist deshalb die Aufgabe der Vertreter des Fachgebiets und ihrer Fachgesellschaften und Verbände, sich auch in Zukunft dafür einzusetzen, dass die gesundheitspolitischen Rahmenbedingungen so gestaltet sind, dass dieser Prozess gelingen kann.

Das Gelingen dieser Aufgaben hängt nicht zuletzt von der Antwort auf die Frage ab, was das eigentlich ist – eine psychische Erkrankung. Diese Frage ist noch deutlich älter als die Psychiatrie als Fach. Und in keinem anderen medizinischen Fach sind Krankheitskonzepte so abhängig von den sozialen und gesellschaftlichen Rahmenbedingungen wie in Psychiatrie und Psychotherapie. In keinem anderen Fach ist es von so großer diagnostischer und therapeutischer Bedeutung, wie die Gesellschaft mit dem Begriffsfeld umgeht, mit dem psychische Störungen und die davon betroffenen Menschen bezeichnet werden. Diese Frage zieht sich durch unsere Geschichte. Und es hat immer wieder andere Antwortversuche darauf gegeben. Jahrhundertelang wurden psychische Erkrankungen als Folge von Besessenheit oder moralischer Verfehlung gesehen. Abweichendes Verhalten galt als böse und schlecht und Menschen mit psychischen Erkrankungen wurden eingekerkert oder lebten am Rande der Gesellschaft.

Was ist eine psychische Krankheit?

Wilhelm Griesinger (1817–1868) prägte im 19. Jahrhundert durch seine wegweisende Auffassung, dass Geisteskrankheiten Erkrankungen des Gehirns seien, einen biologischen Krankheitsbegriff und bewirkte einen grundlegenden Paradigmenwechsel in der Nervenheilkunde. Gegen Ende des 19. Jahrhunderts führte Sigmund Freud das Konzept der Neurose und die damit verbundene Vorstellung von unbewussten psychischen Konflikten als Ursache psychischer Erkrankungen ein. Anfang des 20. Jahrhunderts kam der Begriff der Erbkrankheit und damit verbunden die Vorstellung der Unheilbarkeit psychischer Erkrankungen auf – und damit die entsetzliche Vorstellung von »unwertem Leben«. In der antipsychiatrischen Bewegung der 1960er-Jahre wurde behauptet, es gäbe gar keine »Geisteskrankheit«. Symptome wie Wahnvorstellungen könnten nach diesem Verständnis lediglich als ein ungewöhnliches Verhalten und Lebensereignis angesehen werden.

Heute besteht in unserem Fach ein weitgehender Konsens darüber, dass der Krankheitsbegriff so gestaltet sein sollte, dass er die von einer Erkrankung betroffenen Menschen schützt und ihnen Unterstützung durch therapeutische Leistungen gewährt, ohne für Pathologisierung sozial missliebiger Verhaltensweisen verwendet werden zu können. Der Begriff von Krankheit muss deshalb neben den biologischen Störungen auch das individuelle Leiden und die Beeinträchtigung im Alltag umfassen. Die Diskussion über psychiatrische Klassifikationssysteme – und hier insbesondere die Diskussion über die Definition und Klassifikation depressiver Symptome in Abgrenzung etwa zu Trauer – hat gezeigt und wird weiterhin zeigen, wie fragil die Grenzen zwischen krank und gesund, normal und »ver-rückt« tatsächlich sind.

Grundsätzlich besteht die Gefahr darin, dass Lebenskrisen und Lebensschwierigkeiten, wie sie in beinahe jeder Biografie vorkommen, zu psychischen Erkrankungen umdefiniert werden. Es besteht also die Gefahr, dass die Probleme bei der Bewältigung von Lebenskrisen oder auch normale biologische Alterungsprozesse als krankhaft bewertet werden, und zwar mit allen Konsequenzen, die sich daraus ergeben können. Durch eine solche pathologisierende Bewertung werden nicht nur die gesunden Prozesse der Selbstregulierung ernsthaft gestört oder sogar unmöglich gemacht. Es besteht auch das Risiko, dass sich dadurch Verschiebungen in der Zuordnung therapeutischer Ressourcen ergeben, die letztendlich zu einer gravierenden Benachteiligung derjenigen Menschen führen, die unter schweren psychischen Erkrankungen leiden und die dringend die volle Aufmerksamkeit des Versorgungssystems benötigen.

Ein anderes Abgrenzungsproblem besteht gegenüber sozial abweichendem bzw. gesellschaftlich unerwünschtem Verhalten. Eine zentrale historische Errungenschaft der Psychiatrie ist es, sozial abweichendes Verhalten nur dann als psychische Störung zu betrachten, wenn es Resultat einer sich anderweitig auch manifestierenden Krankheit ist. Diese Frage spielt gerade heute eine wesentliche Rolle. So werden zum Beispiel Terroristen oder sogenannte Amokläufer vorschnell und unbesehen für psychisch krank erklärt, allein weil sie sozial massiv abweichendes und auch kriminelles Verhalten zeigen und sozial abweichendes Verhalten von vielen Menschen als Anzeichen – und eventuell auch Beweis – einer psychischen Erkrankung angesehen wird. Allerdings werden Menschen mit psychischen Erkrankungen diskriminiert, weil sie per se für sozial abweichende Personen gehalten werden. Dieses Denken ist falsch – und es ist gefährlich. Der in der Öffentlichkeit häufig angenommene unmittelbare Zusammenhang zwischen psychischer Krankheit und sozial abweichendem Verhalten begünstigt das Stigma, das Menschen mit psychischen Erkrankungen in der Bevölkerung haben. Diesen Tendenzen müssen und werden wir entgegentreten.

Verantwortung tragen für die Vergangenheit und für die Zukunft

Es ist nicht einfach, im Zusammenhang mit den hier aufgeworfenen Fragestellungen auch das dunkelste Kapitel der Psychiatriegeschichte anzusprechen. Es ist aber unverzichtbar. Die Pervertierung psychiatrischer und vor allem grundlegender menschlicher Prinzipien in der Zeit des Nationalsozialismus – durch Politik und Gesellschaft, aber auch allzu oft aktiv durch Psychiater – mit der Folge hunderttausendfacher Ermordung von Menschen mit psychischen und neurologischen Erkrankungen und millionenfacher Erniedrigung und Entwürdigung führt uns immer wieder vor Augen, dass wir auch heute noch eine große Verantwortung tragen: nämlich eine Verantwortung und Verpflichtung, dafür zu sorgen, dass dies nie wieder geschehen darf. Eine Verantwortung, niemals zu vergessen, wohin es führen kann, wenn Menschen mit psychischen Erkrankungen nicht mehr als kranke und leidende, hilfesuchende und schutzbedürftige, aber vor allem auch mit Menschenrechten versehene Individuen akzeptiert werden. Und eine Verantwortung dafür, niemals zu vergessen, wohin es führen kann, wenn sich die Gesellschaft und auch die Psychiatrie selbst nicht für die Menschen einsetzt, die ihnen anvertraut sind.

»Auch in Zeiten knapper finanzieller Ressourcen aber muss sich eine Gesellschaft der Frage stellen, wieviel Mittel sie aufbringen will, um das Leid von Menschen mit psychischen Erkrankungen zu erleichtern.« Dies ist kein aktuelles Zitat. Dieses Zitat stammt aus der Psychiatrie-Enquête des Deutschen Bundestages aus dem Jahre 1975 (Deutscher Bundestag 1975). Es drückt sehr eindeutig aus, dass es eine gesellschaftliche Entscheidung ist, wie wir mit Menschen mit psychischen Erkrankungen umgehen – wie wir das Leid der davon betroffenen Menschen bewerten – und was wir bereit sind, an personellen und finanziellen Ressourcen für die Hilfe bereitzustellen. Wir alle wissen auch, dass dies einfach zu sagen, aber äußerst schwierig umzusetzen und vor allem äußerst schwierig durchzuhalten ist. Zu Recht sind wir durch die Gesellschaft gefordert, die Grundlagen unseres Handelns zu definieren und zu beschreiben, zu Recht erwarten wir von der Gesellschaft, dies zu unterstützen und die Mittel dafür zur Verfügung zu stellen.

In der aktuellen ethischen Perspektive auf das Gesundheitssystem stehen neben dem Gebot, zum Wohl des Patienten zu handeln, und dem Gebot, nicht zu schaden, der Respekt vor der Autonomie des Patienten – und auch das Gebot einer fairen Verteilung von Nutzen, Risiken und Kosten im Gesundheitswesen. Dabei wird deutlich, wie eng ethische und ökonomische Aspekte in einer wechselseitigen Beziehung stehen. Im Sinne unserer Patientinnen und Patienten müssen wir beides miteinander verbinden.

Die Ressourcen der Psychiatrie – der »sprechenden Medizin« insgesamt – sind die in ihr Tätigen selbst und deren Beziehungsgestaltungen mit den Patienten und Patientinnen. Zeit ist dabei der wichtigste Wirk-, aber auch der größte Kostenfaktor. Die finanziellen Ressourcen des Gesundheitswesens sind heute leider meist zugunsten der apparativen Medizin verteilt. Haben multimorbide und hochbetagte Menschen, haben Personen am Rande der Gesellschaft oder eben mit psychischen Erkrankungen in besonderer Weise ein Recht auf Zugang zu den erforderlichen Gesundheitsleistungen und auf die Bereitstellung der dafür erforderlichen Ressourcen? Oder werden insbesondere psychische Erkrankungen als oft selbst verschuldet, ohne wirklichen Krankheitswert oder einfach auch als unheilbar angesehen und den davon betroffenen Menschen deshalb notwendige Ressourcen verweigert?

Menschen mit psychischen Erkrankungen sind häufig krankheitsbedingt nur sehr begrenzt in der Lage, die für sie notwendigen und ihnen zustehenden Gesundheitsleistungen einzufordern und diese Forderungen dann auch durchzusetzen. Die Gesellschaft ist nicht per se bereit, die notwendigen Gesundheitsleistungen zu finanzieren. Weltweit finden in zahlreichen Staaten – und natürlich auch bei uns – ernsthafte Debatten über die Grenzen der Leistungsfähigkeit des Gesundheitswesens statt. Dabei mehren sich die Anzeichen dafür, dass bei der relativen Begrenzung von zur Verfügung stehenden Mitteln auch Qualitätseinbußen billigend in Kauf genommen werden. Intensive Diskussionen über den Umfang der Leistungskataloge der Krankenversicherungen stehen im Zusammenhang mit diesen Entwicklungen. Um sicherzustellen, dass in unserem Gesundheitssystem jeder Bürger auch langfristig alle medizinisch sinnvollen Leistungen in Anspruch nehmen kann, muss über legitime Ansprüche und eine faire Verteilung, also letztlich über soziale Gerechtigkeit in Fragen der Gesundheitsversorgung, diskutiert werden.

In diesem Zusammenhang darf die gesellschaftliche Notwendigkeit von Wissenschaft und Forschung nicht unerwähnt bleiben. Psychiatrieforschung befindet sich aktuell an einem Wendepunkt. Einerseits ist die Herausforderung durch psychische Störungen für Forschung und Gesellschaft so groß wie nie; andererseits ergeben sich von verschiedener Seite her methodische und wissenschaftliche Innovationen, die es erstmals ermöglichen, diesen Herausforderungen in ihrer Komplexität, aber auch in ihrer Breite zu entsprechen. Um diese aktuellen Forschungschancen in neue Therapieverfahren umsetzen zu können, um neue Präventionsmethoden und neue Verfahren der Präventionsmedizin zu entwickeln, ist es notwendig, dass der rasante Wissenszuwachs auf der wissenschaftlichen Seite begleitet wird von der politischen Bereitschaft zur nachhaltigen, strukturellen Förderung – zum Beispiel durch multiprofessionelle Netzwerke –, die diese Ergebnisse beim Patienten, bei den Angehörigen und in der Gesellschaft ankommen lassen.

Das Ziel ist eine settingunabhängige Qualität der Behandlung

Die Versorgung von Menschen mit psychischen Erkrankungen hat in der Zeit nach 1975 eine dramatische Wendung erfahren. In der Zeit davor – zwischen 1945 und 1975 – war die Hälfte der Patientinnen und Patienten mit psychischen Erkrankungen länger als fünf Jahre ununterbrochen im Krankenhaus, und zwar bereits nach der Erstmanifestation ihrer Erkrankung. Viele davon blieben ihr ganzes Leben lang hospitalisiert oder waren zu einem verantwortlichen Leben außerhalb des Krankenhauses nicht mehr fähig. In dieser Phase der »verwahrenden Anstaltspsychiatrie« gab es weder eine tragfähige gesellschaftliche Verantwortung für Menschen mit psychischen Erkrankungen noch spezialisierte therapeutische Ansätze.

Die Psychiatrie-Enquête des Deutschen Bundestags – und davor auch die Rodewischer Thesen in der damaligen DDR – haben vieles verändert. Die Situation von Menschen mit psychischen Erkrankungen ist stärker in den Fokus der Gesellschaft und in den der Medizin gerückt.

Die Anstrengungen zur De-Hospitalisierung wurden jedoch dadurch begrenzt, dass die nicht stationären Angebote noch längst nicht so ausgebaut – und vor allem auch nicht so finanziert – waren, dass sie den Patienten eine langfristige Perspektive bieten konnten. Gehäufte Wiederaufnahmen waren die Folge.

Die 1991 eingeführt Psychiatrie-Personalverordnung hat – und das war damals nicht nur neu, sondern revolutionär – den am individuellen Patienten orientierten Behandlungsaufwand zum Maßstab der Personalbemessung gemacht. Seit der Einführung des DRG-Systems (Fallpauschalen nach »Diagnosis Related Group«) in der somatischen Medizin ab dem Jahr 2003 haben dann aber auch in der Psychiatrie und Psychotherapie ökonomische Aspekte eine deutlich stärkere Bedeutung erhalten. Im Bereich der Psychiatrie und Psychotherapie ergibt sich daraus die Problematik, dass medizinische und soziale Leistungen eventuell verstärkt an ökonomischen Anreizen und weniger an dem Bedarf des Patienten ausgerichtet werden.

Im Zuge der neuen gesetzlichen Regelungen ergeben sich jetzt neue Chancen für das Hilfe- und Versorgungssystem in Psychiatrie, Psychosomatik und Psychotherapie, und zwar Chancen, die die besonderen Bedürfnisse von Menschen mit psychischen Erkrankungen in der Region gezielter berücksichtigen können. Im bestehenden System kommt es zu vermeidbaren Brüchen und Abbrüchen in der Behandlung, daher wird ein System von Unterstützung, Hilfe und Behandlung angestrebt, das die hochgradige Fragmentierung überwindet, also ein Hilfe- und Versorgungssystem, das die Konstanz in der Behandlung und damit die Konstanz in der Beziehung unterstützt. Das gilt nicht nur für die Überwindung der Fragmentierung innerhalb der Angebote nach SGB V, sondern auch für eine Überwindung der Grenzen zwischen SGB IX und SGB XII. Die Qualität des Unterstützungs- und Versorgungssystems muss darin bestehen, dass Menschen mit psychischen Erkrankungen immer genau jene Hilfe erhalten, die sie in der jeweiligen Situation benötigen und die ihren besonderen individuellen Bedürfnissen angemessen ist.

In diesem Sinn bedeutet eine Überwindung der Fragmentierung, dass nicht das Behandlungssetting die Qualität bestimmt, sondern dass die Qualität der Behandlung unabhängig vom jeweiligen Setting sichergestellt sein muss. Unser Ziel sollte also eine settingunabhängige Behandlungsqualität sein. Dies verpflichtet uns, eine Psychiatrie und Psychotherapie zu gestalten, die sich strikt und konsequent an den Bedürfnissen und dem Bedarf von Menschen mit psychischen Erkrankungen orientiert. Dies gilt für die Haltungen und Einstellungen, für Wissenschaft und Forschung, für die Bemühungen um Hilfe und Versorgung, für die gesundheitspolitische Verantwortung und ganz besonders für die Beziehungsgestaltung: im gleichberechtigten Umgang von betroffenen Menschen, Angehörigen, Ärzten und anderen Therapeuten und Therapeutinnen aller Disziplinen.

Die Verantwortung für die Menschen – das macht unser Fach aus! Das, was diese unterschiedlichen Perspektiven und Facetten und was uns miteinander verbindet, ist der jeweils betroffene Mensch. Es ist die individuelle Person, die an einer psychischen Erkrankung leidet, die nicht Objekt, sondern in erster Linie Subjekt in Teilhabe, Versorgung und Forschung ist und sein muss. Dieser Bezug auf den Menschen macht unsere Arbeit so zwiespältig und so komplex, so individuell und so politisch, so medizinisch und so sozial, so faszinierend und so menschlich.

Das Fachgebiet der Psychiatrie steht auch für soziale Verantwortung

Die psychiatrischen Herausforderungen auch in der Gesellschaft und in der Politik zu vermitteln ist eine stetige Aufgabe. »Was machen Sie eigentlich als Psychiater so den ganzen Tag?« – noch nie habe ich gehört, dass man dies so oder so ähnlich einen Chirurgen gefragt hätte. Psychiaterinnen und Psychiater hören eine solche Frage jedoch nicht so selten, aber als ungewöhnlich erleben sie sie schon. Eine solche Frage wird nämlich nicht nur von Menschen gestellt, die sich gewöhnlich nicht mit Fragen der Psychiatrie befassen, sondern auch von Menschen, die als Mitglieder in gesellschaftlich oder gesundheitspolitisch relevanten Institutionen Verantwortung für die Versorgung für diese Menschen tragen. Diese Unkenntnis ist allerdings keine einseitige Thematik, denn es herrscht auch bei vielen Angehörigen medizinischer Disziplinen (und damit auch der Psychiatrie) oft wenig konkrete Kenntnis darüber, wie und in welchem Kontext gesundheitspolitische Entscheidungen fallen. Vorschnelle und eher ablehnende Urteile sind dann nicht ungewöhnlich.

Das Wissen um die jeweilige Denkweise und Entscheidungsfindung ist nicht nur wichtig, sondern sie ist für die Tätigkeit in einem medizinischen Fach wie der Psychiatrie unverzichtbar. Psychische Erkrankungen führen regelhaft nicht nur zu ernsthaftem Leiden an medizinisch begründeten Symptomen und psychisch bedingten Einschränkungen, sondern immer auch zu einer relevanten Einschränkung der Teilhabe am sozialen Leben und an gesellschaftlichen Aufgaben ganz allgemein. Und diese Einschränkung der Teilhabe macht nicht selten das eigentliche Leiden der betroffenen Menschen und ihrer Angehörigen aus bzw. verstärkt das Leiden noch einmal.

Wie konnte – und wie kann – es also passieren, dass der Begriff »Schizophrenie« oft weniger als Bezeichnung für eine der am stärksten in das Leben von Menschen eingreifenden Erkrankungen verstanden wird, sondern vielmehr als eine abwertende und sogar beleidigende Bezeichnung für politische Gegner? Wie konnte und wie kann es geschehen, dass Angst nicht nur ein vielfältiges und ernst zu nehmendes Symptom psychischer Erkrankungen ist, sondern nicht selten auch als ein wirksames Instrument der Politik zur Beeinflussung von Menschen und Meinungen verwendet wird? Und wodurch kann es geschehen, dass sich Psychiaterinnen und Psychiater lange Zeit nur wenig darum gekümmert haben, wie sie gesellschaftliche und politische Fragen aufnehmen und für ihre Patientinnen und Patienten therapeutisch umsetzen können? Zwar bestätigen auch dabei Ausnahmen die Regel, aber es handelt sich hier sehr wohl um oft umfassende und auch verfestigte Einstellungen.

Aktuelle Problembereiche, in denen diese Fragen relevant sind, gibt es reichlich. Wer kennt es nicht, bei einer Meldung in den Medien über eine aufsehenerregende Gewalttat schon fast zu erwarten, dass eine Beziehung zu einer psychischen Erkrankung vermutet, ja als wahrscheinlich angenommen wird? Und dies meist nicht aufgrund konkreter Hinweise, sondern allein aufgrund der subjektiven Unverständlichkeit einer kriminellen Tat. Wem ist es fremd, dass eine psychiatrische Behandlung und die Anwendung von Zwangsmaßnahmen in eine enge Beziehung gesetzt werden? Dabei ist die Anwendung von Zwangsmaßnahmen nichts, was nur oder hauptsächlich bei Menschen in psychiatrischer Behandlung ein Thema ist. In allen medizinischen Fächern kommt es zeitweise zur Notwendigkeit, Patienten zu schützen und dazu auch Maßnahmen gegen den natürlichen Willen erwägen zu müssen.

Darüber hinaus gibt es eine Vielzahl gesellschaftlich relevanter Themen, die in einem Zusammenhang mit psychischem Erleben und Handeln stehen. Psychische Erkrankungen gehören nämlich nicht nur zu den zahlenmäßig häufigsten Erkrankungen des Menschen überhaupt, sondern greifen regelhaft tief in soziale Abläufe ein – sowohl in die des Individuums selbst als auch in die großer sozialer Gruppen.

Der soziale – und damit politische – Bezug psychiatrischen Handelns ist im Übrigen keine neue Erkenntnis. Schon vor etwa hundert Jahren hat Max Fischer angemerkt: »Die Psychiatrie ist schon als Wissenschaft und Forschungsgebiet sozial gerichtet. Überall stößt sie auf soziale Probleme, auf Beziehungen zur menschlichen Gesellschaft [...]. Überall ergeben sich ursächliche Zusammenhänge mit sozialen oder wirtschaftlichen Zuständen und Missständen in der Allgemeinheit. Ohne Erforschung der sozialen Ursachen und ohne sozial-medizinisches Handeln, [...], also ohne soziale Psychiatrie keine Psychiatrie« (FISCHER 1919; siehe dazu auch FINZEN 2018). In der Folge wurde der Begriff

»Sozialpsychiatrie« jedoch oft politisch nur sehr einseitig definiert und in eine ideologische Ecke manövriert, was eine umfassende Auseinandersetzung mit dem Verhältnis zwischen psychischen Erkrankungen und dem sozialen Kontext eher behindert als gefördert hat (HOFFMANN-RICHTER & BAUER 1997).

Psychiatrie und Gesellschaft stehen in einer fragilen Wechselwirkung

Auch heute gibt es Bereiche in der psychiatrischen Versorgung, die den Ansprüchen einer sozial orientierten und engagierten Psychiatrie nicht gerecht werden. Darüber hinaus haben die Vertreter des Fachs lange Zeit kaum gesundheitspolitische Verantwortung übernommen. Vielmehr haben sie sich über längere Zeiträume in eine Art »splendid isolation« begeben sowie das Engagement in berufs- und gesundheitspolitischen Gremien vernachlässigt und den Vertretern somatischer Disziplinen überlassen. Die menschenverachtende Zeit des Nationalsozialismus in Deutschland und die der verweigerten Auseinandersetzung mit der Rolle der Psychiatrie in dieser Zeit hat ebenfalls dazu beigetragen, gesellschaftliche Aspekte der Psychiatrie weitgehend auszublenden.

Erstaunlicherweise hat erst die »Antipsychiatrie« in den 1960er- und 1970er-Jahren einen Anstoß dazu gegeben, diesen Aspekt der Psychiatriegeschichte wieder in den Fokus der Versorgung zu rücken. So kritisch die Thesen der damaligen Zeit zu sehen sind, so wichtig hat sich die Auseinandersetzung damit für die weitere Entwicklung der Psychiatrie und Psychotherapie, der Psychosomatik und der Kinder- und Jugendpsychiatrie erwiesen. Nur so konnte es zu der umfassenden Auseinandersetzung mit den Verbrechen der Psychiatrie in der Zeit des Nationalsozialismus, mit dem unfassbaren Missbrauch von Kindern und Jugendlichen bis weit in die 1960er-Jahre und mit dem psychiatrischen Handeln in autokratischen Regimen kommen. Es waren auch immer einzelne Persönlichkeiten in der Politik, in der Gesellschaft oder auch in der Psychiatrie, die die fachliche und gesellschaftliche Auseinandersetzung gesucht und die weitere Entwicklung des Fachgebiets geprägt haben (PAYK 2004). So kam es 1975 zur Psychiatrie-Enquête des Deutschen Bundestages und schon davor zu den Rodewischer Thesen in der damaligen DDR (Deutscher Bundestag 1975; KUMBIER u. a. 2013). Im Deutschen Bundestag hatte Walter Picard (1923 – 2000) eine entscheidende Rolle. In der westdeutschen Psychiatrie waren es Persönlichkeiten wie Caspar Kulenkampff in Düsseldorf (1921 – 2002) oder Heinz Häfner in Mannheim (1926–2022), in der damaligen DDR Klaus Weise in Leipzig (1929 – 2019).

Obwohl die Psychiatrie von ihren Anfängen an durch die Verbindung von somatischen, psychischen und sozialen Faktoren geprägt war, war die Beziehung des Fachs zur Gesellschaft immer störanfällig, ambivalent und fragil (Hoff 2014). Sie muss das wohl sein, denn die Überschneidungen zwischen Gesellschaft und Psychiatrie werden sich natürlich nicht vermeiden lassen. Eine der wesentlichen Überschneidungen ist die vielfältige gesellschaftliche Funktion der Psychiatrie: Einerseits versteht sie sich als medizinisch-therapeutisches Fach, andererseits hat sie eine umfassende ordnungspolitische Funktion. Therapeutisches sowie sozialpolitisches und ordnungspolitisches Handeln in eine Form von Gleichgewicht zu bringen ist und bleibt eine Herausforderung der psychiatrischen Versorgung.

Was also können Politik, Gesellschaft und Psychiatrie voneinander lernen und was also machen wir als Psychiaterinnen und Psychiater wirklich so den ganzen Tag? »Ihr trinkt doch nur Kaffee« – so kann man es auch (nicht) sehen. Tatsächlich aber geht es um Beziehung, um therapeutisch gestaltete Beziehung. Es geht um den therapeutischen Einsatz der Beziehungsgestaltung zwischen Patientinnen und Patienten sowie therapeutisch Tätigen. Um dies zu erreichen, muss die Gesellschaft – und damit die Politik – das professionelle Engagement für Menschen mit psychischen Erkrankungen attraktiv machen und den in diesem Bereich tätigen Personen ausreichend Zeit und damit auch ausreichend finanzielle und personelle Ressourcen zur Verfügung stellen. Wir können voneinander lernen, dass die Psychiatrie ein Teil der Gesellschaft ist und dass die Gesellschaft Verantwortung übernehmen muss für Menschen mit psychischen Erkrankungen; für Menschen, die ohne diese Unterstützung nicht die Chance zur verantwortungsvollen Teilhabe an der Gemeinschaft haben. Und wir können voneinander lernen, dass die Psychiatrie sich als Teil der Gesellschaft versteht. Ein Teil, der besondere Verantwortung für diese Menschen trägt.

Nur gemeinsam und nur koordiniert werden wir eine Zukunft für die Psychiatrie schaffen können und nur gemeinsam und nur koordiniert werden wir das Leiden von Menschen mit psychischen Erkrankungen weiter vermindern können. Und nur so werden Psychiatrie und Psychotherapie eine Zukunft haben.

Wo stehen wir? Der Blick auf die Psychiatrie von heute

»Probleme kann man niemals mit derselben Denkweise lösen, durch die sie entstanden sind.«
Albert Einstein

Kein anderes Fach der Medizin lebt so von den unterschiedlichen Blickwinkeln, Perspektiven und individuellen Sichtweisen auf sich selbst wie die Psychiatrie. Betroffene, Angehörige, Professionelle, Politiker, Menschen in der Allgemeinbevölkerung und viele spezielle Gruppen haben je spezifische Erwartungen an das Fach und an die Menschen, die dort arbeiten. Diese unterschiedlichen Blickwinkel zu kennen, ernst zu nehmen und zu berücksichtigen ist die Grundlage für eine zukunftsfähige Psychiatrie. Die verschiedenen Sichtweisen müssen das Fach und den Umgang mit Patientinnen und Patienten prägen und wiederum durch das Fach geprägt werden. Es sind die Perspektiven der Menschen, die uns beschäftigen müssen. Das Leiden durch psychische Erkrankungen, der Bedarf an Hilfe und Unterstützung, der Wunsch nach Teilhabe an der Gesellschaft: Alles das muss das Fachgebiet prägen und gestalten (siehe Abbildung 1).

ABBILDUNG 1 Blickwinkel auf die Psychiatrie von heute

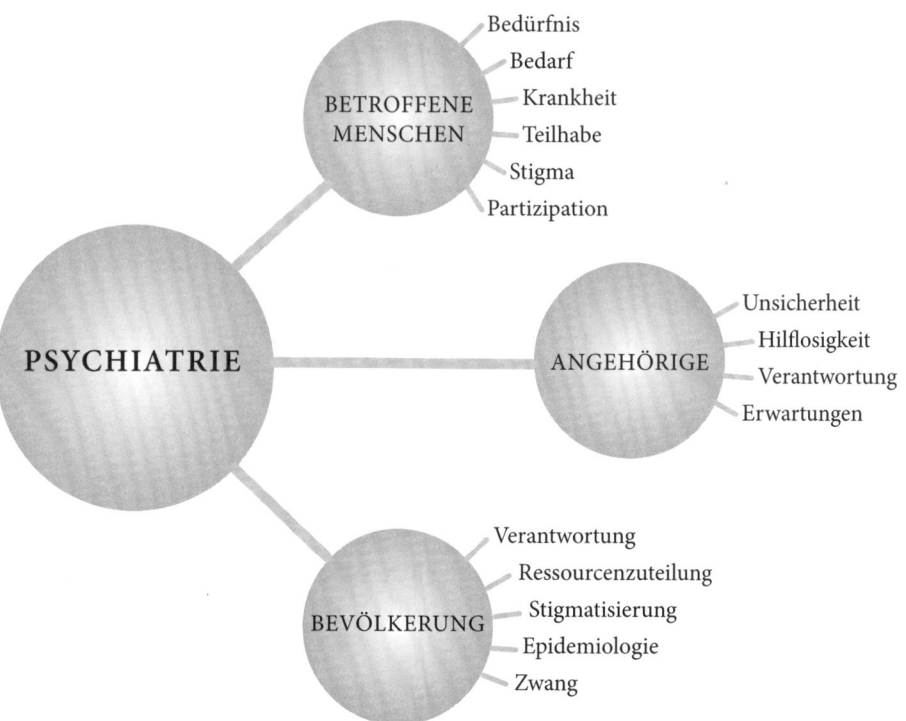

Patienten, Nutzer und andere Betroffene

Die Orientierung medizinisch-therapeutischer Maßnahmen und Angebote an den Bedürfnissen und den Bedarfen der von Krankheit betroffenen Menschen ist ein gesundheitspolitisches Ziel, das immer wieder genannt wird, wenn es um eine zukunftsfähige psychiatrische Versorgung geht. Verbunden und begründet ist dies meist mit dem Streben nach dem »Wohl des Patienten«. Beides steht aber möglicherweise in einem Spannungsverhältnis zueinander. »Bei uns steht der Patient im Mittelpunkt« – nicht selten wird dies mit dem Zusatz versehen: »… und deshalb immer im Weg«. Nicht immer ist dies nur scherzhaft gemeint.

Die Strukturen im Gesundheitswesen sind meist nur unzureichend auf die individuellen Bedürfnisse und Bedarfe von Menschen, die Hilfe und Unterstützung benötigen, ausgerichtet. Das Gleiche gilt für die Verteilung von personellen und finanziellen Ressourcen. Die sogenannte Bedarfsplanung hat in der Regel nicht wirklich etwas mit dem Bedarf von Menschen mit psychischen Erkrankungen zu tun, sondern mehr mit traditionell gewachsenen und in der Folge nur unzureichend angepassten strukturellen Bedingungen. Wie sollte der Bedarf sich auch planen lassen?

Der Deutsche Ethikrat (2016) hat dies so beschrieben:

»Auch wenn die Orientierung am Patientenwohl als normativem Leitprinzip der Gesundheitsversorgung intuitiv plausibel erscheint, ist der Begriff des Patientenwohls nicht eindeutig definiert. Das Patientenwohl umfasst objektivierbare (medizinische Parameter, Zugänglichkeit der Leistung), subjektive (Behandlungszufriedenheit, Berücksichtigung subjektiver Präferenzen) und intersubjektive Dimensionen (wechselseitige Anerkennung, Respekt, Achtsamkeit).«

Schon die Bezeichnungen für Menschen, die an einer psychischen Erkrankung leiden, sind nicht einheitlich und schon gar nicht eindeutig. Patienten oder Klienten? Nutzer oder Betroffene? Psychiatrieerfahrene oder Psychiatrieüberlebende? Die verschiedenen Bezeichnungen ergeben sich aus einem unterschiedlichen Kontext oder aus einem unterschiedlichen Erfahrungshorizont. Es sind im Wesentlichen funktionelle Begriffe, mit denen wir aber häufig bestimmte Strukturen verbinden. Während der Begriff des Patienten im ärztlichen, pflegerischen und psychologischen Kontext traditionell gebräuchlich ist, wird in gemeindepsychiatrischen und sozialpsychiatrischen Arbeitsfeldern meist der Begriff des Klienten bevorzugt. Der Begriff des Patienten beschreibt in erster

Linie das individuelle Leiden an einer Erkrankung, der des Klienten mehr den Bezug auf und die Inanspruchnahme von bestimmten Unterstützungsangeboten Ähnlich ist es mit den Begriffen des »Betroffenen von einer psychischen Erkrankung« und des »Nutzers« einer Einrichtung.

Über lange Zeit wurden Menschen, die an einer psychischen Erkrankung litten, als »psychisch Kranke« bezeichnet. Dieser Ausdruck hat häufig die Vorstellung nahegelegt, die psychische Erkrankung sei das wesentliche Merkmal, ja die wesentliche Charaktereigenschaft des Betreffenden. In den letzten Jahren hat sich dagegen die sehr viel offenere Begrifflichkeit des »Menschen mit psychischer Erkrankung« durchgesetzt. Diese Bezeichnung unterstützt stärker das Denken in individuellen Ressourcen, über die die Menschen jenseits ihrer psychischen Erkrankung verfügen und die es für jede Form von Unterstützung und Therapie zu nutzen gilt.

Menschen mit psychischen Erkrankungen haben ein Recht auf die Berücksichtigung ihrer Bedürfnisse. Die Leitlinie zu psychosozialen Maßnahmen bei schweren psychischen Erkrankungen führt dazu aus: »Menschen mit schweren psychischen Erkrankungen haben ein Recht darauf, in ihren besonderen Bedürfnissen und ihrem individuell unterschiedlichen Hilfebedarf wahrgenommen zu werden.« (DGPPN 2019 a) Diese Vorgabe der einschlägigen Leitlinien ist keine unverbindliche Wunschvorstellung oder ein hehres, aber eher allgemeines Ziel für die Zukunft. Diese Forderung ist *Leitlinienstandard*. Personen mit einer psychischen Erkrankung haben ein *Recht* auf die Berücksichtigung ihrer besonderen Bedürfnisse und die Berücksichtigung ihres individuell unterschiedlichen Hilfebedarfs. Alles Handeln in der psychiatrischen Versorgung muss sich daran messen lassen. Diese Forderung nicht zu erfüllen heißt, keine ausreichende Qualität zu liefern. Dieses Recht durchzusetzen ist eine gesellschaftliche und politische, in erster Linie aber eine fachliche Aufgabe.

Im Sozialgesetzbuch hat dieses Recht eine eher marginale Rolle bekommen. Der § 27 Abs. 1 des SGB V bestimmt: »Bei der Krankenbehandlung ist den besonderen Bedürfnissen psychisch Kranker Rechnung zu tragen.« Diese Bestimmung kann im Einzelfall für die »Gewährung« von Leistungen hilfreich und sinnvoll sein. Das Recht des Patienten geht aber weiter. Der Begriff der »besonderen Bedürfnisse« ist gesundheitspolitisch nicht unumstritten. Was sind die Bedürfnisse von Menschen mit psychischen Erkrankungen und wie lassen sich diese feststellen? Wie lässt sich aus den Bedürfnissen der »Bedarf« ableiten? Unter den Bedürfnissen eines Patienten wird der von der subjektiven Wahrnehmung und den individuellen Präferenzen geprägte Wunsch nach

Maßnahmen verstanden, die seinen durch die psychische Erkrankung bedingten Zustand verbessern oder verändern sollen. Als individuell entstehender Bedarf gilt das durch eine psychische Erkrankung und die damit verbundenen Bedürfnisse ausgelöste Erfordernis der Erbringung fachlicher präventiver, diagnostischer, therapeutischer und rehabilitativer Maßnahmen.

An dieser Stelle spielen die ganz unterschiedlichen Erwartungen von Menschen mit psychischen Erkrankungen eine große Rolle. Diese sind in besonderer Weise abhängig von gesellschaftlichen und kulturellen Rahmenbedingungen. Die Erwartungen an den Umgang mit einer psychischen Erkrankung und deren Behandlung haben sich in den letzten Jahrzehnten deutlich verändert; sie sind sehr deutlich angestiegen. In vielen Fällen sind sie geprägt von Rollenmodellen zwischen Patienten und Therapeuten, die sich auch in den Medien wiederfinden. Der Begriff »Therapie« ist häufig bereits synonym für eine *Psycho*therapie geworden. Zunehmend häufiger suchen Patientinnen und Patienten eine Behandlung mit einer konkreten – und manchmal auch unverrückbaren – Vorstellung des weiteren diagnostischen und therapeutischen Vorgehens auf. Nicht selten beziehen sie sich dabei auf eher allgemeine Informationen aus dem Internet oder den sozialen Medien. Die Zufriedenheit mit dem Erfolg einer Behandlung misst sich dann manchmal weniger an den tatsächlichen Gegebenheiten als an der Differenz zwischen den Erwartungen und der Wahrnehmung der eigenen realen Situation. Die Unzufriedenheit mit der therapeutischen Situation ist dadurch häufig vorprogrammiert.

Der Bedarf muss sich an den Bedürfnissen orientieren

Eine Bedarfsplanung ohne eine Berücksichtigung individueller Bedürfnisse ist in gleicher Weise fehlgeleitet, wie es die Forderung nach reiner Bedürfnisorientierung ohne Bezug auf fachlich notwendige Maßnahmen wäre (DEISTER 2019b). Die aktuell bestehende Verteilung der zur Verfügung stehenden Ressourcen folgt nicht dem bestehenden Bedarf, sondern ist im Wesentlichen eine Fortschreibung historischer Versorgungs- und Finanzierungsstrukturen, die von den heutigen Vorstellungen und Erwartungen an eine zukunftsfähige Versorgung von Menschen mit psychischen Erkrankungen relevant abweichen. Darüber hinaus bringen die Krankheitsbilder auf dem Gebiet der Psychiatrie und Psychotherapie Besonderheiten mit sich, die so auf anderen medizinischen Gebieten nicht in gleichem Ausmaß zu finden sind. Psychische Störungen sind in der Regel nicht nur Ausdruck einer individuellen medizinischen Konstellation, sondern sind in ihrer Entstehung auch vom sozialen und gesellschaftlichen

Kontext abhängig. Menschen mit psychischen Erkrankungen sind einerseits häufig von einem besonderen Wunsch nach Selbstbefähigung geprägt, können – insbesondere bei schweren Krankheitsverläufen – aber das Ausmaß der eigenen Hilfebedürftigkeit nicht ausreichend wahrnehmen oder zum Ausdruck bringen. Es muss deshalb immer berücksichtigt werden, dass betroffene Menschen aus Krankheitsgründen oft nur eingeschränkt in der Lage sind, die für sie am besten geeigneten Hilfen aktiv zu suchen und zielorientiert wahrzunehmen (DGPPN 2014).

Sibylle Prins, selbst eine von einer psychischen Erkrankung betroffene Autorin, beschreibt in einer ihrer Geschichten einen Menschen, der nach seinem Tod plötzlich vor einem Butler steht. Dessen Versprechen, ihm alle Wünsche zu erfüllen, erfreut ihn zunächst sehr – und es funktioniert. Aber es funktioniert nur so lange, bis er sich das wünscht, was er am nötigsten braucht: eine sinnvolle Tätigkeit, gar eine erfüllende Aufgabe. Hier muss der Butler passen. Und auf die Klage des Menschen, dann hätte er ja auch gleich in der Hölle landen können, erfolgt nur die lapidare Feststellung: »Was meinst du eigentlich, wo du hier bist?« (PRINS 2005, S. 48)

In Studien, die sich mit der Frage beschäftigen, was für Menschen mit psychischen Erkrankungen wirklich von Bedeutung ist, stehen regelmäßig nicht Medikamente oder andere therapeutische Maßnahmen auf den ersten Plätzen, sondern die Teilhabe an der Gesellschaft, eine Chance auf dem (ersten) Arbeitsmarkt, eine angemessene Wohnung, eine sinnvolle und gesellschaftlich anerkannte Aufgabe. Der (Erwerbs-)Tätigkeit kommt eine entscheidende Bedeutung zur Bestimmung der Identität zu, sie ist strukturgebend und vermittelt soziale Kontakte, aber auch eine finanzielle Grundlage. Eine eigene Wohnung zählt zu den grundlegenden Bedürfnissen des Menschen und fungiert als persönlicher Schutzraum. Soziale Netzwerke sind durch die Erkrankung häufig grundlegend beeinträchtigt und müssen neu aufgebaut werden. Das Profil der jeweiligen Bedürfnisse ist auch abhängig von der jeweils betrachteten Gruppe betroffener Menschen. Spezielle Personengruppen mit psychischen Erkrankungen – etwa jüngere Menschen, ältere Menschen, multimorbide Menschen oder Menschen mit Migrationshintergrund – haben jeweils eigene Bedürfnisse, die es in Hilfe- und Therapiekonzepten zu berücksichtigen gilt.

Die partizipative Entscheidungsfindung ist die Basis jeder Therapie

Da die jeweils betroffenen Menschen meist am besten wissen, welche Maßnahmen für sie sinnvoll und welche eher randständig sind, ist bei der Planung und Durchführung von personenorientierten Maßnahmen die partizipative Entscheidungsfindung die alles entscheidende Grundlage. Es ergibt sich dadurch eine multidimensionale Definition des Bedarfs an Hilfe und Versorgung. Die Bestimmung des Bedarfs muss sich fortlaufend wandeln und hinsichtlich seiner Objektivität überprüft und angepasst werden. Die Ermittlung des Versorgungsbedarfs für Menschen mit psychischen Erkrankungen ist mit einer Vielzahl von konzeptuellen und methodischen Problemen behaftet. Die Bedarfsklärung muss dem Prinzip der Partizipation folgen, die Bedarfsdeckung muss sich an der Lebensweltperspektive der Betroffenen und deren Angehörige orientieren. Geachtet werden muss dabei gleichzeitig darauf, dass keine »künstlichen Bedarfe« entstehen, die dem Versorgungssystem an anderer Stelle dringend notwendige Ressourcen entziehen würden.

Die vollständige und fachlich adäquate Berücksichtigung aller Bedarfsbereiche, Bedarfssektoren und Bedarfsperspektiven psychischer Erkrankungen setzt zwingend eine mehrdimensionale und koordinierte Vorgehensweise bei der Bedarfsermittlung voraus. Die geläufige Aufteilung in ambulante, stationäre und rehabilitative Bedarfe ist jedoch an einer einrichtungsbezogenen und an der jeweiligen Finanzierungsform ausgerichteten, sektoral gegliederten Versorgungsstruktur orientiert. Diese Aufteilung ist für eine adäquate Bemessung des Bedarfs nicht geeignet. Bei der Bestimmung muss im Sinne einer umfassenden Gesundheitsfürsorge der Bedarf an präventiven Leistungen, medizinischen Behandlungsangeboten und psychosozialen Maßnahmen berücksichtigt werden. Unter »Leistung« ist dabei nicht in erster Linie eine definierbare und abgrenzbare Einzelleistung zu verstehen, sondern in einem erweiterten Sinne das Erreichen gemeinsam definierter Ziele im Rahmen der beschriebenen Bedarfsdeckung.

Dem Hilfe- und Versorgungsbedarf von Menschen mit psychischen Erkrankungen ist ein System der risikoadjustierten populationsbezogenen (regionalen) Ressourcenverteilung und eine daraus abgeleitete Finanzierungsstruktur am ehesten angemessen. Diese ist ohne normativ gesetzte Rahmenbedingungen nicht möglich. Erforderlich ist ein möglichst breiter gesellschaftlicher Konsens über die Ziele der Gesundheitsförderung, normiert in gesundheitspolitischen Vorgaben. Die Sorge für Menschen mit psychischen Erkrankungen muss ein

Teil der gesamtgesellschaftlichen Verantwortung sein und auch deren Steuerung unterliegen.

Wie lässt sich Bedarf messen?
Zahlen und Fakten

Wie aber lässt sich ein Bedarf in seinen unterschiedlichen Dimensionen wirklich bestimmen? Sicherlich ist es richtig, dass insbesondere Depressionen, Angst- und Abhängigkeitserkrankungen, aber auch demenzielle Erkrankungen Volkskrankheiten sind. Aber dies darf nicht nur ein Ausdruck davon sein, dass diese Erkrankungen sehr häufig auftreten. Es bedeutet nämlich noch mehr: Jeder Mensch hat ein gewisses Risiko, selbst an einer solchen psychischen Störung zu erkranken, eventuell auch an einer schweren psychischen Erkrankung. Und die Anerkennung, dass es sich um Volkskrankheiten handelt, muss auch jederzeit die Verantwortung für den Umgang mit diesen Erkrankungen umfassen. Welche Ressourcen aber stellt die Gesellschaft dafür zur Verfügung?

Eindeutig ist: Erhalt und Wiederherstellung psychischer Gesundheit bergen die größte Herausforderung und gleichzeitig das größte Potenzial für die Gesundheitsversorgung des 21. Jahrhunderts (JACOBI 2018). Die Zahlen, wie viele Menschen im Lauf ihres Lebens erkranken oder wie viele innerhalb eines Zeitraums erkrankt sind, sind eindrücklich. Doch was ist ihre Aussagekraft wirklich? Letztlich sind es Zahlen von Menschen, die zu einem bestimmten Zeitpunkt die Kriterien eines bestimmten Definitionssystems erfüllen, also der ICD-10 oder des DSM-5. Eine Aussage darüber, welche Bedeutung das jeweilige Krankheitsbild für die betroffenen Menschen, die Gesellschaft und insbesondere für die Verteilung von Ressourcen hat, ergibt sich daraus nicht. Bedeutsamer für die Frage, welches Leiden psychische Erkrankungen mit sich bringen, sind einerseits Aussagen über die mit den jeweiligen Erkrankungen verbundene Krankheitslast und andererseits die gesellschaftlichen Folgen der Erkrankungen, zum Beispiel bezogen auf vorzeitige Berentungen.

Innerhalb eines Jahres erfüllen in Deutschland etwa 21 Prozent der Frauen und 9 Prozent der Männer die Kriterien für eine Angststörung, 11 Prozent der Frauen und 5 Prozent der Männer erfüllen die Kriterien einer Depression. Bei Abhängigkeitserkrankungen sind es etwa 1,5 Prozent der Frauen und mehr als 4 Prozent der Männer (JACOBI & MÜLLENDER 2017). Aussagekräftiger aber ist die Krankheitslast: Schaut man sich diese an (gemessen an der Zahl der mit der Beeinträchtigung verbrachten Jahre), so finden wir unter den 25 bedeutsamsten Erkrankungen weltweit sieben psychische Erkrankungen, insbesondere unipolare Depressionen (Platz 1), Demenzen (Platz 3) und Abhängigkeitserkrankungen (Platz 5) (JACOBI u. a. 2014). Mehr als 40 Prozent aller vorzeitigen Berentungen in Deutschland werden mit einer psychischen Erkrankung begründet. Im Jahr 2019 starben in Deutschland mehr als 9.000 Personen durch Suizid – das waren 25 Personen pro Tag. Männer nahmen sich deutlich häufiger das Leben als Frauen, rund 76 Prozent der Selbsttötungen wurden von Männern begangen. Zwischen den Bundesländern gibt es deutliche Unterschiede bezüglich der Suizidrate. Betrachtet man die Sterberate je 100.000 Einwohner, so gab es in Nordrhein-Westfalen mit 7,5 Suiziden pro 100.000 Einwohnern die wenigsten Selbsttötungen. Am höchsten fiel die Quote mit 15,4 in Sachsen-Anhalt aus (Statistisches Bundesamt 2021).

Vergleicht man psychische Erkrankungen mit körperlichen Erkrankungen hinsichtlich des Verhältnisses der direkten mit den indirekten Krankheitskosten, so werden die gesamtgesellschaftlichen Unterschiede in den Folgen besonders deutlich. Vor allem durch Arbeitsunfähigkeit, Frühberentungen bzw. Erwerbsminderungen und komorbide somatische Erkrankungen sind bei psychischen Erkrankungen die indirekten Kosten deutlich höher als die direkten Kosten wie die für Behandlungen. Rund 5–10 Prozent der Arbeitnehmer und -nehmerinnen haben Ausfallzeiten wegen psychischer Erkrankungen. Wegen der überdurchschnittlich langen Dauer dieser Erkrankungen macht dies allerdings etwa 15 Prozent der Arbeitsunfähigkeitstage insgesamt aus (JACOBI 2018).

Diese Zahlen zeigen eindrücklich, welches Leid durch psychische Erkrankungen verursacht wird. 18 Millionen Menschen, die innerhalb eines Jahres an einer psychischen Störung erkranken: Dies entspricht in etwa der Bevölkerung von Nordrhein-Westfalen, dem Bundesland mit der höchsten Einwohnerzahl. Unterstellt man, dass innerhalb eines Jahres 18 Millionen Menschen erkranken, so bedeutet das etwa 350.000 erkrankte Menschen pro Woche bzw. 420 pro 100.000 Einwohner. Der Vergleich mit Inzidenzzahlen, wie wir sie aus der Corona-Pandemie kennen, liegt nahe – und täuscht doch, weil es sich hier um völlig unterschiedliche Krankheitskonzepte handelt.

Von besonderer Bedeutung für die Perspektive von Menschen mit psychischen Erkrankungen auf die Psychiatrie ist die Frage, wann (und ob) aus einer seelischen Problematik auch eine seelische Erkrankung wird. Der Versuch, diese Frage zu beantworten, ist äußerst komplex und kann in diesem Zusammenhang nur grob angerissen werden. Die Frage des Krankheitsbegriffs – und damit des Krankheitskonzepts – hat zahlreiche und sehr unterschiedliche Aspekte. Krankheit ganz allgemein – auch eine psychische Erkrankung – lässt sich normativ, strukturell, funktional oder operational definieren. Jede dieser Definitionen führt zu anderen Zahlen, aber auch zu einem anderen Umgang mit Gesundheit und Krankheit in der Gesellschaft. Die Diskussion darüber wurde sehr deutlich bei der Einführung von neuen operationalen Diagnosesystemen, sowohl beim DSM-5 als auch bei der ICD-11. Kann Trauer pathologisch sein? Und wenn ja, unter welchen Bedingungen? Braucht es den Begriff der pathologischen Trauer, um Ressourcen des Gesundheitssystems zu aktivieren? Und wie sieht es bei besonderen und nicht der Mehrheit folgenden sexuellen Verhaltensweisen aus? Es zeigt sich, dass meist nicht das Verhalten selbst die Krankheitsproblematik darstellt, dass aber gleichwohl der Umgang der Gesellschaft damit oder auch der betroffenen Person und deren Angehörigen selbst zu relevantem seelischen Leid führen kann.

Was also ist eine seelische Krankheit?

Im deutschen Sozialrecht ist »Krankheit« im Wesentlichen über die Behandlungsbedürftigkeit definiert. Nach der ständigen Rechtsprechung des Bundessozialgerichts ist unter Krankheit »ein regelwidriger körperlicher oder geistiger Zustand zu verstehen, der entweder Behandlungsbedürftigkeit oder Arbeitsunfähigkeit oder beides zur Folge hat« (BSG, SozR 4-2500 § 27 Nr. 20 Rdnr. 10). Seelischer Erkrankung angemessener erscheint allerdings eine Definition, die insbesondere im psychiatrischen Kontext vertreten wird: Krankheit ist definiert als Störung wesentlicher Organfunktionen, die für die betroffene Person schädlich ist oder erhebliches Leid verursacht (HEINZ 2015). Andere Krankheitsdefinitionen sind stärker funktional geprägt und gehen unter anderem auf die Definition von Gesundheit des Philosophen Friedrich Nietzsche (1844–1900) zurück: »Gesundheit ist dasjenige Maß an Krankheit, das es mir noch erlaubt, meinen wesentlichen Beschäftigungen nachzugehen.« Operationalen Diagnosesystemen – und damit den meisten statistischen Angaben – liegt letztlich die normative Aussage zugrunde, dass Krankheit das ist, was die Kriterien des Diagnosesystems erfüllt. Der Reduktionismus psychischen Krankseins durch diese Form der Diagnostik muss nicht speziell betont werden, auch wenn solche diagnostischen Konventionen für Zwecke der Forschung sicherlich hilfreich sind. Orientiert an der Person sind sie nicht wirklich.

Bedürfnisse von Angehörigen werden häufig nicht gesehen

Die Frage, welche Bedürfnisse und welchen Bedarf die Angehörigen von Menschen mit psychischen Erkrankungen haben, ist häufig noch schwieriger zu beantworten als bei den direkt Betroffenen. Angehörige von schwer psychisch Erkrankten erfahren vielfältige Belastungen. Zugleich sind sie allerdings eine wichtige Ressource und haben häufig eine wesentliche stabilisierende Funktion.

Die Gruppe der Angehörigen ist natürlich alles andere als eine homogene Gruppe. Das ist auch nicht zu erwarten, weil die Frage, inwieweit die Angehörigen von der Erkrankung der jeweils betroffenen Menschen selbst betroffen sind, in hohem Maße von der Art und den Auswirkungen der Erkrankung abhängig ist. Abhängigkeitserkrankungen, depressive Erkrankungen, Psychosen oder Demenzen sind kaum miteinander zu vergleichen. Auch ist es sehr verschieden, ob es sich bei den Angehörigen um die Partnerinnen und Partner, um die Eltern und Kinder oder um Freunde und Bekannte handelt.

Die Angehörigen stehen häufig völlig unvorbereitet vor kaum zu bewältigenden Herausforderungen. Aber nicht nur die Krankheit selbst führt zu Belastungen, häufig auch die aus Sicht der Angehörigen unzureichende Hilfe durch das psychiatrische Versorgungssystem und die Ablehnung durch andere Menschen. Ebenso trägt die oft undurchschaubare Welt der Psychiatrie zu Ängsten, Sorgen und Gefühlen von Hilflosigkeit bei. Angehörige berichten darüber, dass sie auf Desinteresse bis Abwehr bei Ärzten und Pflegepersonal treffen, berichten von Entsetzen und Rückzug bis Schuldzuweisung in den Familien, bei Freunden und im weiteren Umfeld (BERG-PEER 2015). Auch die finanziellen Belastungen für die Familien sind häufig deutlich größer, als es das Gesundheitssystem wahrhaben will.

Bei den Angehörigen von Menschen mit einer schizophrenen Störung beispielsweise berichtet etwa die Hälfte über schwere Beeinträchtigungen ihres Wohlbefindens. Fast 20 Prozent geben dabei einen durchschnittlichen Betreuungsaufwand von über 20 Stunden pro Woche an. Die direkten und indirekten Kosten pro Jahr, die von den Angehörigen übernommen werden müssen, werden in einigen Studien auf bis zu 10.000 Euro pro Jahr geschätzt. Hinzu kommen weitere, insbesondere auch berufliche Nachteile für die Angehörigen. In hohem Maße beeinträchtigt ist die Freizeitgestaltung und grundsätzlich die Beziehung zu anderen Menschen. Die emotionalen Belastungen von Angehörigen sind evident, werden aber nur selten thematisiert: Schuldgefühle, alleinige Verantwortungsübernahme, Einsamkeit, das Auf und Ab zwischen Hoffnung und Enttäuschung, Angst vor Rückfall und Suizid des erkrankten Menschen, Gefühle von Hilflosigkeit, Ablehnung durch den erkrankten Angehörigen, Trauer und Verlusterleben sowie Zukunftsängste werden häufig berichtet (SCHMID u. a. 2003).

Bezogen auf das Versorgungssystem werden insbesondere ausreichend Zeit der Therapeuten für regelmäßige Gespräche mit den Angehörigen sowie umfassende und individuelle Informationen über Therapien, Medikamente, Nebenwirkungen und den weiteren Krankheitsverlauf als Wünsche genannt. Oft wird Unverständnis darüber geäußert, dass von den behandelten Therapeutinnen und Therapeuten mit Verweis auf den Datenschutz keine Auskunft über die Patientinnen und Patienten erteilt wird. Dies erscheint oft als eine unüberwindliche Hürde in der Kommunikation miteinander.

Die schwierige Identitätsfindung des Fachgebiets

Wo stehen all jene Menschen, die in der psychiatrischen Versorgung und in der Psychotherapie tätig sind? Wo steht das gesamte Fachgebiet? Das Fach tut sich traditionell schwer mit der eigenen Identitätsfindung. Wie keine andere (medizinische) Disziplin umfasst das Fach eine Vielfalt von Forschungsfeldern, Paradigmen und Herangehensweisen für die Erkennung, Erforschung und Behandlung psychischer Störungen. Der gewachsenen Bedeutung psychischer Gesundheit und Krankheit folgend, hat sich eine Vielfalt von Angeboten, Methoden und Verfahren entwickelt, und immer mehr Menschen engagieren sich für die Förderung, den Erhalt und die Wiedererlangung der psychischen Gesundheit. Für die hier kooperativ tätigen Berufsgruppen erfordert diese Vielfalt eine klare Positionierung des jeweiligen Selbstverständnisses und der Angebote (SASS u. a. 2019).

Dabei ist es in vielen Feldern des Fachgebiets deutlich geworden, wie unterschiedlich die inhaltlichen Ansätze und wie vielfältig die Anforderungen und Ansprüche an das Fach sind. Die »Identität« der in der Psychiatrie tätigen Menschen ist alles andere als stabil und einheitlich. Das dürfte sie aber auch nicht sein. Es entspricht vielmehr dem Anspruch der in der Psychiatrie Tätigen an sich selbst, die eigene Rolle immer wieder zu hinterfragen und auf den Prüfstand der aktuellen Entwicklungen des Fachs, der medizinischen Wissenschaften und der Gesellschaft zu stellen. Das Ringen um eine eigene Identität wird die Psychiatrie weiter begleiten (DÖRNER 2014).

Die Auseinandersetzung mit dem, was die Psychiatrie und Psychotherapie ausmacht, wird aus den in der Folge wiedergegebenen Gesprächen deutlich.

»Ich will wirklich wissen, wie es dir geht« – Ingo Ulzhoefer

Ingo Ulzhoefer beschäftigt sich seit über zehn Jahren hauptberuflich mit der Weiterentwicklung der psychiatrischen Versorgung: zuerst im Rahmen eines IV-Modells für Menschen mit Schizophrenie in Niedersachsen und seit 2015 im Zentrum für Psychosoziale Medizin des Klinikums Itzehoe. Dort hat er seit 2019 die Stabsstelle »Netzwerke, Anti-Stigma und Betroffenenbeteiligung« inne. Bereits einige Jahre mehr engagiert er sich für den Trialog, EX-IN, Antistigma-Arbeit und das unabhängige Beschwerdewesen in der Psychiatrie. In einem »früheren Leben« war er einmal auf einem guten Weg, ein Arbeitsleben in der Welt von Enterprise-IT und Telekommunikation zu verbringen. Eine lange und schwere psychische Erkrankung machte diesen Traum allerdings zunichte. Aber das hat inzwischen keine Bedeutung mehr. Heute träumt Ingo Ulzhoefer lieber von anderen Dingen. In der Rolle eines Betroffenen sieht er sich nur mehr unregelmäßig, wenn er gerade mal wieder das Herdplatten-, Türen- oder Wasserhähnekontrollieren nicht abbrechen kann.

Herr Ulzhoefer, wie sind Sie zu dem Thema der psychischen Erkrankungen gekommen?
Tatsächlich gibt es einen sehr persönlichen Bezug. Ich bin nicht durch Ausbildung oder weil es vielleicht zu der Familiengeschichte gehört, zur Psychiatrie gekommen. Auslöser war meine eigene Krisenerfahrung. Ich bin damals schwer psychisch erkrankt, Ende der 1990er-Jahre, Anfang der 2000er-Jahre. Das ist der Zeitpunkt, an dem ich aus dem »normalen« Leben weitgehend herausgefallen bin. Dieses Herausfallen kam sehr plötzlich und war sehr schwerwiegend, weil ich bis dahin eigentlich ziemlich gut funktioniert hatte.

Das war die Zeit des Zivildienstes und des Studienanfangs. Ich hatte angefangen, Informatik und Betriebswirtschaftslehre zu studieren und in der IT-Branche zu arbeiten. Fast von einem auf den anderen Tag ging dann gar nichts mehr. Deswegen sage ich auch, dass ich durchaus schwerwiegend betroffen war. Es ging um eine Zwangs- und Angsterkrankung, aber auch um Depressionen. Diese Erkrankungen haben relativ schnell einen wirklich großen Teil meines alltäglichen Lebens in Beschlag genommen. Ich konnte mein Zimmer – ich habe damals noch bei meinen Eltern gelebt – nicht mehr verlassen, ohne dass es wegen des Zwangs und der Ängste sehr aufwendig wurde.

Sie berichten jetzt über die eigene Erfahrung, was ich sehr eindrucksvoll finde. Ist es nicht schwierig, dies für ein größeres Publikum so darzustellen?
Nein, nicht mehr. Es ist eine ganz bewusste Entscheidung, die ich irgendwann auf meinem Genesungsweg einmal getroffen habe. Nicht von jetzt auf gleich. Das ist aber tatsächlich etwas, worüber ich nachgedacht habe. Es war mir schon klar, dass ich davon nicht überall und in jedem Kontext berichten kann. Hätte ich den ursprünglich geplanten Weg weitergehen wollen, dann wäre das wahrscheinlich keine so gute Entscheidung gewesen. Weder damals noch heute, denn meine psychische Erkrankung besteht ja weiterhin. Wer genauer hinschaut, der wird sie erkennen. Das Anforderungsprofil, das in den Bereichen, die ich studiert habe, gefordert wird, kann ich nicht mehr erfüllen. Insofern war es natürlich auch eine glückliche Fügung, dass ich inzwischen das, was ich erfahren habe, in die psychiatrische Versorgung einbringen kann. Das entstand zu der Zeit, als der Peergedanke in Deutschland aufkam, also über die EX-IN-Bewegung. Ich habe an einem EX-IN-Kurs teilnehmen können, einem der ersten in Deutschland. Da ist diese Perspektive entstanden und letztendlich auch die Entscheidung, mich darauf einzulassen, und zwar auch mit der Überlegung, dass das, was ich auf den Tisch packe, nicht mehr gegen mich verwendet werden kann – das ist ein ganz sympathischer Gedanke, der mich selbstbewusster gemacht hat. Er gestattet es mir, heute im Versorgungssystem tätig zu sein und durchaus ernst genommen zu werden.

Ist das eine Möglichkeit, vorwegzunehmen, was andere sonst gegen mich verwenden könnten?
So habe ich das damals gesehen, ja. Heute würde ich das allerdings etwas anders bewerten. Auch mit dem Wissen darüber, dass einiges an Forschungsarbeit geleistet wurde und man heute weiß, wie gut und wichtig es ist, einen Umgang mit der eigenen Erkrankung zu finden, weil daraus Stabilität und Belastbarkeit im Leben resultieren. Wenn ich weiß, wie ich damit umgehen kann und wem ich was erzähle, dann wird mich das nicht mehr kalt erwischen, wenn es jemand von sich aus anspricht. Ich weiß einfach, was ich selbst ansprechen muss und kann. Das hat auch etwas mit Selbstbewusstsein zu tun, auch mit der Grundhaltung mir selbst gegenüber. Ich bin eben nicht mehr der psychisch Kranke, sondern ein Mensch mit Eigenschaften. Und zu diesen Eigenschaften gehört auch die Zwangserkrankung, aber eben als eine unter vielen.

Das kann ich natürlich nicht wirklich repräsentativ behaupten, ich kann für mich nicht in Anspruch nehmen, dass ich die Grundgesamtheit aller Menschen mit psychischen Erkrankungen vertrete. Andere sind sicherlich stärker belastet. Ich selbst kann ein ziemlich normales Leben führen, ich gehe arbeiten und lebe mit meiner Frau, zwei Kindern und mehreren Katzen zusammen und es scheint, als gelänge mir das alles auch ganz gut, trotzdem ist die Erkrankung aber da, sie ist sichtbar, mehr oder weniger.

Wir wissen ja, dass gerade soziale Teilhabe und Erwerbstätigkeit in einem von anderen Menschen anerkannten Beruf sehr wichtig ist dafür, wie man mit einer psychischen Erkrankung umgeht. Würden Sie das auch so sehen?

Absolut. Das kann man wirklich so sagen. Es stellt am Ende den Kern meines Genesungsweges dar. Das hätte auch ganz anders ausgehen können. Ich erinnere Situationen, in denen das Hilfesystem schon viele Versuche unternommen hatte, mich in Schubladen zu stecken. Wenn ich mich in solche Schubladen hätte stecken lassen, wie würde es heute mit der Arbeit aussehen – vielleicht irgendein Minijob?

Wir hatten uns auf den Weg gemacht und das Gespräch mit einem psychosozialen Dienstleister gesucht. Das Einzige, was der sich vorstellen konnte, war, mir einen Werkstattplatz anzubieten. Hätte ich das angenommen, dann wäre ich heute nicht da, wo ich bin. Das wusste ich intuitiv wohl damals auch schon. Heute kann ich das sogar mit Fakten und Erfahrungen belegen, weil ich das täglich sehe.

Eine weitere Geschichte dazu ist vielleicht eher spezifisch für eine Zwangsstörung: Ich war relativ früh davon überzeugt, dass die Probleme, die die Zwangsstörung gemacht hat, sich nur beheben lassen an jenen Stellen, an denen die Symptome bzw. Verhaltensweisen konkret auftreten. Wenn es mir schwerfällt, eine Türklinke anzufassen und eine Tür zu öffnen, dann kann es sein, dass das irgendwann einmal jede Tür in meinem Umfeld betrifft. Letzten Endes kann man das aber nicht nur stellvertretend an einer Kliniktür bearbeiten. Man muss das im häuslichen Umfeld üben. Das bedeutet, dass Sie mit einem Therapeuten rausmüssen, dorthin, wo die Probleme auftreten. Das ist ja auch kein Geheimnis, das weiß man therapeutisch eigentlich. Die Wahrheit ist aber, dass es oft nicht stattfindet. Dafür gibt es auch Gründe …

Es ist aber wahrscheinlich auch sehr schwer für Menschen mit psychischen Erkrankungen, das einzufordern …

... es erscheint manchmal sogar aussichtslos. Der erste Schritt ist, etwas über diese Erkrankungen zu wissen. Ich glaube, da war ich schon privilegiert, dass ich das von mir wusste. Aber wenn ich nicht damals die richtigen Menschen getroffen hätte, die mir mit einer bestimmten Grundhaltung begegnet wären, die offen waren, mir zuzuhören und zu erfahren, was ich mir wünschte, und die sich überlegt haben, was mir helfen könnte, dann ...

Der Sozialpsychiatrische Dienst hat mir ein Kontaktangebot gemacht, das so war, dass ich es annehmen konnte. Es war keine »Vorladung«, sondern ein Kontaktangebot. Es war bedingungslos. Dort stieß ich auf einen Arzt, der genau diese Grundhaltung mitbrachte: Ich höre jetzt erst einmal zu und dann schauen wir mal. Essenziell war, dass alle bereit waren, zusammenzuarbeiten, und dass sie mir zugehört haben, was ich brauchte. Erst dann haben sie geschaut, was sie anbieten können, was zu mir passte.

Natürlich gibt es ein Spannungsfeld zwischen Bedarf und Bedürfnis. Es ging nicht nur darum, sich an meinen Bedürfnissen zu orientieren, sondern auch darum, zu schauen, was objektiv sinnvoll und zielführend ist. Daraus ist dann ein sehr intensiver therapeutischer Prozess geworden. Wir haben Therapieschritte vorbesprochen und nachbesprochen. Das alles hat bei mir zu Hause in der Wohnung stattgefunden, was auch eine besondere Herausforderung war. Das hat genau zu dem Ergebnis geführt, wie es heute ist. Es war also tatsächlich nachhaltig.

Weil wir gerade bei den Bedürfnissen sind, ich würde das gerne noch einmal vertiefen: Der Begriff der Bedürfnisse ist ja nicht so genau definiert. Es gibt eine große Diskussion darüber, was der Unterschied zwischen Bedürfnissen und Bedarf ist. Ist der Begriff der Bedürfnisse in diesem Zusammenhang ein sinnvoller Begriff?
Ich denke schon. Ich kann auch keine abschließende Klärung dieses Spannungsverhältnisses liefern. Eigentlich ist es eher absurd, dazwischen einen Unterschied zu machen. Vielleicht liegt es daran, dass man den Menschen nicht zutrauen will, dass sie wissen, was gut für sie ist.

In der gesundheitspolitischen Diskussion werden die Begriffe »Bedürfnis« und »Bedarf« jedenfalls unterschieden. Bedürfnisse werden als etwas äußerst Subjektives erlebt, der Bedarf meint hingegen, dass die Bedürfnisse gefiltert werden durch die Angebote, die das Gesundheitssystem zur Verfügung stellen kann. Der Bedarf ist das Bedürfnis, bezogen auf die Möglichkeiten unseres Gesundheitssystems.

Idealerweise gibt es dazwischen keinen Unterschied. Ein Faktor zum Gelingen meines Genesungsweges war es, dass die mich begleitenden Personen das unbedingte Zutrauen in mich hatten, dass ich mein Bestes gebe. Nur wenn das so ist, können wir offen darüber reden, was gelingt und was nicht gelingt. Sicherlich weiß nicht jeder am Anfang ganz genau, was er braucht und was er möchte. Aber das ist ja auch ein Teil des therapeutischen Prozesses, das gemeinsam herauszufinden. Erwerbstätigkeit ist sicherlich im Sinne einer sinnstiftenden Arbeit ganz essenziell und auch existenziell für Gesundheit und Stabilität. Wenn ich von vornherein nichts anderes bekomme als das Angebot eines Werkstattplatzes, dann ist das bei bestimmten Erkrankungen schon traurig. Ich sehe die Unterstützung und das Hilfesystem insbesondere herausgefordert von der Aufgabe, bei der Entscheidungsfindung zu helfen, aber eben nicht, selbst zu entscheiden.

Ich denke wirklich, es lohnt sich, die Betroffenen zu fragen, was sie denn brauchen bzw. was sie meinen zu brauchen, um darüber ins Gespräch zu kommen. Ich verwende deshalb immer mehr das Wort »Bedürfnis«. Bei dem Begriff »Bedarfsplanung« wird ja schon im Begriff deutlich, wie problematisch das ist. Wir sollten eher an die Bedürfnisse denken. Es kommen ja nicht die ganz großen Wünsche, sondern es sind ganz realistische und bodenständige Wünsche, die die Menschen äußern. Diese Wünsche wären meistens durchaus realisierbar. Es lohnt sich, ganz konsequent bedürfnisorientiert zu sein. Letztendlich müssen wir alles dem unterordnen. Nur dann kommt am Ende etwas heraus, das die Lebenssituation von Menschen mit psychischen Erkrankungen nachhaltig verändern wird.

Mir gefällt es sehr gut, auf die Bedürfnisse abzuheben. Das ist wirklich der Kernpunkt. Es wird dann vorrangig um die Patientenorientierung gehen, aber woran orientieren wir uns? Eben an den Bedürfnissen. Wenn Sie das einem Gesundheitspolitiker vermitteln sollten, der nicht so in dem Thema ist, der vielleicht sogar etwas Sorge hat, was seine Wähler davon halten, dass er sich um Menschen mit psychischen Erkrankungen kümmert – was wären Ihre Botschaften an diesen Politiker?

Das ist Teil meiner Vision für eine zukunftsfähige Psychiatrie. Das Thema betrifft viel zu viele Menschen und ist viel zu alltäglich, dass man es sich erlauben könnte, die psychiatrische Versorgung und die Menschen, die von psychischer Erkrankung betroffen sind, zu ignorieren. Alle Menschen können irgendwann im Lauf ihres Lebens eine psychische Erkrankung entwickeln. Ich würde also an das Eigeninteresse appellieren. In welcher Welt möchtest du eigentlich leben und wie möchtest du gerne behandelt werden?

Die wirklich großen Veränderungen in der Psychiatriegeschichte sind wohl deshalb geschehen, weil es Menschen gab, die sich damit beschäftigt haben, weil sie selbst oder Angehörige in irgendeiner Form davon betroffen waren. Diese Menschen konnten oft sehr viel erreichen.
Genau, das ist tatsächlich eine Beobachtung, die ich teile. Es braucht nur Mut, das zu tun. Das sehe ich als einen Auftrag für die Gestaltung der psychiatrischen Versorgung. Man muss die gesamte Gesellschaft in den Blick nehmen und deutlich machen, dass psychische Erkrankungen ein ganz normaler Teil menschlichen Erlebens sind. Daran gibt es doch nichts zu rütteln. Es kann jeden treffen, ausnahmslos. Von daher wäre es vielleicht auch gut, wenn ich mich schon vorher damit auseinandersetze, dass ich selbst vielleicht mal dazugehöre.

Es ist ja eine Erfahrung, die viele Menschen auch in der Corona-Pandemie gemacht haben, dass sie plötzlich psychisch irritiert reagieren, Ängste bekommen. Die meisten Menschen haben gesehen, was passiert, wenn Menschen in eine Krisensituation geraten und sich überfordert fühlen. Sie haben gesehen, dass das ein Teil der Normalität ist. Ich denke, jeder, der ein wenig offen und ehrlich zu sich ist, hat gemerkt, was das mit ihm macht.

Könnten wir noch einmal zu dem Thema Vision zurückkommen? Unabhängig davon, wie es funktionieren könnte: Haben Sie eine Vision für eine zukunftsfähige Psychiatrie?
Ja, ich habe zumindest eine Wunschvorstellung, wie diese aussehen könnte. Das Erste, was mir einfällt, ist die Recoveryorientierung. Damit meine ich in erster Linie die Grundüberzeugung, dass es so etwas wie Genesung gibt – was auch immer das im konkreten Einzelfall heißen mag. Ich meine damit Genesung im Sinne von: Ich kriege das hin, das macht Spaß, das macht Sinn. Das ist das, was ich unter Genesung verstehe.

Natürlich gibt es auch die Menschen, die in ihrem Leben nur eine Krise erleben, eine einzige Krankheitsepisode, danach haben sie damit nie wieder etwas zu tun. Wenn das so ist, dann ist alles gut. Aber grundsätzlich ist Genesung ja nicht so einfach. Was ich mir wünsche, ist das grundsätzliche Zutrauen und das kontinuierliche daran Arbeiten, dass jeder eine ganz individuelle Form von Genesung erfahren kann, sich diese auch erarbeiten kann und erarbeiten muss. Das steckt eben auch darin, denn ich komme ja nicht wie ein Paket zur Behandlung, werde »behandelt« und dann ist es gut, sondern ich gehe dahin, weil ich es ohne Unterstützung nicht hinbekomme. Ich bekomme Handwerkszeug und Unterstützung und Motivation und auch so etwas wie stellvertretende Hoffnung darauf, dass mir die Genesung am Ende auch gelingen wird.

Ich weiß, das ist leicht gesagt und es ist in der Realität natürlich viel komplizierter. Niemand sollte mit der Erwartung in die Psychiatrie gehen, dass die dort Tätigen seine Probleme lösen, sondern ich selbst bin es auch, der viel Arbeit zu leisten hat. Das verstehe ich unter Recoveryorientierung. Daraus resultieren dann ganz viele Dinge. Wir müssen über alle Interventionen sprechen, es muss um mehr gehen, als nur pauschal Medikamente zu geben. Recoveryorientierung ist für mich viel differenzierter.

Dann sollte die Psychiatrie trialogischer werden. Das ist ein Begriff, den man gerne und oft verwendet. So wie ich ihn verwende, hat er ganz viel damit zu tun, wie ich Trialog kennengelernt habe. Was ich mitgenommen habe, das war das grundehrliche und tiefe Interesse an Menschen. Das ist ein wesentlicher Gelingensfaktor in der therapeutischen Beziehung. »Ich will wirklich wissen, wie es dir geht und wie du das Leben erlebst, was dich beschäftigt, was dich beeinträchtigt, was du toll findest. Danach gucken wir gemeinsam darauf, was wir daraus machen können.« Das ist das, was ich unter dem Wort »trialogisch« subsumieren möchte, auch in Abgrenzung zu dem Stichwort »Krankheitseinsicht«, was ja in der Regel sehr einseitig gesehen wird. Es sollte sich um eine therapeutische Beziehung zum gegenseitigen Gewinn von Einsichten handeln. Wenn ich merke, dass mir jemand nur eine Einsicht aufoktroyieren will, dann wird es schwierig. Wenn es sich um einen Prozess der gegenseitigen Einsicht handelt, dann kann ich als Patient mehr daraus machen und kann auch entscheiden, die Erkenntnisse anzunehmen.

Was ich aber auch noch betonen möchte: Teil meiner Vision einer zukunftsfähigen Psychiatrie ist es, dass psychische Erkrankungen als ein ganz normaler Teil des menschlichen Erlebens verstanden werden sollte, dass die Psychiatrie als Bestandteil von Gemeinde und Gemeinschaft betrachtet wird. Nicht gemeinde*nah*, sondern mittendrin. Genauso mittendrin wie McDonald's, die Tankstelle, das Amtsgericht, das Parkhaus. Behandeln wir nur die Menschen, die zu uns kommen, oder sehen wir unseren Auftrag durchaus auch auf der gesellschaftlichen Ebene? Dann ist es natürlich ganz wichtig, was für ein Steuerungs- und Anreizsystem wir eigentlich haben.

Ich möchte den Punkt des Alltags hervorheben. Die Frage, wie die Behandlung letztendlich wirkt, entscheidet sich im Alltag. Im Alltag sind Erkrankungen entstanden und im Alltag können sie sich bessern. Da geht es nicht nur um die Behandlung psychischer Erkrankungen, sondern es geht um Arbeit, Freizeitverhalten, die Schaffung eines vernünftigen Umfeldes, um Klima und Ähnliches. Alles das muss wohl zusammenkommen.

Eine zukunftsfähige Psychiatrie sollte mir in meiner aktuellen Lebenssituation ein hilfreiches Angebot machen können. Klingt eigentlich ganz einfach, nicht? Ist aber unendlich schwierig, wenn man es zu Ende denkt. Ich will damit keineswegs sagen, dass das, was ich jetzt habe – regelmäßige Termine mit einer niedergelassenen Psychotherapeutin – nichts wert wäre, aber wie wertvoll und wirksam wäre es wohl, die konkreten Zwänge, die mich durch den Kliniktag begleiten, vor Ort therapeutisch zu adressieren? Und wie undenkbar ...

In meiner Wahrnehmung ist es einigermaßen akzeptiert, gleichzeitig körperbehindert und Mitarbeiter eines Unternehmens zu sein. Mit den seelischen Beeinträchtigungen ist das allerdings so eine Sache. Hier wird bei Weitem nicht nur »Flexibilität in der Leistungserbringung« benötigt.

Ein fragiles Wechselspiel – der Blick aus der Gesellschaft auf die Psychiatrie

Der Blickwinkel der Gesellschaft auf die Psychiatrie ist nicht zu trennen von der Sichtweise der Psychiatrie auf die Gesellschaft – und vor allem auch von der Rolle, die das Fachgebiet der Psychiatrie in der Gesellschaft spielt. Menschen mit psychischen Erkrankungen – und damit auch das Fachgebiet der Psychiatrie – sind unzweifelhaft ein integraler Teil der Gesellschaft, aber nicht immer sind Menschen mit psychischen Erkrankungen ausreichend integriert in gesellschaftliche Abläufe und Prozesse – von verantwortlicher Teilhabe ganz zu schweigen. Die Lebenswelten der Menschen mit psychischen Erkrankungen und die Lebenswelten nicht Erkrankter bieten eine große Zahl von Schnittstellen und Überschneidungen. In dem Maße, wie sich die deutsche Gesellschaft in den letzten Jahren entwickelt hat und wie sie sich voraussichtlich weiterhin entwickeln wird, verändern sich diese Schnittstellen und Überschneidungen grundsätzlich. Sicherlich hat sich im Verhältnis zwischen Gesamtgesellschaft und Psychiatrie in den letzten Jahrzehnten viel bewegt – vieles auch zum Guten. Und so gibt es zahlreiche Anzeichen dafür, dass sich das Verständnis psychischer Erkrankungen in der Bevölkerung verbessert hat. Auch werden psychische Erkrankungen im sozialen Zusammenleben sichtbarer. Aber: Stigmatisierung und häufig auch Diskriminierung der Betroffenen bleiben weiterhin eine alltägliche, leidvolle und belastende Problematik (RÜSCH u. a. 2021).

Selbst wenn die Kosten psychischer Erkrankungen sicherlich nicht in den Vordergrund der Diskussion rücken sollten, sind sie immens. Knapp 5 Prozent des Bruttoinlandsprodukts in Deutschland stehen im Zusammenhang mit psychischen Störungen. Dies entspricht einem Gesamtvolumen von etwa 150 Milliarden Euro. Ganz grob gerechnet – genauere Zahlen sind aus methodischen Gründen schwer zu ermitteln – umfasst dieser Betrag nur zu einem Drittel direkte Kosten wie die Ausgaben für Behandlung oder für Krankengeld. Zwei Drittel dagegen sind indirekte Kosten für die Gesellschaft, die durch die Morbidität und auch die Mortalität aufgrund psychischer Erkrankungen entstehen, also zum Beispiel Kosten durch krankheitsbedingt reduzierte Produktivität oder für staatliche soziale Unterstützungsleistungen. 150 Milliarden: Das entspricht in etwa den Kosten, die durch Naturkatastrophen pro Jahr verursacht werden – hier allerdings weltweit (Munich Re 2020).

Gesellschaftliche Stigmatisierung ist weiterhin eine regelmäßige Erfahrung

Die Einstellungen in der Bevölkerung gegenüber psychischen Erkrankungen und gegenüber den Menschen mit einer psychischen Erkrankung sind weiterhin sehr heterogen. Die Stiftung Deutsche Depressionshilfe hat festgestellt, dass über die Hälfte der Menschen glaubt, dass falsche Lebensführung Ursache einer depressiven Erkrankung sei. Ein Drittel bewertet sie als Charakterschwäche. Fast jeder Fünfte nahm fälschlicherweise an, es würde helfen, viel Schokolade zu essen (Stiftung Deutsche Depressionshilfe 2017). Insbesondere im Zusammenhang mit Themen wie Terror und Kriminalität taucht immer wieder die ausgesprochene oder unausgesprochene Überzeugung auf, dies könne doch nur Ausdruck einer psychischen Erkrankung sein. Auch die Diskussionen über den früheren US-Präsidenten Donald Trump oder nun über Wladimir Putin waren immer wieder von der Frage begleitet, ob ihr Verhalten im Rahmen einer psychischen Erkrankung oder einer Persönlichkeitsstörung zu sehen sei. Dabei könnte dies in keinem Fall als Erklärung dafür herhalten, was dessen Verhalten für die amerikanische bzw. russische Gesellschaft und sogar die Weltpolitik bedeutet hat.

Die Gesellschaft insbesondere mit ihrem Mediensystem neigt dazu, abweichendes Verhalten vorschnell zu psychiatrisieren. Eine politische Parlamentspartei in Deutschland versuchte sogar, Wähler mit der Aussage zu gewinnen, dass »nicht therapierbar alkohol- und drogenabhängige sowie psychisch kranke Täter, von denen erhebliche Gefahren für die Allgemeinheit ausgehen«, nicht in psychiatrischen Krankenhäusern, sondern in der Sicherungsverwahrung unterzubringen seien (AfD 2017). Gleichzeitig zeigen sich viele Menschen fasziniert von psychischen Auffälligkeiten. So hat Asmus Finzen festgestellt:

»Das Normale hat kein gutes Image. Es gilt als langweilig. Das Außergewöhnliche, das Bizarre, kurz: das Nichtnormale beherrscht den Diskurs.« (FINZEN 2018, S. 8)

Neu ist das alles nicht. Es hat eine lange und manchmal auch schreckliche Geschichte. »Wahnsinn« war vom Mittelalter bis zur Renaissance innerhalb des gesellschaftlichen Horizonts als weltliche Tatsache vorhanden. Im 17. Jahrhundert dann folgte eine Phase des Schweigens und des Ausschlusses, die mit der Einsperrung der »Wahnsinnigen« begann. Von den Scheiterhaufen der Inquisition, den Zuchthäusern im 18. Jahrhundert bis zur planvollen und systematischen Vernichtung von Menschen mit psychischen Erkrankungen in der Zeit des Nationalsozialismus spannt sich ein unheilvoller Bogen. Aber auch vor weniger als einem halben Jahrhundert lebten Menschen mit schweren psychischen Erkrankungen noch dauerhaft unter menschenunwürdigen Bedingungen in den Langzeitbereichen psychiatrischer Anstalten. Die Instrumentalisierung psychischen Krankseins durch politische Ideologien – und Ideologen – ist jedoch noch nicht überall Geschichte.

Die zweite Krankheit – Folge von Stigmatisierung

Verglichen mit der Situation vor der Enquête wurde viel erreicht, gleichwohl erweist sich die Situation von Menschen mit schweren psychischen Erkrankungen in allen Dimensionen – insbesondere aber im Bereich der sozialen Teilhabe – weiterhin als sehr schwierig (RIEDEL-HELLER 2017). Die problematischen finanziellen und personellen Rahmenbedingungen, die sich mit wechselnder Intensität durch die letzten Jahrzehnte gezogen haben und heute eher wieder zunehmen, tragen ebenfalls zur schwierigen gesellschaftlichen Situation in Bezug auf Menschen mit psychischen Erkrankungen bei. Der »Mythos der Unheilbarkeit« dieser Erkrankungen ist noch nicht ausgerottet. Auch heute, in einer Zeit, die für sich in Anspruch nimmt, offen zu sein für alle Formen menschlichen Lebens und Verhaltens, ist es kaum vorstellbar, dass sich eine Person des öffentlichen Lebens mit einer schizophrenen Psychose outet. Glücklicherweise gilt das für Depressionen und Angsterkrankungen nicht mehr in gleicher Weise – aber das kann nur ein Anfang sein.

Die sozialen Folgen der Stigmatisierung werden als die »zweite Krankheit« bezeichnet. Stigmatisierung trifft häufig auch die Angehörigen und nicht selten in der Form einer Selbststigmatisierung auch jene Menschen, die in Psychiatrie und Psychotherapie arbeiten. Das Stigma entwickelt eine eigene Dynamik. In ihm begegnen sich Fantasien und Ängste, historische und religiöse Mythen, subjektive Theorien von psychischer Gesundheit und Krankheit, Alltagswissen und soziale Repräsentation, Bilder und Erinnerungen an den nationalsozialistischen Massenmord, persönliche Begegnungen und Erfahrungen sowie nicht zuletzt Assoziationen, die sich mit dem metaphorischen Gebrauch des Wortes »Schizophrenie« verbinden (FINZEN 2017). Oft geht es bei Stigmatisierungen um Vereinfachung und Abgrenzung. Ein Stigma ist eine Zuschreibung bestimmter Eigenschaften und Merkmale, die Situationen vorstrukturieren und uns die Einstellung darauf erleichtern. Dadurch verringert sich scheinbar die Unsicherheit, Entscheidungen fallen leichter. Besonders in Situationen mit schnellen sozialen und räumlichen Veränderungen haben wir Menschen das Bedürfnis, das Gegenüber einzuordnen und damit nicht selten auch abzuspalten. Als Reaktion auf Stigmatisierung eine Erkrankung zu verstecken ist noch eines der geringeren Probleme: Stigmatisierung beeinflusst darüber hinaus regelhaft den weiteren Krankheitsverlauf negativ.

Das zusätzliche Leid, das von dieser »zweiten Krankheit« ausgeht, wird noch viel zu oft übersehen. In den letzten Jahren konnten für Menschen, die von einer Depression betroffen waren, tendenziell geringfügige positive Veränderungen beobachtet werden. Eine eindeutig negative Entwicklung zeigte sich dagegen für die Schizophrenie: Hier nahm die Furcht vor den Betroffenen sogar zu, während positive Reaktionen wie Mitleid und Hilfsbereitschaft abnahmen. Vor allem aber stieg das Bedürfnis nach sozialer Distanz deutlich. 1990 lehnten es noch 20 Prozent der Befragten ab, mit einer an Schizophrenie erkrankten Person zusammenzuarbeiten, zwanzig Jahre später waren es schon mehr als 30 Prozent. Die stärkste Ablehnung erfahren nach wie vor Menschen mit Alkoholabhängigkeit (SCHOMERUS 2014).

Parallel dazu haben in der Allgemeinbevölkerung biologische Ursachenvorstellungen insbesondere bei psychotischen Erkrankungen deutlich zugenommen, während psychosoziale abgenommen haben. Bei depressiven Erkrankungen herrscht dagegen die Überzeugung vor, dass diese Ausdruck von Stress und Überarbeitung seien. Das Konzept des »Burn-outs« wird häufig mit dem der Depression vermischt. Es lohnt, den Versuch zu unternehmen, Bevölkerungsgruppen zu identifizieren, bei denen einerseits Stigmatisierung und eine negative Einstellung gegenüber psychischen Erkrankungen besonders präsent sind und die andererseits besonders schlecht von psychiatrischen Versorgungsangeboten erreicht werden (SCHOMERUS & RIEDEL-HELLER 2020). Dies ist auch ein Ansatz zur Reduktion von weiterhin vorhandener Unter- und Fehlversorgung.

Eine in der Praxis außerordentlich bedeutsame Perspektive der Gesellschaft auf das Gebiet der Psychiatrie wird durch die Medien vermittelt. Hier hat sich in den vergangenen zwanzig Jahren viel getan, allerdings noch nicht in allen Bereichen. Das Berichten über das Abweichen von scheinbar normalem Verhalten gilt weiterhin als medienwirksam und als absatzsteigernd, besonders wenn es in Verbindung mit kriminellem Verhalten gesehen wird. Eher problematische Veränderungen haben sich auch durch die sozialen Medien im Internet ergeben. Deshalb gilt: Die Entstigmatisierung psychischer Erkrankungen ist und bleibt eine Aufgabe der gesamten Gesellschaft, nicht nur der Medien, nicht nur der Politik und nicht nur der professionell in der Psychiatrie Tätigen (FINZEN 2001).

Die Gesellschaft steht in der Verantwortung

Letztlich läuft auch die Frage des gesellschaftlichen Umgangs mit psychischen Erkrankungen auf die Frage hinaus, wie viele Mittel eine Gesellschaft aufbringen will, um Menschen mit psychischen Erkrankungen das Leben zu erleichtern und Teilhabe gezielt zu fördern. Dies ist eine Frage, die bereits in der Psychiatrie-Enquête vor fast fünfzig Jahren gestellt wurde. Abschließend beantwortet ist diese Frage bis heute nicht. Im Gegenteil: Menschen mit schweren psychotischen Erkrankungen haben weiterhin eine durchschnittliche Lebenserwartung, die mehr als ein Jahrzehnt unter der von Menschen ohne Psychose liegt – letztlich ein gesellschaftlicher Skandal, denn dies ist oft nicht die direkte Folge der Erkrankung, sondern nicht zuletzt des gesellschaftlichen Umgangs damit.

Die Erwartungen der Gesellschaft an das psychiatrische Fachgebiet sind umfassend, manchmal widersprüchlich: Erwartungen an eine möglichst erfolgreiche Therapie, gleichzeitig an die Schaffung umfassender Sicherheit und dann möglichst noch fundierte Konzepte für eine Vielzahl gesellschaftlicher Problemstellungen (wie den Umgang mit Kriminalität oder die Einstellungen zur Suizidalität). Die Grenzen zwischen sinnvoller Funktionalität, Instrumentalisierung und Missbrauch der Psychiatrie sind hier oft nicht ausreichend sicher zu erkennen, wahrscheinlich sind sie fließend.

Was darf die Psychiatrie? Diese Frage hat eine besondere Bedeutung im Zusammenhang mit Zwangsmaßnahmen. Zwangsmaßnahmen, die auch heute noch das Bild und die Vorstellung vieler Menschen von der Therapie in psychiatrischen Kliniken beherrschen und die zum Anlass von Traumatisierungen bei Menschen mit psychischen Erkrankungen werden können. Sicherlich werden wir nie vollständig auf Zwangsmaßnahmen verzichten können, weil die (meist vorübergehend) fehlende Fähigkeit zur Selbstbestimmung und zur Einsicht in den Krankheitscharakter der jeweiligen Problematik ein integraler Bestandteil von einigen schweren psychischen Erkrankungen ist. Unbeeinflusst davon bleibt jedoch die Verantwortung der Gesellschaft dafür, alles, was möglich und notwendig ist, um Zwangsmaßnahmen zu vermeiden, zu fordern und gleichzeitig auch aktiv zu unterstützen. Dazu gehören auch geeignete finanzielle und personelle Anreize.

Leicht macht es das Fachgebiet der Psychiatrie den Menschen ja auch nicht, wenn es um das Verständnis der bestehenden Strukturen geht. Nicht nur, dass Psychiatrie, Psychotherapie und Psychosomatik in ganz unterschiedlichen Klinikstrukturen betrieben werden. Vielmehr sind schon die unterschiedlichen Bezeichnungen der verschiedenen therapeutischen Berufsgruppen mehr als verwirrend: für Psychiatrie und für Psychotherapie, für Psychosomatik und Nervenheilkunde, für Kinder- und Jugendpsychiatrie. Es gibt ärztliche und psychologische Psychotherapeuten. Verhaltenstherapie, Psychodynamik, Psychoanalyse, Gestalttherapie, Systemische Psychotherapie ... Wie soll man das auseinanderhalten können und dabei noch den richtigen Ansprechpartner für das jeweilige Problem finden? Umso problematischer ist dies, weil sich die Bezeichnungen auch noch häufig verändern.

Unter den aktuellen Rahmenbedingungen ist es zudem sehr schwierig, überhaupt eine psychotherapeutische Behandlung in Anspruch nehmen zu können. Nicht nur der hochgradige Mangel an verfügbaren therapeutischen Angeboten – insbesondere im ländlichen Raum –, sondern auch die tiefsitzende eigene Skepsis oder die Ablehnung im sozialen Umfeld verhindern die rechtzeitige Inanspruchnahme von Hilfe. Bei dieser Frage handelt es sich um eine derjenigen, die heute auf allen Ebenen umfassend diskutiert werden. Die dafür gefundenen Antworten werden sich relevant und in besonderer Weise auf die Zukunftsfähigkeit des psychiatrisch-psychotherapeutischen Fachgebiets auswirken.

Recovery und Empowerment verändern die Therapie

Einen wesentlichen Fortschritt für betroffene Menschen bezüglich der Teilhabe an der Gesellschaft bringen sicherlich Konzepte von Recovery und Empowerment. Das Prinzip von Recovery wird meist als ein Prozess verstanden, der nicht nur auf die Genesung oder Erholung von einer Erkrankung zielt, sondern in dem Betroffene trotz und mit weiter bestehenden psychischen Problemen ein zufriedenes, selbstbestimmtes und aktives Leben führen können. Empowerment zielt darauf ab, dass Menschen die Fähigkeit entwickeln und verbessern, ihre soziale Lebenswelt und ihr Leben selbst zu gestalten und sie nicht nur gestalten zu lassen. Sie sollen ermutigt werden, ihren eigenen personalen und sozialen Ressourcen sowie ihren Fähigkeiten zur Beteiligung zu vertrauen und diese zu nutzen, um Kontrolle über die Gestaltung der eigenen Lebenswelt (wieder) zu erobern (AMERING & SCHMOLKE 2012).

Ein wesentlicher Aspekt im Feld der Überschneidungen zwischen der Gesamtgesellschaft und der Psychiatrie sind die Anforderungen, die moderne Gesellschaften an die Menschen stellen: Globalisierung, Urbanisierung, neue Kommunikationsformen, Individualisierung und neue Formen der Arbeit sind dabei nur einige Stichworte. Hier werden gerade Personen mit psychischen Erkrankungen oft in den gesellschaftlichen Strukturen alleingelassen, manchmal auch völlig ausgegrenzt. Dabei können neue wissenschaftliche Ansätze sehr genau zeigen, unter welchen Bedingungen Menschen mit psychischen Erkrankungen in der Lage sind, den gesellschaftlichen Anforderungen gerecht zu werden – oft nur auf etwas anderen Wegen und mit anderen Vorstellungen, als es als »normal« gilt (ADLI & DENGLER 2017; MEYER-LINDENBERG 2017).

Bezüglich der sozialen Rahmenbedingungen sind Menschen mit psychischen Erkrankungen in ganz besonderer Weise gefordert. Während Urbanisierung, Globalisierung und »New Work« schon für Menschen ohne eine psychische Erkrankung eine große Herausforderung darstellen, ist dies für betroffene Menschen eine Hürde, die oft als unüberwindbar erlebt wird. »Stress in the City« ist nicht nur eine inzwischen geläufige Floskel zu den Herausforderungen des Lebens in einer (Groß-)Stadt. Das Stadtleben kann nämlich nicht nur aufregend, stressig oder herausfordernd sein, es kann auch psychische Erkrankungen verstärken, in Einzelfällen sogar psychische Erkrankungen auslösen. Die gesellschaftliche Anonymität in der Großstadt kann Ursache von Isolation und Einsamkeit sein, zu Angespanntheit und Schlafstörungen führen. Anonymität ist auf der anderen Seite aber oft auch etwas, was von Menschen mit psychischen Erkrankungen aktiv gesucht wird – ist Anonymität doch besser als die Stigmatisierung in der Enge sozialer Kontrolle, die es nicht selten im kleinstädtischen oder ländlichen Umfeld gibt (RICHTER u. a. 2021).

Psychiatrie und Gesellschaft – Gesellschaft und Psychiatrie: definitiv keine einfache Beziehung. Aber die Perspektive der Gesellschaft auf die Psychiatrie und die der Psychiatrie auf die Gesellschaft müssen Bestandteile des psychiatrischen Denkens und Handelns sein. Es entsteht dann eine Balance –

wenn auch eine »störanfällige Balance«, wie es Paul Hoff (2014) sehr treffend benannt hat.

Wie störanfällig diese Balance ist, hat sich paradigmatisch auch in der Corona-Pandemie gezeigt. Einerseits wurde dabei deutlich, wie umfassend die Pandemie und vor allem deren psychischen und sozialen Folgen die psychische Gesundheit von Menschen tangiert haben. Insbesondere die Themen von Einsamkeit und Isolation wurden so intensiv diskutiert wie kaum einmal zuvor. Auch hat sich gezeigt, dass sich niemand von den möglichen psychischen Belastungen und eventuell daraus resultierenden Erkrankungen ausnehmen kann. Andererseits hat sich die Aufmerksamkeit der Bevölkerung so stark auf die akuten Aspekte der Pandemie und dabei insbesondere auf die notwendigen intensivmedizinischen Behandlungen gerichtet, dass die Situation in den psychiatrischen Behandlungseinrichtungen – seien es Kliniken oder Praxen der niedergelassenen Ärzte – an den Rand der Wahrnehmung gerückt ist. Dabei hat sich eigentlich gezeigt: Die notwendigen strukturellen Veränderungen des psychiatrischen Versorgungssystems sind schon lange nicht mehr so deutlich geworden wie in dieser Situation. Die Folgekosten für langfristige gesundheitliche Beeinträchtigungen durch die Corona-Pandemie in der Psyche der Einzelnen sind heute noch nicht wirklich abzuschätzen.

Bei allen nachvollziehbaren Entwicklungen im Verhältnis von Psychiatrie und Gesellschaft: Deutlich geworden ist in den letzten Jahrzehnten, dass die Fachgebiete der Psychiatrie, der Psychotherapie und der Psychosomatik einen eindeutigen gesellschaftlichen Auftrag haben, den Auftrag, das Streben nach sozialer Gerechtigkeit als ein zentrales Ziel anzusehen. Dies erscheint als eine der großen Herausforderungen für diese Fachgebiete. Weder ist das Risiko, an einer psychischen Störung zu erkranken, gleichmäßig in der Gesellschaft verteilt, noch sind es die zur Verfügung gestellten Ressourcen. Die Beseitigung von Unter- und Fehlversorgung, in einigen Fällen jedoch auch einer Überversorgung, erfordert weiterhin notwendige gesellschaftliche und gesundheitspolitische Entscheidungen.

Die Politik entdeckt die Psychiatrie – Menschen mit psychischen Erkrankungen sind wichtig für die Gesellschaft

Noch nicht allzu lange Zeit hat die Politik – speziell die Gesundheitspolitik – erkannt, dass Menschen mit psychischen Erkrankungen oder all jene, die von einer psychischen Erkrankung bedroht sind, auch Wähler und Wählerinnen sind. Und das sind ziemlich viele. Noch nicht allzu lange haben die Mitarbeitenden in der Psychiatrie erkannt, dass politische Arbeit auch ein Teil ihrer therapeutischen Arbeit sein kann. Und viel zu lange war das Verhältnis zwischen Politik und Psychiatrie von gegenseitigen Vorurteilen und Missverständnissen geprägt.

Die Situation ändert sich rasch

Es gibt einige Anzeichen dafür, dass sich das Verhältnis von Psychiatrie und Politik verändert: Der aktuelle Koalitionsvertrag öffnet den Blick auf mögliche Zukunftsthemen deutlich. Die Auseinandersetzung mit psychiatrischen Themen hatte unter anderem bereits Eingang in die Koalitionsvereinbarung nach der Bundestagswahl 2017 gefunden. Von der DGPPN wird gemeinsam mit anderen Fachgesellschaften und Verbänden unter anderem vorgeschlagen, dass zur Umsetzung dieser Forderungen der notwendigen politischen und gesetzgeberischen Aktivitäten bei der Weiterentwicklung von Versorgung, Forschung und Teilhabe eine trialogisch besetzte Expertenkommission beim Bundesministerium für Gesundheit einberufen werden sollte. Dies ist schon eine langjährige und wiederholt vorgetragene Forderung an die Politik, doch die dort herrschende Skepsis und die Ablehnung dieses Vorschlags existieren schon ebenso lange. Der fachpolitische Wunsch nach einer »Psychiatrie-Enquête 2.0« oder einer vergleichbaren Entwicklung steht dabei für das Bedürfnis nach Anerkennung der Notwendigkeit grundlegender Veränderungen im psychiatrisch-psychotherapeutischen Versorgungssystem.

Die durch den Deutschen Bundestag Anfang der 1970er-Jahre eingerichtete Enquête-Kommission zur Psychiatrie und deren »Bericht über die Lage der Psychiatrie in der Bundesrepublik Deutschland – zur psychiatrischen und psychotherapeutisch/psychosomatischen Versorgung der Bevölkerung« war die erste ernsthafte Auseinandersetzung der deutschen Politik mit der Versorgungssituation von Menschen mit psychischen Erkrankungen (Deutscher Bundestag 1975).

Auch in der als gemeinsames Gremium aus Politik und dem Fachgebiet Psychiatrie organisierten Aktion Psychisch Kranke (APK) ist der fachliche und politische Austausch kontinuierlich zwischen beiden Bereichen fortgeführt worden; aktuell läuft dort im Auftrag des Bundesgesundheitsministeriums ein umfassender Dialog- und Diskussionsprozess über die Frage, welche Rahmenbedingungen für eine zukunftsfähige Versorgung erforderlich sind. Gerade aber in diesem Prozess hat sich auch gezeigt, dass die Sichtweisen der Politik und des Fachgebiets deutlich komplexer geworden sind und sich häufig den eher einfachen Lösungen entziehen.

Die Grenzen zwischen Nichtwissen, Vorurteilen und Ablehnung des Fachgebiets erscheinen manchmal fließend. Vonseiten des Fachs wird immer wieder die zwischenmenschliche Beziehung als die Kernthematik und die zentrale Methode benannt. Die therapeutisch gestaltete Beziehung als Grundlage des therapeutischen Geschehens zwischen Patienten und Therapeut stellt ein in vieler Hinsicht mächtiges Instrument dar. Die Vermittlung dieser Tatsache ist jedoch – auch verständlicherweise – deutlich schwieriger als die Vermittlung der Kernaufgaben somatischer Fächer.

Schon die Frage, ob psychische Störungen in den letzten Jahren zugenommen haben – was dem intuitiven Eindruck entspricht – oder ob diese Wahrnehmung Ausdruck eines veränderten Diagnose- und Inanspruchnahmeverhaltens ist, ist nicht abschließend geklärt. Die Mehrheit der Epidemiologen neigt der Meinung zu, dass strukturelle Veränderungen und ein unterschiedlicher Umgang mit diesen Erkrankungen den größten Anteil ausmachen. Unstrittig ist aber, dass es sicherlich Verschiebungen in den Häufigkeiten und Auswirkungen einzelner Krankheitsbilder gibt, was auch Auswirkungen auf die Ressourcenverteilung haben muss (Hauth 2017; Jacobi & Müllender 2017). Im Vordergrund gerade der politischen Diskussionen stehen oft die eher leichteren depressive Erkrankungen und deren psychotherapeutische Behandlung, während andere (schwere) psychische Erkrankungen nicht in gleicher Weise wahrgenommen werden. Auch die psychosomatischen Erkrankungen im engeren Sinn scheinen in der Befassung durch die politischen Gremien oft niedrigschwelliger zu sein als die Themen und die Krankheitsbilder der Psychiatrie.

Die Strukturen der Gesundheitspolitik sind komplex

Die maßgeblichen Strukturen im Bereich der Gesundheitspolitik sind vielfältig und komplex. Das notwendige Wechselspiel zwischen Legislative (Parlamente des Bundes und der Länder), Rechtsprechung (Oberste Bundesgerichte), Exekutive und staatliche Verwaltung sowie den Gremien der Selbstverwaltung berücksichtigt die unterschiedlichen Sichtweisen und Interessen, führt jedoch ebenso oft auch zu sehr langen Diskussions- und Entscheidungszeiträumen (siehe Abbildung 2).

ABBILDUNG 2 Ebenen der Gesundheitspolitik

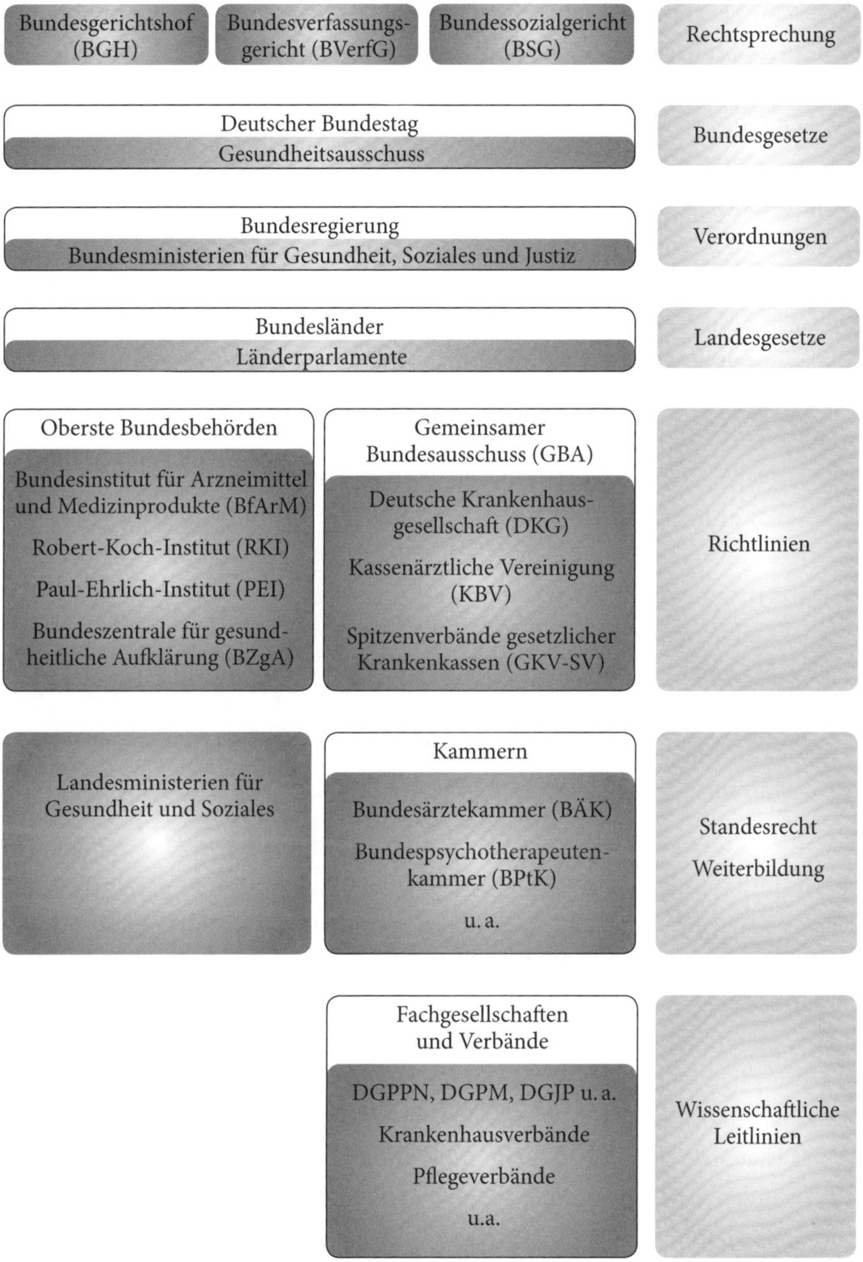

Bundesgerichtshof (BGH)	Bundesverfassungsgericht (BVerfG)	Bundessozialgericht (BSG)	Rechtsprechung

Deutscher Bundestag Gesundheitsausschuss	Bundesgesetze

Bundesregierung Bundesministerien für Gesundheit, Soziales und Justiz	Verordnungen

Bundesländer Länderparlamente	Landesgesetze

Oberste Bundesbehörden Bundesinstitut für Arzneimittel und Medizinprodukte (BfArM) Robert-Koch-Institut (RKI) Paul-Ehrlich-Institut (PEI) Bundeszentrale für gesundheitliche Aufklärung (BZgA)	**Gemeinsamer Bundesausschuss (GBA)** Deutsche Krankenhausgesellschaft (DKG) Kassenärztliche Vereinigung (KBV) Spitzenverbände gesetzlicher Krankenkassen (GKV-SV)	Richtlinien

Landesministerien für Gesundheit und Soziales	**Kammern** Bundesärztekammer (BÄK) Bundespsychotherapeutenkammer (BPtK) u. a.	Standesrecht Weiterbildung

Fachgesellschaften und Verbände DGPPN, DGPM, DGJP u. a. Krankenhausverbände Pflegeverbände u. a.	Wissenschaftliche Leitlinien

Die Legislaturperiode 2017–2021 in Deutschland war gesundheitspolitisch durch rege Gesetzgebungs- und Verordnungsaktivitäten für die Medizin insgesamt gekennzeichnet; nicht nur, aber auch aufgrund der Corona-Situation. In zahlreichen Gesetzen und Verordnungen wurden zudem Regelungen getroffen, die für die psychiatrische Versorgung relevant sind. Beispielhaft seien genannt:

- »Digitale-Versorgung-Gesetz (DVG), Verordnung über das Verfahren und die Anforderungen der Prüfung der Erstattungsfähigkeit digitaler Gesundheitsanwendungen in der gesetzlichen Krankenversicherung,
- »Fairer-Kassenwettbewerb-Gesetz (GKV-FKG),
- »Gesetz zur Neufassung der Strafbarkeit der Hilfe zur Selbsttötung und zur Sicherstellung der freiverantwortlichen Selbsttötungsentscheidung (Diskussionsentwurf),
- »Gesetz zur Reform der Notfallversorgung,
- »Gesetz zur Reform der Psychotherapeutenausbildung,
- »Gesetz zum Schutz vor Konversionsbehandlungen,
- »Gesetz zur Verbesserung der Gesundheitsversorgung und Pflege,
- »Gesetz zur Weiterentwicklung der Gesundheitsversorgung (Gesundheitsversorgungsweiterentwicklungsgesetz, GVWG),
- »Krankenhauszukunftsgesetz (KHZG),
- »MDK-Reformgesetz,
- »Pflegepersonaluntergrenzen-Verordnung (PpUGV),
- »Terminservice- und Versorgungsgesetz (TSVG).

Das Bundesverfassungsgericht hat ebenfalls in mehreren wegweisenden Urteilen (insbesondere zum Richtervorbehalt bei Fixierungen in psychiatrischen Kliniken sowie zu Regelungen im Rahmen des assistierten Suizids) grundsätzlichen Einfluss auf die Versorgung in der Psychiatrie genommen. Die Partner in der Selbstverwaltung – also die Leistungserbringer und die Kostenträger – haben gesundheitspolitisch durchaus unterschiedliche, in vielen Fällen auch gegensätzliche Positionen und Erwartungen an die Politik. Im Spitzenverband der Krankenkassen (GKV-SV) und bei der Deutschen Krankenhausgesellschaft (DKG) hat sich jedoch inzwischen die Erkenntnis durchgesetzt, dass sowohl aus Gründen der Finanzierung als auch der übergreifenden Qualitätssicherung eine setting- und sektorenübergreifende Versorgung angestrebt werden sollte. Die Stärkung der psychotherapeutischen Versorgung steht ebenso im Fokus der Erwartungen an die Gesundheitspolitik. Beide haben für im Wesentlichen ähnliche Forderungen jedoch durchaus unterschiedliche Beweggründe und schlagen verschiedene Wege der Umsetzung vor.

Positionen der Krankenkassen »Im internationalen Vergleich zählt Deutschland bei der Erbringung vollstationärer psychiatrischer Leistungen zu den Spitzenreitern. In Zukunft müssen ambulante psychiatrische Behandlungspotenziale konsequenter genutzt werden, um die Fehlversorgung im stationären Sektor abzubauen. Darüber hinaus werden schwer erkrankte Betroffene nach ihrem stationären Aufenthalt nicht immer kontinuierlich ambulant weiterversorgt, was in der Folge zu erneuten Hospitalisierungen führen kann. Neben dem Ausbau der ambulanten psychiatrischen Versorgungsstrukturen für Betroffene und deren Angehörige muss deshalb eine Versorgungskontinuität zwischen der stationären und der ambulanten Versorgung hergestellt werden. [...] Für einen gleichberechtigten Zugang aller Patientinnen und Patienten zu psychotherapeutischen Leistungen und die gleichzeitige Reduzierung von Wartezeiten muss zukünftig ein fester Teil an Behandlungsplätzen ausschließlich durch die Terminservicestellen vergeben werden. Ergänzend gewährleistet die Einführung eines digitalen Antragsverfahrens einen zeitnahen Therapiebeginn durch die Möglichkeit der schnelleren Genehmigung durch die Krankenkassen.« (GKV-SV 2021)

Positionen der Krankenhäuser »Moderne psychiatrische und psychosomatische Versorgung ist auf den individuellen Patientenbedarf ausgerichtet und findet wohnort- und gemeindenah, zunehmend stationsunabhängig und settingübergreifend (teilstationär, stationsäquivalent, PIA etc.) statt. Sie zeichnet sich beispielsweise durch die Vermeidung geschlossener Stationen und die Verhinderung von Zwang durch die Verwendung präventiver Maßnahmen aus. Die Krankenhäuser sind in großer Sorge, dass die qualitativ hochwertige, leitlinien- und patientengerechte Versorgung in der Psychiatrie und Psychosomatik und deren Weiterentwicklung durch die ›Personalausstattung Psychiatrie und Psychosomatik-Richtlinie‹ des G-BA gefährdet sind. [...] Insbesondere vor dem Hintergrund der Weiterentwicklung und des Ausbaus einer sektorenübergreifenden Versorgung und der damit einhergehenden stärkeren Verantwortung und Steuerung durch die Länder muss die Letztverantwortung für die Krankenhausplanung bei den Ländern verbleiben.« (DKG 2021)

Positionen der Kassenärztlichen Bundesvereinigung »Die Herausforderungen der kommenden Jahre an die flächendeckende ambulante Versorgung in Deutschland sind vielfältig – etwa durch bekannte Phänomene wie die demographische Entwicklung, Landflucht und Verstädterung. Hinzu kommt, dass immer mehr Krankheiten ambulant therapierbar sind, die bisher stationär behandelt werden mussten (Ambulantisierung der Medizin). Dies macht eine effektive Steuerung des derzeit beliebigen und unkoordinierten Zugangs zur medizinischen Versorgung unerlässlich. Zudem bedarf es eines Ausbaus ambulanter Versorgungsangebote bei gleichzeitiger Entlastung der Kliniken von eigentlich ambulant leistbaren Behandlungen.« (KBV 2021)

Der Gemeinsame Bundesausschuss: eine Institution der Selbstverwaltung?

Im Zentrum vieler gesundheitspolitischer Diskussionen stehen die Beratungen im Gemeinsamen Bundesausschuss (GBA). Dort wurden in den letzten Jahren verbindliche Richtlinien zur Frage der Personalbemessung in der Psychiatrie und Psychosomatik (PPP-RL) gemäß § 136 a SGB V sowie 2021 zur »berufsgruppenübergreifenden, koordinierten und strukturierten Versorgung« gemäß § 92 Abs. 6 b SGB V beraten und verabschiedet (KSVPsych-RL). Als sogenannter »untergesetzlicher Normgeber« ist der Gemeinsame Bundesausschuss das oberste und entscheidende Gremium der Selbstverwaltung. Ihm gehören die Verbände der Kostenträger (GKV-SV), die Deutsche Krankenhausgesellschaft (DKG) und die Verbände der niedergelassenen Ärztinnen und Ärzte (Kassenärztliche Bundesvereinigung und Kassenzahnärztliche Bundesvereinigung) an. Weitere Kammern und Verbände, so die Bundesärztekammer und die Bundespsychotherapeutenkammer, die Verbände der Pflege und auch die Bundesländer werden themenbezogen beratend hinzugezogen. Eine etwas herausgehobene Bedeutung kommt der Patientenvertretung zu, die allerdings nur antrags- und nicht durchgängig stimmberechtigt ist. Für die abschließenden Entscheidung im Plenum des GBA ist das Votum der drei sogenannten Unparteiischen Vorsitzenden maßgeblich, wenn sich die beteiligten »Bänke« nicht einigen können.

Im GBA wird ohne Zweifel vielfältige konstruktive Arbeit geleistet. Die Struktur der Organisation in die »Bänke« der Kostenträger einerseits und der verschiedenen Leistungserbringer andererseits birgt jedoch die konkrete Gefahr der gegenseitigen Blockade in sich. Die Patientenvertretung hat zwar durch das bestehende Antragsrecht eine relativ starke Position, kann aber ggf. die gegenseitigen Blockaden auch kaum auflösen. Im Ergebnis zeigt sich der GBA als ein äußerst schwerfälliges Instrument der Gesundheitspolitik. Es ist nicht auszuschließen, dass es unter veränderten gesundheitspolitischen Vorzeichen auch hier zu Anpassungen kommen muss.

Die für die Psychiatrie entscheidende Arbeitsgruppe für die Richtlinie »Personalbemessung in Psychiatrie und Psychosomatik« (AG PPP-RL) arbeitet seit 2016 als eine Arbeitsgruppe des Unterausschusses Qualitätssicherung. Der gesetzliche Auftrag des § 136a SGB V ging ursprünglich dahin, »geeignete Maßnahmen zur Sicherung der Qualität in der psychiatrischen und psychosomatischen Versorgung« festzulegen (§ 136a Abs. 2 Satz 1). Dazu soll er »insbesondere verbindliche Mindestvorgaben für die Ausstattung der stationären Einrichtungen mit dem für die Behandlung erforderlichen therapeutischen Personal sowie Indikatoren zur Beurteilung der Struktur-, Prozess- und Ergebnisqualität für die einrichtungs- und sektorenübergreifende Qualitätssicherung in der psychiatrischen und psychosomatischen Versorgung« feststellen. Gefordert wird darüber hinaus, dass die Mindestvorgaben zur Personalausstattung möglichst evidenzbasiert sein und zu einer leitliniengerechten Behandlung beitragen sollen.

Diesem gesetzlichen Auftrag ist der GBA bisher nicht ausreichend nachgekommen. Eine erste Version der Richtlinie ist Anfang 2020 in Kraft getreten, nachdem ab diesem Zeitpunkt die Psychiatrie-Personalverordnung (Psych-PV) nicht mehr gültig war. Im Januar 2021 sind dann im Wesentlichen neue Sanktionsregelungen in Kraft getreten, im Jahr 2021 ging es um eine Stärkung der Psychotherapie. Für den Zeitraum ab 2023 steht eine grundlegende Überarbeitung der Richtlinie an.

Mindestbesetzung oder Qualitätssicherung: das Dilemma der Personalbemessung

Eine gesundheitspolitisch brisante Diskussion dreht sich um die Frage, ob diese Richtlinie Personaluntergrenzen beschreiben soll, bei deren Unterschreitung eine Gefährdung der Sicherheit der Patientinnen und Patienten zu erwarten wäre, oder ob ein an der Qualität orientiertes System der Personalbemessung geschaffen werden kann, das die psychiatrische Versorgung zukunftsfähig macht. Eine Richtlinie mit diesem gesundheitspolitischen Ziel wäre absolut erforderlich. Die bisher gefundene Minimallösung einer Personaluntergrenze, die sich qualitativ weitgehend an der bisherigen Psych-PV orientiert und nur geringfügige quantitative Veränderungen vornimmt, birgt die große Gefahr in sich, dass Verbesserungen der Versorgung aus den letzten Jahrzehnten wieder weitgehend zunichtegemacht werden.

Eine solche Entwicklung wäre fatal für die Zukunft der Psychiatrie und gefährlich für die Menschen mit psychischen Erkrankungen. Verwiesen wird in der Diskussion über die Personalbemessung häufig auf die Problematik, eine ausreichende Zahl von kompetenten Mitarbeiterinnen und Mitarbeitern für die Tätigkeit in der Psychiatrie zu gewinnen. Nur: So lange die Rahmenbedingungen so schwierig sind, wie sie aktuell sind, und ausreichend Zeit für Patienten als verzichtbar gilt, solange wird das Fach unattraktiv für Menschen sein, die engagiert und begeistert für die Arbeit mit psychisch erkrankten Menschen wären.

Neue Versorgungsformen: Modell oder Regel?

Die bereits im Koalitionsvertrag angekündigte Einführung stationsersetzender Leistungen ist mit den Regelungen zur »stationsäquivalenten Behandlung« (StäB) zwar formal umgesetzt, aber es hat sich gezeigt, dass dies noch weit von einer unumkehrbaren Etablierung im psychiatrischen Versorgungssystem entfernt ist. Dazu trägt in besonderer Weise bei, dass es weder finanzielle noch organisatorische Anreize gibt, Patienten zu Hause statt im stationären oder teilstationären Umfeld zu behandeln. Grundsätzlich war die Einführung der Zuhause-Behandlung als eine Behandlungsform gedacht, bei der die individuellen Bedürfnisse der Patientinnen und Patienten wirklich im Mittelpunkt stehen. Dieses Ziel konnte bisher noch längst nicht flächendeckend erreicht werden.

Natürlich ist es nachvollziehbar, dass neue Formen der Behandlung eine längere Anlaufzeit brauchen, um sich durchzusetzen. Es besteht jedoch die große Sorge, dass der politische Rückhalt für diese Behandlungsform wieder schwindet, wenn sich kurzfristig keine überzeugenden Zahlen und Ergebnisse vorlegen lassen. Dabei kann und darf es in diesem Zusammenhang nicht ausschließlich um zahlenmäßig erfassbare Parameter gehen, sondern es muss die Frage beantwortet werden, für welche Patienten und Patientinnen dieses Angebot geeignet ist, um stationäre Behandlungen entweder vorbereiten oder vermeiden zu können. Die Orientierung an dem Bedarf einzelner Menschen mit schweren psychischen Erkrankungen rechtfertigt diese Behandlungsform in jedem Fall ausreichend.

Das potenzielle Schicksal stationsersetzender Leistungen lässt sich bei Modellprojekten schon seit geraumer Zeit beobachten. Die Entwicklung von der Modell- in die Regelversorgung wird allerdings gesundheitspolitisch durch extrem hohe Hürden blockiert. Dies liegt weniger an den Modellprojekten selbst, sondern in erster Linie an den Strukturen der Regelversorgung, die sich häufig als veränderungsresistent erweisen.

Mehr Fortschritt wagen
Koalitionsvertrag 2021–2025 von SPD, Bündnis90/Die Grünen und FDP (Auszüge)

Alle Menschen in Deutschland sollen gut versorgt und gepflegt werden – in der Stadt und auf dem Land. Wir wollen einen Aufbruch in eine moderne sektorenübergreifende Gesundheits- und Pflegepolitik und ziehen Lehren aus der Pandemie, die uns die Verletzlichkeit unseres Gesundheitswesens vor Augen geführt hat. Wir sorgen für eine bedarfsgerechte Gesundheitsversorgung und eine menschliche und qualitativ hochwertige Medizin und Pflege. Wir verbessern die Arbeitsbedingungen der Gesundheitsberufe und Pflegekräfte. Wir ermöglichen Innovationen und treiben die Digitalisierung voran. Grundlage für all dies ist eine auf lange Sicht stabile Finanzierung des Gesundheitswesens und der Pflege. [...]

Gesundheitsförderung Wir entwickeln das Präventionsgesetz weiter und stärken die Primär- und Sekundärprävention. Dem Leitgedanken von Vorsorge und Prävention folgend stellen wir uns der gesamtgesellschaftlichen Aufgabe zielgruppenspezifisch und umfassend. Wir unterstützen die Krankenkassen und andere Akteure dabei, sich gemeinsam aktiv für die Gesunderhaltung aller einzusetzen. Wir schaffen einen Nationalen Präventionsplan sowie konkrete Maßnahmenpakete z. B. zu den Themen Alterszahngesundheit, Diabetes, Einsamkeit, Suizid, Wiederbelebung und Vorbeugung von klima- und umweltbedingten Gesundheitsschäden. Zu Gunsten verstärkter Prävention und Gesundheitsförderung reduzieren wir die Möglichkeiten der Krankenkassen, Beitragsmittel für Werbemaßnahmen und Werbegeschenke zu verwenden. [...]

Ambulante und stationäre Gesundheitsversorgung Um die Ambulantisierung bislang unnötig stationär erbrachter Leistungen zu fördern, setzen wir zügig für geeignete Leistungen eine sektorengleiche Vergütung durch sogenannte Hybrid-DRG um. Durch den Ausbau multiprofessioneller, integrierter Gesundheits- und Notfallzentren stellen wir eine wohnortnahe, bedarfsgerechte, ambulante und kurzstationäre Versorgung sicher und fördern diese durch spezifische Vergütungsstrukturen. Zudem erhöhen wir die Attraktivität von bevölkerungsbezogenen Versorgungsverträgen (Gesundheitsregionen) und weiten den gesetzlichen Spielraum für Verträge zwischen Krankenkassen und Leistungserbringern aus, um innovative Versorgungsformen zu stärken. In besonders benachteiligten Kommunen und Stadtteilen (5 Prozent) errichten wir niedrigschwellige Beratungsangebote

(z. B. Gesundheitskioske) für Behandlung und Prävention. Im ländlichen Raum bauen wir Angebote durch Gemeindeschwestern und Gesundheitslotsen aus. Die ambulante Bedarfs- und stationäre Krankenhausplanung entwickeln wir gemeinsam mit den Ländern zu einer sektorenübergreifenden Versorgungsplanung weiter. [...]
Wir starten eine bundesweite Aufklärungskampagne zur Entstigmatisierung psychischer Erkrankungen. Wir reformieren die psychotherapeutische Bedarfsplanung, um Wartezeiten auf einen Behandlungsplatz, insbesondere für Kinder- und Jugendliche, aber auch in ländlichen und strukturschwachen Gebieten deutlich zu reduzieren. Wir verbessern die ambulante psychotherapeutische Versorgung insbesondere für Patienten mit schweren und komplexen Erkrankungen und stellen den Zugang zu ambulanten Komplexleistungen sicher. Die Kapazitäten bauen wir bedarfsgerecht, passgenau und stärker koordiniert aus. Im stationären Bereich sorgen wir für eine leitliniengerechte psychotherapeutische Versorgung und eine bedarfsgerechte Personalausstattung. Die psychiatrische Notfall- und Krisenversorgung bauen wir flächendeckend aus.

»Seelische Gesundheit entwickelt sich im Alltag« – Kirsten Kappert-Gonther

Dr. med. Kirsten Kappert-Gonther (geboren 1966) ist seit 2001 Fachärztin für Psychiatrie und Psychotherapie. Seit 2002 ist sie Mitglied bei Bündnis 90 / Die Grünen und war von 2011 bis 2017 Mitglied der Bremischen Bürgerschaft. Seit 2017 ist sie Abgeordnete des Deutschen Bundestages und Berichterstatterin für seelische Gesundheit, Bioethik sowie für von Cannabispolitik. Seit Januar 2022 ist sie stellvertretende Vorsitzende des Gesundheitsausschusses des Deutschen Bundestags.

Frau Kappert-Gonther, wie sind Sie zum Engagement für Menschen mit psychischen Erkrankungen gekommen?
Seit über 25 Jahren arbeite ich sozialpsychiatrisch und psychotherapeutisch. Ich bin davon überzeugt, dass sich Lebensglück genauso wie psychische Erkrankungen im Alltag und in den Lebenswirklichkeiten der Menschen entwickeln. Darum ist es so elementar, die psychotherapeutische Arbeit mit konkreten Verbesserungen in den Lebenswelten zu verknüpfen und biografisch zu arbeiten.

Mir geht es darum, dass Patientinnen und Patienten im Rahmen einer Behandlung ein Gefühl für die Beantwortung der Fragen bekommen: Wer bist du? Was ist deine Idee vom Leben? Wie muss eine Alltagswirklichkeit aussehen, damit du so sein kannst, wie du bist oder wie du sein willst? Letztlich berührt das auch Fragen des Wohnens, der Lohnarbeit, der Freizeit – und damit verbunden ist immer die Metaebene: Wie wollen wir unsere Gesellschaft organisieren, wie wollen wir unsere Städte bauen, wie wollen wir unser Bildungswesen gestalten und unser Arbeitsleben? In unserem Fach wird oft ein Gegensatz konstruiert zwischen einer sozialpsychiatrischen und einer biografischen Arbeit. Beides gehört aber unbedingt zusammen. Bis heute fasziniert mich an unserem Fach, dass es so sehr um die Individualität der betroffenen Person geht und gleichzeitig um die großen gesellschaftlichen Fragen.

Ich kann das sehr gut nachvollziehen, weil mich das auch sehr bewegt. Lassen Sie mich einen weiteren Bogen spannen: Kennen Sie das eigentlich, dass Menschen sich gewundert haben, dass Sie dieses Fach ergreifen?
Ja, das kenne ich. Im Studium wurde ich immer mal verwundert gefragt, warum ich eigentlich Psychiaterin werden wolle – denn andere ärztliche Professionen seien doch viel attraktiver. Auch später sind mir manchmal Kolleginnen und Kollegen aus somatischen Fächern begegnet, die sich im Gegensatz zu uns Psychiater*innen als »richtige Ärzt*innen« erlebten. Ich wundere mich dann immer darüber, warum die seelische Dimension von Gesundheit so oft ausgeblendet wird. Für mich bleibt unser Fach das interessanteste der Medizin.

Es kommt ja bei anderen oft auch die Sorge, dass sich Menschen, die sich mit diesem Fach beschäftigen, in ihrer Persönlichkeit grundlegend verändern würden. Ich habe dann immer geantwortet, ich hoffte durchaus, dass ich mich dadurch verändern würde. Wie ist das bei Ihnen? Kennen Sie das auch? Haben Sie sich verändert?
Mir geht es genauso. Wie viel von dieser Veränderung eigentlich rein fachlich stattfindet und wie viel davon durch die eigene Lebens- und Berufserfahrung in uns selbst zu Veränderungen führt – das lässt sich oft schwer auseinanderhalten. Es gibt ja das schöne Brecht-Zitat, das in etwa so geht: »Herr K. traf einen alten Freund und der Freund sagte, Mensch, K., du hast dich ja gar nicht verändert. Und K. erbleichte.« Sich im Kontext des Lebens nicht zu verändern, das wäre ja eine irritierende Vorstellung. Unsere Arbeit als Psychotherapeut*innen, die dauernden Begegnungen mit Menschen auch in der Tiefe, die weit über das hinausgehen, was wir häufig als Alltagsbegegnungen haben, die verändert natürlich unseren Blick auch auf andere Begegnungen. Und ich höre immer

wieder von Kollegen und Kolleginnen, dass sie übliche Alltagsbegegnungen geradezu trainieren müssen, wenn sie sehr viel mit Patient*innen arbeiten.

Wenn wir den Begriff »ver-rückt« wörtlich nehmen, also eine andere Perspektive einnehmen, wäre es dann so schlimm, wenn wir uns etwas bewegen, verändern?

Ich glaube, dass sich Wirklichkeit immer dadurch konstituiert, dass wir eine Vielfalt von Blickwinkeln zusammenkommen lassen, wir also die Vollständigkeit der Wahrnehmung anstreben sollten. Das kann uns immer nur gemeinsam gelingen, denn unser eigener Blickwinkel ist naturgemäß eingeschränkt. Darum müssen wir immer wieder einen Schritt zur Seite oder nach hinten machen und uns mit anderen Menschen über ihre Wahrnehmungen austauschen. Das erfordert im buchstäblichen Sinne ein Ver-rücken des Blickwinkels. Diese Erfahrung aus meiner psychiatrisch-psychotherapeutischen Arbeit grundiert natürlich auch meine politische Arbeit.

Weiten wir also den Blick ins Politische: Ich habe schon relativ viele Menschen gefragt, mich selbst vor allen Dingen, was ich gesagt hätte, wenn mich jemand vor zehn Jahren gefragt hätte, wie ich mir die Psychiatrie in zehn Jahren vorstelle, also heute. Was hätten Sie gesagt? Und ist etwas davon eingetreten? Wo stehen wir heute?

Ich hätte sicherlich gesagt: mehr regionale Verantwortung und mehr Vernetzung der schon bestehenden Hilfestrukturen. Und ganz wichtig: eine stärkere Beteiligung der Nutzerinnen und Nutzer, unter der ich im Übrigen auch die Inklusion der Perspektive der Angehörigen einbeziehe, denn es braucht immer die trialogische Ausrichtung.

Dafür, dass wir schon so lange wissen, was wir politisch tun müssen, um das psychosoziale Hilfesystem zu verbessern, hat sich in den Bereichen der Vernetzung, der regionalen Verantwortung, der Versorgung und Steuerung vielerorts erschreckend wenig getan. Es gibt natürlich viele Modellprojekte und Best-Practice-Beispiele. Die Regelversorgung sieht aber noch nicht vor, dass wir uns berufsgruppen-, sektoren- und auch hilfesystemübergreifend besser abstimmen und vernetzen. Die Nutzerinnen und Nutzer können in der Regel nicht auf das volle Spektrum an Hilfesystemen zurückgreifen. Erkenntnisse aus erfolgreichen Modellvorhaben müssen endlich in der Breite umgesetzt werden. Hier müssen die Hürden zwischen den einzelnen Sozialgesetzbüchern überwunden werden und sicherlich müssen wir auch über bessere Anreizsysteme sprechen.

Im Bereich der Nutzerbeteiligung ist schon einiges in Bewegung gekommen: Die EX-IN-Bewegung hat wirklich sehr an Fahrt aufgenommen. Es ist keine absolute Rarität mehr, dass jemand mit einer EX-IN-Ausbildung auf einer psychiatrischen Station oder im therapeutischen Wohnen arbeitet und dort die Expertise zur Verfügung stellt.

Eine Schwachstelle des Versorgungssystems ist weiterhin die Einbeziehung der Angehörigen. Angehörige gehören angehört. Außerdem erleben wir einen regionalen Fleckenteppich, wie grundsätzlich mit der Frage der Recoveryorientierung umgegangen wird. Haben wir wirklich ausreichend von den Nutzern und Nutzerinnen gelernt, um danach zu suchen, was sie als Betroffene brauchen?

Eine der wesentlichen Grundhypothesen dieses Buches ist, dass die Perspektive der Nutzerinnen und Nutzer wirklich den zentralen Aspekt ausmacht und dass das in den letzten Jahren wohl wieder etwas verloren gegangen ist. Viele von uns sind mit der Idee gestartet, dass Patientinnen und Patienten im Mittelpunkt stehen müssen – und möglichst nicht im Weg. Warum ist die Psychiatrie besser, wenn die Patientinnen und Patienten der Maßstab sind? Was macht das zu einer besseren, vielleicht ja sogar guten Psychiatrie?
Zuerst einmal deshalb, weil es natürlich um die betroffenen Personen geht und wir unseren Blick auf eine Person von außen nicht mit dem Innenblick der Betroffenen verwechseln dürfen. Ich unterstelle ja, dass die meisten in unserem Fach das Wohl des Gegenübers im Blick haben. In vielen Fällen ist das aber nach wie vor das, was *wir uns* für eine andere Person vorstellen. Wenn es stimmt, dass sich das Leben im Alltag der Menschen entscheidet, dann muss es für die Nutzer und Nutzerinnen auch der passende Alltag sein.

Grundsätzlich finde ich, dass ein reduzierter, medizinalisierter, pathologisierender und auf mögliche medikamentöse Interventionen verengter Fokus auf seelische Gesundheit den Blick auf die Bedürfnisse von Nutzer*innen verstellt. Aufgrund einer solchen Verengung bei Diagnostik und Therapie, die wir in den letzten Jahrzehnten vielerorts erlebt haben, entfernen sich die Hilfeangebote von den Nutzerinnen und Nutzern. Wenn zum Beispiel eine spezifische Pharmakotherapie deutlich mehr im Fokus steht als Fragen des individuellen Erlebens, entwickelt sich eine Schieflage. Wenn die Perspektive der Betroffenen nicht in ganz zentraler Weise berücksichtigt wird, kann es keine Vollständigkeit der Wahrnehmung geben. Darum ist auch die EX-IN- und Peerberatung so elementar. Eine ärztliche Erstbegegnung bedeutet einen pathologisierenden Blick auf der Suche nach der passenden Diagnose.

Im Unterschied dazu ist der Kern der Begegnung mit einem Peer zunächst die Spiegelung. Hier wird auch den Betroffenen signalisiert: Jetzt geht es mir zwar schlecht, aber es kann mir wieder besser gehen. Menschen, die lange in Institutionen arbeiten und mit immer wieder neuen Patientinnen und Patienten konfrontiert sind, vergessen häufig, dass es ja das Ziel sein muss, Menschen aus der institutionalisierten Hilfe herauszuhelfen.

Ist es die therapeutische Beziehung, die unsere Tätigkeit ausmacht?
Ja, absolut, nämlich die therapeutisch gestaltete Beziehung. Ich verstehe unsere Arbeit so: Wir stellen uns den Patienten und Patientinnen zur Verfügung, damit diese mehr von sich verstehen können. Es gibt ja auch insbesondere unter den Psychiater*innen welche, die das Zuhören vernachlässigen. Wir wissen aber, dass Zuhören dazu führt, dass Menschen über sich nachdenken und dass darin eine Chance besteht, sich besser zu verstehen. Eine therapeutische Beziehung muss ein gemeinsamer Prozess sein, den ich aufgrund meiner Professionalität im Kontakt mit dem Gegenüber gestalte.

Zur Beziehung gehört Nähe in unterschiedlicher Form: emotionale Nähe, auch inhaltliche und räumliche Nähe. Damit gerät auch die Frage der regionalen Nähe in den Blick. Welche Rolle spielt aus Ihrer Sicht die Region in der Versorgung?
Ich finde, dass es drei Kernanforderungen an eine gute psychiatrische Versorgung gibt. Das ist die Menschenrechtsorientierung, die Nutzerorientierung und der regionale Bezug. Für mich entsteht daraus eine Trias, an der sich die Qualität der psychiatrischen Versorgung messen lässt.

Regionale Versorgung halte ich deshalb für so elementar, weil sich viele psychische Erkrankungen im Alltag entwickeln, im Kontext der Lebensbeziehungen und im Kontext der persönlichen Beziehungen. Die Nähe der Versorgung zum Wohnort ermöglicht es, die Patienten und Patientinnen nicht über zu lange Zeit aus dem Umfeld künstlich herauszunehmen. Zudem kann sich ein solches Hilfesystem auch an regionale Besonderheiten anpassen, zum Beispiel welche Arbeitsmöglichkeiten es in der Region gibt. Und auch innerhalb des Versorgungssystems hilft ein regionales Netz: Wenn wir uns untereinander im Hilfesystem gut kennen, dann erleichtert uns das den Blickwinkel der jeweils anderen Profession und die Kooperation wird vereinfacht. Häufig wird vergessen, dass gute Vernetzung auch die Arbeit für psychiatrisch Tätige besser und befriedigender macht – was sich wiederum positiv auf die Behandlung auswirkt.

Ich habe immer mal wieder von Patienten gehört, dass sie zwar von vielen Angeboten wissen, dass es aber für sie extrem schwierig ist, sich darin zu orientieren und diese Angebote auch zu nutzen. Das gilt ja besonders für Menschen mit schweren psychischen Störungen, die sich nicht so kompetent fühlen darin, sich in diesem System zu bewegen. Was müssen wir tun, damit die Angebote auch diese Personen erreichen?
Es ist wichtig, den Zugang zu den Angeboten möglichst niederschwellig zu gestalten. Und auch das ist etwas, was nur in einem regionalen Versorgungssystem leistbar ist, in dem die Helfenden voneinander wissen. Ich erlebe hier im urbanen Raum immer wieder, dass Patientinnen und Patienten an Personen geraten, die einfach nicht wissen, wie die Eingliederungshilfe funktioniert, wo es zum Beispiel Arbeitsbegleitung gibt. Zu häufig ist unklar, wo sich kurzfristige Möglichkeiten für eine Krisenintervention finden ließen. Um an dieses Wissen heranzukommen, müssen die Patient*innen erst einmal jemanden aus dem Hilfesystem kennen. Auch wir therapeutisch Tätige haben in vielen Fällen keine oder zu wenig Ahnung, was eigentlich in den anderen Bereichen gemacht wird. Das ist ein großes Problem im zersplitterten Versorgungssystem.

Die betroffenen Menschen verlieren die Geduld und es kommt nicht nur zu Brüchen in der Behandlung, sondern wir verlieren diese Menschen in dem System ...
... vor allem die schwer psychisch Kranken fallen zu oft durch die Maschen des Netzes.

Es ist ja auch eine Frage der Zuordnung von Ressourcen. Wo könnte die Gesundheitspolitik Weichen stellen, um die Anreize zu verbessern, um eine stabile Beziehung und auch eine Beziehungs- und Behandlungskonstanz für die Patienten zu erreichen? Welche Anreize brauchen wir aus Ihrer Sicht?
Ich würde schauen, welche Ebene was machen kann. Was ist die Aufgabe der Bundesebene, was die der Landesebene, was kann kommunal unternommen werden?

Die Bundesebene sollte definieren, was zu einer guten und vollständigen psychiatrischen Versorgung gehört. Man muss im Vergütungssystem sicherstellen, dass auch Vernetzungsleistungen wirklich finanziell hinterlegt werden. Das ist im Moment leider nicht der Fall. Vieles bleibt dem Engagement der Einzelnen überlassen. Wir sollten über Modellprojekte hinaus festlegen, dass die Steuerung der psychiatrischen und psychotherapeutischen Versorgung wirklich in den Regionen verankert wird.

Auf Landesebene muss in den Psychiatrieplänen festgestellt werden, was je nach Bedarf in der Region vorhanden sein muss und welche Standorte sich für die Versorgung eignen.

Auf der kommunalen Ebene sollten schließlich die Umsetzung und Steuerung der Versorgung übernommen werden. Da würde ich nicht genau festlegen wollen, wer welche Aufgaben übernimmt, denn das könnten je nach Region verschiedene Strukturen sein. Ich halte es für wichtig, dass wir die Kommunen und insbesondere den öffentlichen Gesundheitsdienst so ausstatten, dass eine Region grundsätzlich über einen sozialpsychiatrischen Dienst versorgt ist. Dieser könnte dann auch eine relevante Rolle in der Steuerung und in den Steuerungsgremien übernehmen.

Könnten Sie sich vorstellen, dass eine Steuerung durch Qualitätskriterien geschieht? Durch gut beschriebene Kriterien, an die sich alle dann auch halten müssen?

Es ist wichtig, dass von der Bundesebene her – und ich meine hier sowohl die Politik als auch die Selbstverwaltung – die Rahmenbedingungen für die Versorgung definiert werden müssen, die dann regional entsprechend ausgestaltet werden. Diese Kriterien müssen natürlich immer Qualitätselemente sein. Darunter würde ich auch unbedingt die Menschenrechtsbasierung als Qualitätsmerkmal aufnehmen, und zwar möglichst zwangsfrei, außerdem die Nutzerbeteiligung.

Und wir müssen definieren, dass es regionale Steuerung geben muss. Die verbindliche Vernetzung ist ein entscheidendes Qualitätskriterium. Es gibt viele gemeindepsychiatrische Verbünde, die sich freiwillig zusammenfinden. Auf Bundesebene ließe sich zum Beispiel definieren, dass die Vernetzung verpflichtend ist. Über die Anreizsetzung könnte festgelegt werden, dass Vernetzung nicht nur selbst finanziell hinterlegt, sondern auch Erlöse oder Abschläge daran geknüpft werden, sobald eine Vernetzungsleistung erbracht wird. Das sind Qualitätskriterien, die für jede Region gelten müssten.

Was tatsächlich wehtut, ist, wenn der GBA sich dieser Diskussion über Qualität vollständig verweigert. Ich glaube, dass das wirklich ein sehr großes Problem ist und es der Wunsch vieler Menschen an die Politik ist, hier klare Forderungen zu formulieren.

Absolut. Wenn wir über unser grünes Konzept der Gesundheitsregionen sprechen, so ist das nicht nur etwas für den psychiatrischen Bereich, sondern grundsätzlich die Idee einer stärkeren regionalen Verankerung und Steuerung.

Das geht immer mit Fragen von Präventionsleistungen der Kommunen einher. Das wird in der ganzen Diskussion zur seelischen Gesundheit häufig vergessen, dass es genauso wichtig ist, wie wir unsere Städte bauen, wie wir unser Bildungssystem organisieren, ob wir es den Menschen ermöglichen, sich im öffentlichen Bereich gut und sicher zu bewegen. Wenn wir doch wissen und anerkennen, wie viele Menschen sich einsam fühlen und wie eng die Verknüpfung von Einsamkeit und seelischer Belastung ist, dann sollten gleichzeitig Schritte unternommen werden, den öffentlichen Raum so zu gestalten, dass Menschen einfach gerne rausgehen, kürzere Wege im Quartier und mehr Begegnungsräume haben. Die Prävention seelischer Krankheiten ist also auch eine Frage von Stadtentwicklung oder der Bildungspolitik. Auch der Zugang zu und die Förderung von Kreativität kommt in Kita und Schule immer noch zu kurz. Wenn wir die regionale Versorgung und Steuerung gestalten, sollten wir Prävention immer mitdenken. Versorgung ist ja mehr als nur der Bereich des SGB V. Wenn es stimmt, dass sich die seelische Gesundheit im Alltag entwickelt, dann spielt es eine große Rolle, wie wir es allen Menschen ermöglichen, ihren Alltag so zu gestalten, dass es leicht und bequem ist, sich zu bewegen, einander zu begegnen sowie sich gegenseitig zu helfen und zu unterstützen.

Das ist der Inhalt regionaler Verantwortung. Etwas Bauchschmerzen bekomme ich aber doch, wenn ich die Größe der Aufgabe sehe.
Ja, manches muss gleichzeitig passieren, aber vieles geht auch Schritt für Schritt. Und vielerorts passiert schon viel Gutes, was wir manchmal aber nicht wissen. Ich bin weiterhin optimistisch, dass wir gemeinsam ziemlich viel erreichen können.

Zwischen Fragmentierung und Kooperation – das psychiatrische Versorgungssystem

Traditionell ist die psychiatrische Versorgungslandschaft in Deutschland von Spaltung gekennzeichnet: Spaltung zwischen ambulanter und stationärer Hilfe, zwischen Fachklinik und Allgemeinkrankenhaus, zwischen Psychiatrie und Psychosomatik, aber auch zwischen Prävention, Therapie und Rehabilitation. Über sehr lange Zeiträume beherrschte der stationäre Bereich die Versorgungslandschaft fast vollständig. Später als in anderen vergleichbaren Ländern wurde in Deutschland die tagesklinische Versorgung eingeführt, ganz zu schweigen von einer Zuhause-Behandlung. Die Behandlungsangebote im ambulanten und gemeindenahen Bereich waren über sehr lange Zeit das Stiefkind der Gesundheitspolitik. Das Bett im Krankenhaus – und zwar das belegte Bett – war das Maß aller Dinge. Überwunden ist das bis heute noch nicht.

ABBILDUNG 3 Das fragmentierte psychosoziale System

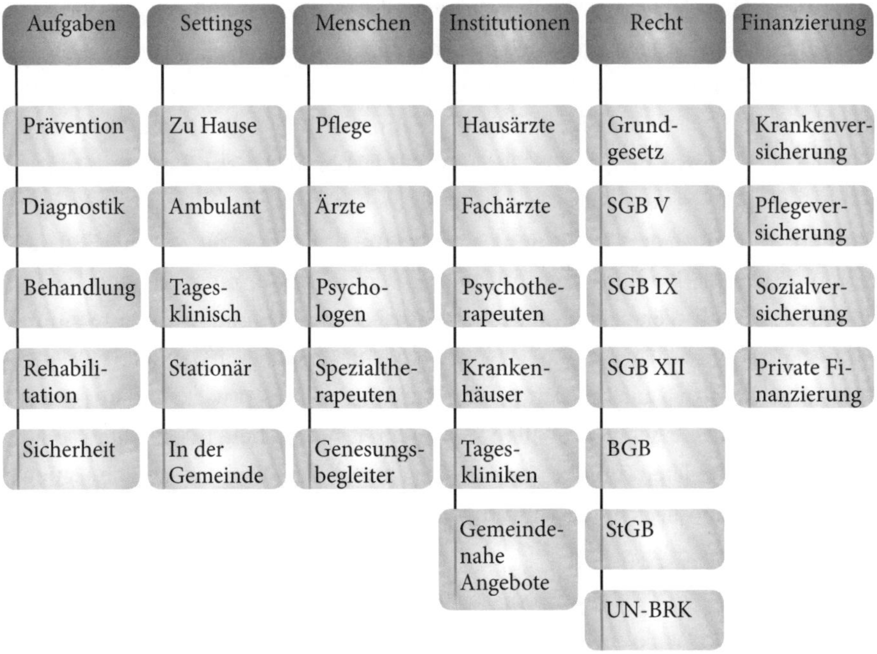

Aufgaben	Settings	Menschen	Institutionen	Recht	Finanzierung
Prävention	Zu Hause	Pflege	Hausärzte	Grundgesetz	Krankenversicherung
Diagnostik	Ambulant	Ärzte	Fachärzte	SGB V	Pflegeversicherung
Behandlung	Tagesklinisch	Psychologen	Psychotherapeuten	SGB IX	Sozialversicherung
Rehabilitation	Stationär	Spezialtherapeuten	Krankenhäuser	SGB XII	Private Finanzierung
Sicherheit	In der Gemeinde	Genesungsbegleiter	Tageskliniken	BGB	
			Gemeindenahe Angebote	StGB	
				UN-BRK	

Man kann und mag es sich heute wirklich kaum noch vorstellen: Zum Zeitpunkt der Psychiatrie-Enquête befand sich die Hälfte der Patienten und Patientinnen pro Behandlungsphase mehr als fünf Jahre, etwa ein Drittel der Patienten waren mehr als zehn Jahre durchgehend in stationärer Behandlung. Die unfreiwillige Unterbringung und die Behandlung ohne regelmäßige Ausgänge waren die Regel und der Alltag. Eine Behandlung fand kaum statt: Im Durchschnitt war eine Ärztin oder ein Arzt für sechzig Personen zuständig. Die Dokumentation der durchgeführten »Therapie« umfasste manchmal für den gesamten Zeitraum nur wenige handschriftliche Seiten. Kurz: In diesem Zusammenhang von »Verwahrpsychiatrie« zu sprechen war durchaus angebracht. Eine verlässliche und auskömmliche Finanzierung psychiatrischer Behandlungsleistungen war in dieser Zeit nicht nur nicht vorhanden – es gab auch keinerlei gesellschaftliches Problembewusstsein dafür, geschweige denn eine Bereitschaft, die Bedürfnisse und den Bedarf von Menschen mit psychischen Erkrankungen wahrzunehmen und für sie Sorge zu tragen.

Natürlich war die Zeit nach der Katastrophe des hunderttausendfachen Patientenmordes vor 1945 auch für die Psychiatrie äußerst schwierig – nicht zuletzt dadurch bedingt, dass zahlreiche Täter dieses mörderischen Systems noch über einen langen Zeitraum Verantwortung in der Psychiatrie trugen. Mit der Psychiatrie-Enquête Anfang der 1970er-Jahre wurde deutlich, in welchem desolaten und teilweise unmenschlichen Zustand sich Kliniken und andere Einrichtungen befanden, wie unzureichend die ambulanten Behandlungsmöglichkeiten waren und wie extrem selten Angebote in der Gemeinde. In dem Bericht der Kommission wurden grundlegende Veränderungen der Versorgung angemahnt und danach auch erste Schritte hin zu einer Verbesserung eingeleitet. Insbesondere sollte die psychiatrische Versorgung in der Region gestärkt und sie damit näher zu den betroffenen Menschen gebracht werden. Als neues Ziel wurde formuliert, dass Menschen mit psychischen Erkrankungen Krankenhäuser grundsätzlich durch die gleiche Tür betreten sollten wie Patienten mit körperlichen Erkrankungen.

Ernst zu nehmende Veränderungen der personellen Ausstattung und der Finanzierung psychiatrischer Kliniken wurden jedoch erst etwa 15 Jahre später mit den Regelungen der Psychiatrie-Personalverordnung (Psych-PV) umgesetzt. Die tatsächliche Realisierung der angestrebten Verringerung der stationären Behandlungsdauer im Krankenhaus zugunsten einer Behandlung im sozialen Umfeld war jedoch weiterhin massiv dadurch erschwert, dass die erforderlichen Behandlungsangebote in der Gemeinde weder ausreichend verfügbar noch ausreichend finanziert waren. Auf diese Missstände wies auch noch der Bericht der Expertenkommission im Jahr 1988 hin (Bundesministerium für Jugend, Familie, Frauen und Gesundheit 1988).

Aufbruch in eine moderne Versorgungslandschaft

Mit der 1991 in Kraft getretenen Psych-PV wurden detaillierte Minutenwerte für die Aufgaben der einzelnen Berufsgruppen (Ärzte, Psychologen, Pflege, Spezialtherapeuten) zwar weitgehend verbindlich vorgegeben, es mangelte aber zunehmend an der Bereitschaft der Kostenträger, diese Vorgaben auch tatsächlich umfassend zu finanzieren. Die entstehende und sich vergrößernde Lücke zwischen Vorgaben und Umsetzung belastete die Versorgung in der folgenden Zeit und führte schließlich in den beginnenden 2000er-Jahren dazu, dass nur wenige Kliniken wirklich die vorgesehene und notwendige Personalausstattung erreichen oder finanzieren konnten. Dies wurde noch dadurch verschärft, dass die Psych-PV strukturell mit der Entwicklung des psychiatrischen Fachgebiets in keiner Weise Schritt halten konnte. Die Kategorien der Verordnung waren nämlich in den Strukturen der psychiatrischen Versorgung der 1980er-Jahre eingefroren und bildeten die Fortschritte des Fachs, die veränderten Erwartungen an eine psychiatrische Behandlung im Krankenhaus und an gesellschaftliche Veränderungen in keiner Weise ab.

Mit der flächendeckenden Einführung des DRG-Systems in der somatischen Medizin ab 2003 wurde die ökonomische Sicht auf die medizinische Versorgung in Deutschland zum umfassenden Maßstab für die politischen Entscheidungen. Dazu gehörte allerdings auch die Erkenntnis, dass ein pauschalierendes Finanzierungssystem für die Bedürfnisse von Menschen mit psychischen Erkrankungen in keiner Weise geeignet sein kann. Konsequenterweise wurde deshalb der Bereich der Psychiatrie und Psychotherapie aus dem DRG-System ausgenommen und die Finanzierung auf der Basis der Psych-PV mit tagesgleichen Pflegesätzen fortgeführt.

Es gehört zu den kaum verständlichen Entwicklungen in der Gesundheitspolitik, dass diese Erkenntnis aufgegeben und der Psychiatrie mit dem PEPP-System ein ebenfalls pauschalierendes Finanzierungssystem übergestülpt wurde. Der für das Fachgebiet so wesentliche Bezug auf den individuellen Bedarf der Patienten und die Notwendigkeit einer intensiven therapeutischen Beziehung wurde damit vollständig aufgegeben und ökonomischen Erfordernissen und kurzsichtigen finanziellen Vorteilen geopfert.

Erst durch den anhaltenden Widerstand aller an der Versorgung teilhabenden Gruppen – Patienten, Angehörige, Therapeuten, Management – hat die Diskussion der Frage, wie die personellen und finanziellen Ressourcen eingesetzt werden müssen, um die Psychiatrie zukunftsfähig zu machen, wieder an Bedeutung gewonnen.

Es gibt noch immer Unter-, Fehl- und Überversorgung

Das psychiatrische Versorgungssystem ist weiterhin von Fehl- und Unterversorgung, in einigen Bereichen jedoch auch von Überversorgung geprägt. Die Zumessung der vorhandenen und insgesamt begrenzten Ressourcen richtet sich kaum an den medizinischen Notwendigkeiten aus, sondern an den vorhandenen und traditionell gewachsenen Strukturen. Dies geht in besonderer Weise zulasten von Menschen mit schweren psychischen Erkrankungen, seien es psychotische oder schwere depressive Störungen, Abhängigkeitserkrankungen oder demenzielle Entwicklungen. Gleichzeitig werden zahlreiche Anreize zur langfristigen (psychotherapeutischen) Versorgung leichter erkrankter

Menschen gesetzt. Auch die Grenzen zwischen der notwendigen Therapie bei klar definierten psychischen Erkrankungen und der oft ausreichenden Begleitung und Unterstützung bei psychischen Befindlichkeitsstörungen werden nicht ausreichend beachtet.

Etwa 57 Prozent aller Erwachsenen mit diagnostizierbaren psychischen Erkrankungen haben zu keinem Zeitpunkt professionelle Hilfen in Anspruch genommen (SPEERFORCK & SCHOMERUS 2020). Die Nichtinanspruchnahme oder auch die Verzögerung von Hilfe führt aber häufig zur Verschlechterung der Prognose, zu verlängertem Leiden und beeinträchtigt das Erreichen persönlicher Ziele. Die Ursachen dafür sind vielfältig und liegen häufig im persönlichen Verhalten, in Stigmatisierungserfahrungen und auch in der Krankheitssymptomatik selbst. Nicht selten ist dies aber auch Folge eines fehlenden, unzureichenden oder auch inadäquaten Angebots passender Versorgungsleistungen.

Spezielle Gruppen von Menschen mit psychischen Erkrankungen leiden in besonderer Weise unter Fehl- und Unterversorgung, da die vorhandenen Strukturen entweder unzureichend auf die jeweilige Gruppe ausgerichtet sind oder ein gravierender Mangel an Fachkräften mit spezifischen Kompetenzen herrscht. Dies betrifft in besonderer Weise Kinder und Jugendliche, Patienten in der Transitionsphase, ältere und alte Menschen, Personen mit Migrationshintergrund, Menschen mit komorbiden Erkrankungen sowie wohnungslose Personen.

Die Zersplitterung des Versorgungssystems führt zu Abbrüchen der Behandlung

Als schwierig stellt sich die Lösung des wahrscheinlich gravierendsten Problems der Gesundheitsversorgung dar: die hochgradige Fragmentierung, ja Zersplitterung des Finanzierungssystems zwischen den verschiedenen Krankenkassen, dem sozialen Sicherungssystem und anderen staatlichen und privaten Kostenträgern. Dieses verhindert den frühzeitigen und effizienten Einsatz ausreichender finanzieller Ressourcen und verursacht damit im weiteren Verlauf vermeidbar höhere Kosten – allerdings meist bei einem anderen Kostenträger als demjenigen, der primär hätte investieren müssen. Dieses System kann und wird so nicht funktionieren.

Jedoch haben sich nicht nur die Angebote verändert, auch das Inanspruchnahmeverhalten der betroffenen Menschen hat sich gewandelt und beeinflusst die Erwartungen an die Versorgung gravierend. Die gesellschaftliche und soziale Schwelle zum Aufsuchen therapeutischer Angebote ist in den letzten Jahren fühlbar niedriger geworden. Es herrscht bei vielen Menschen die

Bereitschaft, auch den psychischen Anteil scheinbar somatischer Beschwerden zu sehen; psychotherapeutische Angebote werden früher und auch gezielter wahrgenommen. Gleichzeitig sind die Widerstände bei den Kostenträgern, diese Behandlungen zu bezahlen, geringer geworden. Auch dort hat sich zunehmend (aber noch nicht überall) die Überzeugung durchgesetzt, dass durch frühzeitige therapeutische Maßnahmen langfristig deutlich höhere Kosten für Folgeprobleme vermieden werden können. Dazu hat die zunehmende Konkurrenzsituation, der sich Krankenkassen ausgesetzt sehen, beigetragen.

So positiv diese Entwicklung einerseits zu bewerten ist, so groß ist andererseits die Gefahr, dass dadurch zwar Menschen mit leichteren Erkrankungen und hoher sozialer Kompetenz das Versorgungssystem intensiver nutzen können, aber die Schwelle für Menschen mit schweren psychischen Erkrankungen bleibt oft krankheitsbedingt hoch – zu hoch, um rechtzeitig die adäquate Hilfe zu erhalten. Das Hilfe- und Versorgungssystem ist aufgefordert, für diese Gruppe von Patienten und Patientinnen für einen vereinfachten Zugang zu den Angeboten und für aufsuchende Behandlungsformen zu sorgen.

Die aktuelle Situation psychiatrischer Krankenhäuser ist in erster Linie durch veränderte Rahmenbedingungen gekennzeichnet, insbesondere durch eine ausgeprägte Leistungsverdichtung, wodurch die Situation von Beschäftigten als teilweise dramatisch eingeschätzt wird. Personelle Unterbesetzung und der daraus resultierende Mangel an Zeit für die Patientinnen und Patienten sowie die zunehmende Konfrontation mit Gewalt stehen dabei im Vordergrund. Eine umfassende Befragung der Beschäftigten durch die Gewerkschaft ver.di aus dem Jahr 2019 belegt, dass sich mehr als drei von vier Beschäftigten nicht vorstellen können, mit der derzeitigen Personalausstattung bis zur Berentung weiterzuarbeiten.

In einigen großstädtischen Regionen ist die Situation noch einigermaßen entspannt, in eher ländlichen Regionen aber oft katastrophal. Die Wartezeiten auf ärztliche oder psychologische bzw. psychotherapeutische Behandlung übersteigen in vielen Regionen das vertretbare Ausmaß bei Weitem. Die Form der Finanzierung im ambulanten Bereich – insbesondere bei denjenigen Psychiatern und Psychotherapeuten, die Angebote für alle Menschen mit psychischen Erkrankungen vorhalten – ist nicht geeignet, den jeweiligen Bedarf nur einigermaßen zu decken. Letztlich ist die für jeweils ein Quartal verfügbare Summe oft nur für maximal ein einzelnes längeres therapeutisches Gespräch innerhalb von drei Monaten ausreichend; in keiner Weise lässt sich damit eine intensive Begleitung von Menschen mit schweren psychischen Erkrankungen angehen.

Eindeutig sind die aktuellen Rahmenbedingungen für eines nicht geeignet: für ausreichend therapeutische Zeit für stark beeinträchtigte Patientinnen und Patienten.

Die Bedeutung der Region für das Gesundheitssystem

Der Bezug auf die Region, in der die Menschen leben und in der sie ihren sozialen Kontext haben, wird gerade in der psychiatrisch-psychotherapeutischen Versorgung zunehmend als bedeutsam angesehen. Soziale Teilhabe für Menschen mit psychischen Erkrankungen lässt sich in besonderer Weise in der Region fördern. Dabei ist der Begriff der Region nicht nur geografisch zu verstehen, sondern als ein enger sozialer Zusammenhang, der über Stadt- oder Kreisgrenzen hinausgehen kann. In den letzten drei Jahrzehnten haben sich in den meisten Regionen sektoren- und settingübergreifende Gemeindepsychiatrische Verbünde gebildet, in denen grundsätzliche Fragen für das Hilfe- und Versorgungssystem diskutiert und abgestimmt werden können, in denen aber auch individuelle therapeutische Arbeit bei einzelnen Patientinnen und Patienten geleistet wird. Das Angebot erscheint in den meisten Regionen inzwischen auch umfassend und differenziert.

Hinderliche Rahmenbedingungen führen dazu, dass viele Beschäftigte nicht mehr gewillt sind, diese in Kauf zu nehmen oder in irgendeiner Weise zu kompensieren. Dadurch entsteht eine Spirale abwärts: Die aktuellen Arbeitsbedingungen führen dazu, dass die Attraktivität der Tätigkeit in der psychiatrischen Klinik abnimmt und sich damit der Fachkräftemangel verschärft. Dieser hat im Bereich der Pflege und in einigen Regionen auch im ärztlichen Bereich bereits gefährliche Ausmaße angenommen und beeinträchtigt die Versorgung der Patienten relevant (ver.di 2019).

Menschen mit psychischen Erkrankungen werden in der Mehrzahl (und oft langfristig ausschließlich) ambulant behandelt. Der Hausarzt als Ansprechpartner ist häufig die erste, nicht selten auch die einzige Station in der Behandlung (HAUTH 2017).

Im Vordergrund der aktuellen Entwicklungen und der zukünftigen Notwendigkeiten steht zum einen die Frage einer adäquaten finanziellen Sicherung der Tätigkeit im Raum, zum anderen aber auch die Frage einer verlässlichen Kooperation und Abstimmung zwischen den einzelnen Einrichtungen und einer Übernahme von Verantwortung durch die jeweiligen Institutionen. In diesem Bereich wirken sich die unterschiedlichen Rechtskreise, die sich durch die verschiedenen Ansätze in den einzelnen Sozialgesetzbüchern ergeben, besonders hinderlich für die Versorgung der Patientinnen und Patienten aus. In innovativen Versorgungsansätzen wird versucht, die Sektorengrenzen durchlässiger zu machen und nicht die bestehenden Strukturen, sondern die notwendigen Bedarfe zum Maßstab zu machen (BRIEGER 2019; DEISTER 2019 a).

»Wir brauchen den Mut, etwas zu verändern« – Sabine Köhler

Dr. med. Sabine Köhler wurde 1970 in Eisenach geboren. Nach dem Studium der Medizin von 1990 bis 1997 in Jena absolvierte sie an der Universitätsklinik in Jena die Ausbildung zur Fachärztin für Psychiatrie und Psychotherapie. Seit 2008 ist sie in Jena in einer Vertragsarztpraxis tätig. Sie ist Bundesvorsitzende des Berufsverbandes Deutscher Nervenärzte (BVDN), Vorstandsmitglied der Deutschen Gesellschaft für Psychiatrie und Psychotherapie, Psychosomatik und Nervenheilkunde (DGPPN), Vorsitzende der Gemeinschaft gebietsärztlich tätiger Berufsverbände in Thüringen sowie Demenzbeauftragte des Landes Thüringen.

Frau Köhler, wie sind Sie eigentlich zu ihrem Engagement für Menschen mit psychischen Erkrankungen als Fachärztin in einer Gemeinschaftspraxis gekommen?
Es hat tatsächlich mit meiner eigenen Vorgeschichte zu tun. Ich bin in einer sehr ländlichen Gegend in der ehemaligen DDR aufgewachsen. Dort wurde ein Wohnheim für erwachsene Menschen mit Behinderungen direkt in unserer Nachbarschaft gegründet – als ich sechs oder sieben Jahre alt war. Ich bin also im Prinzip mit diesen Menschen aufgewachsen. Das war ein Wohnheim mit angeschlossener Werkstatt, wie man das heute ja in vielen Regionen kennt. Aber Ende der Siebzigerjahre war das dort etwas ganz Neues. Es waren Menschen, die in dieser ländlichen Gegend absolut ausgegrenzt waren, mit denen niemand etwas zu tun haben wollte. Weil wir aber in der Nachbarschaft lebten, sind wir Kinder ganz selbstverständlich mit diesen Menschen aufgewachsen. Wir haben sie als normale Menschen erlebt. Damit habe ich relativ schnellen Zugang zu Behinderten bekommen und habe auch »ein Herz« für diese Menschen.

Trotzdem wollte ich zunächst Chirurgin werden oder etwas Ähnliches. Während des Medizinstudiums habe ich jedoch gemerkt, dass mir das gar nicht so liegt. Ich habe dann erst eine Ausbildung in der Inneren Medizin begonnen und dort dann gemerkt, dass die vertieften Gespräche mit Menschen und damit auch die Erfassung einer umfassenden Anamnese mir mehr liegen. So kam ich in die Psychiatrie.

Ich habe meine gesamte Ausbildung an der Universitätsklinik Jena gemacht, auch meine Neurologiezeit habe ich an der Uniklinik absolviert und habe viel in den dortigen Forschungsprojekten mitgearbeitet. Relativ schnell wurde ich Assistenzärztin im Ambulanzbereich. Im Prinzip habe ich die dortige Institutsambulanz aufgebaut. Die Uniklinik in Jena hatte einen Versorgungsauftrag für die gesamte Stadt, sodass wir die ganz normale psychiatrische Versorgung übernommen haben.

Wenn Sie heute noch einmal ganz neu entscheiden könnten: Würden Sie es wieder ganz genauso tun?
Ich glaube, ich würde es genauso wieder machen. Das hat mir im Rückblick gesehen viel Spaß gemacht. Vielleicht wäre ich auch eine gute Hausärztin geworden, mit Leidenschaft, weil mir dieser Bereich schon auch liegt. Aber in die Psychiatrie zu gehen, das war dann schon eine Leidenschaft, die bis heute trägt.

Wie viel Hausärztin steckt in dem, was Sie heute machen? Hat das etwas miteinander zu tun?
Natürlich. Gerade jetzt in der Pandemie haben wir uns ja um die Bedürfnisse unserer Patienten und Patientinnen gekümmert, wie das auch Hausärzte tun. Wir versorgen viele, die überhaupt keinen Hausarzt haben. Wir übernehmen also hausärztliche Aufgaben mit. Die Patienten sind uns auch sehr dankbar dafür, weil wir doch durch die Begleitung über verschiedene Krankheits- und Lebensphasen einen leichteren Zugang zu ihren Problemen haben. Ich habe Patienten, die ich seit zwanzig Jahren und länger begleite.

Wenn man Sie vor zehn Jahren gefragt hätte, wie Sie sich die Psychiatrie in zehn Jahren, also heute, vorstellen, was hätten Sie damals gesagt? Haben Sie eine Idee?
Vor zehn Jahren war ich schon in einer Vertragsarztpraxis zusammen mit meiner Kollegin tätig. Ich habe so langsam in die Berufspolitik hineingerochen und mich mit den Ideen und den Weiterentwicklungen beschäftigt, mit denen man als nicht berufspolitisch tätiger Kollege wohl wenig zu tun hat. Ich habe dann das, was sich aktuell für uns als Möglichkeiten eröffnet, mir schon so vorgestellt, wie es heute ist. Mit der neuen Richtlinie, die wir jetzt bekommen, eröffnen sich Möglichkeiten, Patienten vernetzt zu behandeln. Und das war eine Vision, die ich damals schon hatte. Die Versorgung, die ich aus der Klinik

kenne, dass man mit Sozialarbeitern und anderen Kollegen Patientenbelange bespricht und sie gemeinsam behandelt, also etwa auch gemeinsame Gruppentherapie anbietet oder jetzt digitale Behandlungen möglich macht, das habe ich mir damals schon so vorgestellt. Mit dem Ziel war ich angetreten, um Berufspolitik zu machen.

Ist es also so gekommen, wie Sie es sich gewünscht haben, oder hat es Wünsche darüber hinaus gegeben?
Ich hätte mir natürlich gewünscht, dass das alles viel schneller geht. Die Hürden und die Widerstände, die sich aufgetan haben, hätte ich damals so nicht vermutet. Es bremst ganz schön den Enthusiasmus, dass sich solche Dinge nur so langsam entwickeln. Von der Richtung her habe ich mir das aber schon so vorgestellt und es ist so eingetreten, wie ich mir das gewünscht habe. Nur nicht schnell genug.

Das ist ja sehr interessant. Das hört sich bei vielen anders an. Oft werden Unterschiede zwischen dem, was sie erwartet haben, und dem, was sie sich gewünscht haben, genannt.
Vielleicht hat das bei mir etwas damit zu tun, dass es tatsächlich die neue GBA-Richtlinie zur Kooperation in der Region gibt. Wir sind jetzt an einem Punkt, an dem wir mehr gestalten können. Das beflügelt natürlich. Die Widerstände, die sich auftaten, auch in der Fachgruppe, die erschütterten mich allerdings teilweise. Das ist schon ein Wermutstropfen, aber es ist im Moment nicht so, dass mich das zurückschlägt.

Welche Auswirkungen dieser Richtlinie wird das für Sie ganz persönlich haben? Werden Sie etwas ganz anders machen als bisher?
Ja, das nehme ich sehr stark an. Wir hier in der Praxis arbeiten schon immer mit dem Ziel, uns mit den Mitbehandelnden der Patientinnen und Patienten zu vernetzen. Das machen wir natürlich ressourcenschonend, weil wir das bisher nicht vergütet bekamen. Den Aspekt des Versorgungsnetzwerks in unserer Region werden wir nun ausbauen. Wir werden Gruppenbehandlungen anbieten können sowie niedrigschwellige psychoedukative Gruppen. Das wird die Behandlung der Patienten, aber auch die Kontakte zu den Kollegen verändern. Hoffentlich auch zu den Kollegen in den Kliniken. Es gibt es zwischen den Versorgungssektoren ja leider immer noch einen breiten Graben.

wIst das etwas, was Sie auch für andere Regionen erwarten?
Ja, das erwarte ich auch für andere Regionen. Ich bin gut vernetzt mit den

Kollegen aus anderen Bundesländern. Da gibt es Bundesländer, die sehr zurückhaltend sind, in denen es so wenig Kontakt untereinander gibt, dass die Kollegen sich diese Veränderungen nur schwer vorstellen können. Aber es gibt auch Regionen mit bereits vorhandenen Versorgungsstrukturen, in denen die Richtlinie sehr schnell umgesetzt werden kann. Es werden auch die ersten Rückschläge irgendwann kommen – aber aus den Fehlern lernen wir.

Arbeitet die Arbeitsgruppe bzw. der Unterausschuss für die koordinierte Versorgung im GBA eigentlich weiter?
Nein, dieser Unterausschuss ist beendet. Er wird zusammengelegt mit dem Ausschuss für die Psychotherapierichtlinie. Das wird dann ein Ausschuss sein, der noch an einer entsprechenden Richtlinie für die Kinder und Jugendliche arbeitet. Damit ist die Arbeit also nicht beendet, sondern es wird eine Möglichkeit eröffnet, auch weiter darüber im Gespräch zu sein.

Es gibt viele einzelne Richtlinien im GBA, für die neue Versionen im Gespräch sind. Wenn es eine weitere Neufassung geben sollte, haben Sie eine Idee, was da hineinmüsste, damit sie noch besser wird?
Na ja, wenn wir sehen, dass wir im Moment sehr intensiv an einer nationalen Imagestrategie arbeiten und wir als Ärzte neben allen sonstigen Versorgern, die sich als wesentliche Player verstehen, trotzdem ärztlich eine wesentliche Rolle spielen und spielen müssen, so ist es für mich undenkbar, dass die Demenzerkrankungen in dieser KSV-Richtlinie nicht mitberücksichtigt werden. Das ist ein Punkt, der sicher zu verbessern ist. Und außerdem können im Moment nur die Kollegen teilnehmen, die volle Vertragsarztsitze haben. Wir haben aber, wie in einer Klinik auch, sehr viele Kolleginnen und Kollegen mit Teilzeitverträgen. Die von diesen Kollegen versorgten Patienten werden durch die Richtlinie ggf. nicht versorgt. Das ist eine unnötige Komplikation, die man korrigieren muss.

Wie sehen Sie die zukünftige Rolle von Vertragsärzten in der Region innerhalb des gesamten Versorgungssystems?
Ich denke eigentlich nicht so sehr in Abgrenzung von niedergelassenen und nicht niedergelassenen Ärzten und Ärztinnen. Wir haben gerade in der Psychiatrie ein Versorgungssystem, in dem wir als Vertragsärzte sehr genau wissen, wie eine intensive Versorgung in den Kliniken aussehen muss. Im Gegensatz dazu wissen viele Kollegen aus der Klinik überhaupt nicht, welche Möglichkeiten es im vertragsärztlichen System gibt: Welche Hürden und Probleme es gibt, die in den Kliniken ganz schnell behoben werden können, welche Intensivierungsmöglichkeiten der Behandlung wir aber auch ambulant haben. Ich

glaube, die Bereiche müssen enger zusammenwachsen, der Austausch muss verstärkt werden. Wir können sehr viele Erkrankungen ambulant behandeln, wenn wir über genug Ressourcen verfügen.

Wir brauchen natürlich auch einen guten Kontakt und einen schwellenarmen Transfer in die Behandlung in der Klinik, und vor allem auch in stationäre oder tagesklinische Behandlung. Mein Wunsch wäre, dass diese Bereiche enger zusammenwachsen und dass der Austausch erleichtert wird, dass man nicht mehr wie von zwei unterschiedlichen Sternen spricht. Eine Möglichkeit dazu gibt uns die Weiterbildungsordnung an die Hand. Sie ermöglicht es, dass junge Ärzte ihre Weiterbildung nicht nur im Krankenhaus, sondern einen Teil auch im niedergelassenen Bereich absolvieren können. Die gemeinsame Gestaltung dieser Weiterbildung durch Kliniken und Vertragsärzte ist eine Botschaft für die Versorgung.

Auch wenn die Kollegen dann wieder in die Klinik zurückgehen, haben sie Vertragsarztluft geatmet und können in ihre Tätigkeiten die ambulanten Erfahrungen mit einbringen, die sie draußen gesammelt haben. So wie wir unsere Erfahrungen mitgenommen haben in die ambulante Arbeit. Für mich ist es eher ein kollegiales Zusammenwachsen. Wir sind aus einem Holz geschnitzt, und die Trennung, die aktuell vorherrscht, ist eher eine vergütungstechnische Trennung. Wenn man da Strukturen schaffen kann, die die Kontakte erleichtern zwischen den Sektoren, dann ist das für die Arbeit der Kollegen gut und es ist vor allem für die Versorgung der Patienten gut.

Wir wissen zu wenig voneinander und reden zu selten miteinander. Welche Rolle sollen psychologisch ausgebildete Personen unterschiedlicher Qualifikationsstufen im System spielen?
Die psychologischen Psychotherapeuten sind gut ausgebildet in der »Methode« Psychotherapie. Sie sind als Erbringer dieser Leistungen unverzichtbar. Aber hier trifft genau das Gleiche zu, was ich eben zur intersektoralen Kommunikation gesagt habe: dass wir mehr miteinander in Kontakt treten müssen, dass wir mehr gemeinsam am Patienten arbeiten sollten.

Ich habe eine Praxis, in der ich in jedem Quartal über jeden einzelnen Patienten einen Befundbericht erstelle. Der geht dem Hausarzt zu und gegebenenfalls dem psychologischen Psychotherapeuten, wenn sich der Patient dort in einer Psychotherapie befindet. Der Befundbericht enthält u. a. Angaben zur aktuellen Situation und Behandlungsplanung. Diese zuverlässigen Angaben treffen bei den Hausärzten ausschließlich auf Begeisterung. Bei den psychologischen Psychotherapeuten trifft der Bericht hingegen oft auf Verwunderung und in vielen

Fällen auch auf Ablehnung. Aber wir haben doch gemeinsam einen Patienten und einen Menschen in dem gleichen Versorgungsbereich vor uns! Ich bin der Überzeugung, dass es für die Patientinnen und Patienten sinnvoll und wichtig ist, dass wir die Informationen kollegial teilen und uns austauschen und auch verschiedene Positionen in der Wahrnehmung des Patienten einnehmen.

Dass das System komplex ist, darüber müssen wir nicht lange diskutieren, deshalb brauchen wir eine Steuerung im System – aber wie könnte das gehen?
Die Frage ist eher, ob es ein so komplexes System sein muss. Oder machen wir es durch unsere Partialinteressen erst so kompliziert, nicht komplex, sondern kompliziert – weil wir uns nicht in die Karten gucken lassen wollen und weil wir vielleicht auch eigene Interessen haben, um die Versorgung auf unserer Weise stattfinden zu lassen? Und vielleicht auch, weil es anstrengender ist, neue Therapieansätze auszuprobieren oder den eigenen Wissensstand (oder »Unwissensstand«) preiszugeben. Ich glaube, das macht es kompliziert, und die Steuerung wird einfacher, wenn die Bedingungen im Gesamtsystem transparenter und klarer werden. Bedeutsam dafür ist die Klärung der Vergütung der Leistung unabhängig vom Leistungsort. Auch Aspekte wie Dokumentation und Information über ähnliche oder Parallelbehandlungen, auch außerhalb des psychiatrischen Versorgungssystems, sollten bei einer notwendigen Reform der Patientenversorgung bedacht werden.

Den Gedanken, nicht die Steuerung im Blick zu haben, sondern die Komplexität zu reduzieren, den finde ich sehr spannend. Es lohnt sich sicherlich, noch einmal darüber nachzudenken. Das System ist ja nicht nur komplex, sondern auch in sich widersprüchlich. Sie haben schon die Finanzierung angesprochen. Was muss im Finanzierungssystem passieren, damit wir ein vernünftiges Versorgungssystem hinbekommen?
Die Leistung muss als Leistung bezahlt werden, unabhängig von dem Ort, an dem sie erbracht wird. Die Leistung muss zudem hinreichend finanziert werden. Es muss dazu eine gute Kalkulation des Aufwands geben. Wir können nicht bei einer Bagatellverletzung den Neurochirurgen holen; wir können aber natürlich auch nicht für jeden, der meint, eine psychische Erkrankung zu haben, eine Behandlung in Gang setzen, die Tausende Euro kostet. Das gestufte Versorgungssystem muss auch ein gestuftes Diagnostiksystem beinhalten, und die Preise müssen ganz transparent und unabhängig vom Ort bezahlt werden und gut kalkuliert sein.

Können Sie mit dem Begriff der sektorunabhängigen Versorgung etwas anfangen? Früher hieß es mal »ambulant vor stationär«, dann »ambulant statt stationär«, schließlich »ambulant und stationär«. Ist der Begriff settingunabhängige Finanzierung ein sinnvoller Begriff?
Vielleicht eher sektorenunabhängige Finanzierung. Es muss die Prozedur finanziert sein und nicht die Erkrankung. Beim Setting sind wir sehr schnell in der Diskussion, ob das Setting das der Arztpraxis sein muss, denn die ist natürlich völlig unterfinanziert. Wir merken ja, dass es durchaus Bestrebungen gibt, aus der Sackgasse herauskommen. Der politische Auftrag war, diese Richtlinie zu erarbeiten, um mehr Transparenz zu erreichen. Das ist aber wohl erst der Anfang und noch nicht die letzte Stufe.

Ist das ein Plädoyer für die Abschaffung der Quartalspauschalen?
Ja, unbedingt.

Was meinen Sie, was brauchen wir von der Gesundheitspolitik, um solche Ideen umsetzen zu können. Was müssten wir tun?
Es müssen zuallererst vernünftige Analysen gemacht werden, die über die Versorgungsbereiche hinausgehen. Wir brauchen valide Daten für die Versorgung. Wir brauchen Mut, die Veränderungsbedingungen zu benennen. Also, stellen Sie sich vor, jemand würde sagen, eine Langzeitpsychotherapie wird nicht mehr voll finanziert von den Krankenkassen, sondern es werden erst mal nur fünf oder zehn Stunden finanziert. Nach der Studienlage für die Richtlinienpsychotherapie sind es meistens nur fünf bis acht Stunden, die benötigt werden, bis eine Remission für bestimmte Patienten erreicht ist. Dafür brauchen wir den Mut, das umzusetzen und vielleicht auch in der Finanzierungsstruktur etwas zu verändern. Da bin ich aber etwas skeptisch, ob das eintritt.

Welche Vision haben Sie für die Psychiatrie und Psychotherapie?
Das ist eine schwierige Frage. Eine Vision wäre es, dass wir die Möglichkeit bekommen, die Patienten in ihrer Lebensumgebung komplex zu versorgen, und zwar alle Patienten, die es nötig haben. Und dass wir, weil wir als Fachärzte für Psychiatrie und Psychotherapie in allen Bereichen der Versorgung dieser Menschen gut und eigentlich am besten ausgebildet sind, hier die Gatekeeper sind. Wir stellen die Indikation für jedwede Behandlung des Patienten, also nicht nur für die psychotherapeutische Behandlung, sondern auch für die Pharmakotherapie und andere Behandlungen, aber auch für sozialmedizinische Inter-

ventionen. Die Leistung der Fachärzte mit einer umfassenden medizinischen *und* psychotherapeutischen Ausbildung muss Anerkennung finden. Um diese Ressource nutzbar zu machen, müssen die Fachärzte mit Personal ausgestattet werden, welches mit entsprechender Ausbildung delegationsfähige Leistungen erbringen kann. Meine Vision ist, dass es Versorgungszentren gibt, die diese Komplexversorgung leisten können, in allen Regionen – auch unter Einbeziehung telemedizinischer Unterstützung. Dort versteckt sich noch ein großes Potenzial, das wir für die Versorgung der Patienten nutzen müssen.

Psychiatrie(n) und Gesellschaft(en) – eine internationale Perspektive

Zu den gesundheitspolitischen Aktionen gehören auch Initiativen, die über Deutschland hinausgehen. Die Kluft zwischen dem Behandlungsbedarf und einer angemessenen Versorgung ist weltweit sehr groß. In Ländern mit niedrigem und mittlerem Pro-Kopf-Einkommen erhalten zwischen 76 Prozent und 85 Prozent der Menschen mit psychischen Störungen keine Behandlung. Die weltweit durchschnittlichen jährlichen Ausgaben für psychische Gesundheit betragen im Schnitt weniger als 2 US-Dollar pro Person. Fast die Hälfte der Weltbevölkerung lebt in Ländern, in denen es im Durchschnitt nur einen Psychiater pro 200.000 Menschen gibt. Die Weltgesundheitsorganisation (WHO) hat in ihrer aktuellen »Special Initiative for Mental Health« (2019–2023) das Ziel formuliert, bis 2023 in insgesamt zwölf Ländern hundert Millionen Menschen Zugang zu psychiatrischer Gesundheitsversorgung zu verschaffen. Sie betont, dass alle Menschen mit psychischen Störungen das Recht auf eine qualitativ hochwertige Behandlung und Betreuung durch eine entsprechende Gesundheitsversorgung haben. Sie sollten vor jeder Form unmenschlicher Behandlung und Diskriminierung geschützt werden (WHO 2019).

Vor allem in Ländern mit niedrigem und mittlerem Pro-Kopf-Einkommen ist die Zahl des medizinischen Personals, das für die psychiatrisch-psychotherapeutische Versorgung zur Verfügung steht, völlig unzureichend. Andere Fachkräfte, die im Umgang mit psychosozialen Interventionen ausgebildet sind, scheinen noch knapper. In einem umfassenden Aktionsplan für psychische Gesundheit wird die weltweite Ausweitung von Programmen zur Prävention, Erkennung und Behandlung psychischer Störungen, neurologischer Erkrankungen und Abhängigkeitserkrankungen gefordert. Der sogenannte »Mental Health Atlas« dient der regelmäßigen Kontrolle des Status quo der psychiatrisch-psychotherapeutischen Gesundheitsversorgung weltweit. Das

WHO-Aktionsprogramm »Mental Health Gap« (mhGAP) stellt den Mitgliedsstaaten konkrete Handlungsempfehlungen zur Verringerung der Behandlungsdefizite für psychische Erkrankungen zur Verfügung.

Die Vereinten Nationen haben mit dem »Übereinkommen über die Rechte von Menschen mit Behinderung« (UN-BRK) einen weltweiten Maßstab gesetzt. Die Behindertenrechtskonvention wurde 2006 von der Generalversammlung der Vereinten Nationen verabschiedet. International ist sie 2008 in Kraft getreten, nachdem zwanzig Staaten die Konvention ratifiziert hatten. In Deutschland trat sie am 6. März 2009 in Kraft und ist seitdem geltendes Recht in Deutschland, das von allen staatlichen Stellen umgesetzt werden muss. Sie enthält Prinzipien (etwa Nichtdiskriminierung, Chancengleichheit, Selbstbestimmung, Inklusion), Verpflichtungen (zum Beispiel Partizipation, Bewusstseinsbildung, Zugänglichkeit) und Einzelrechte (bürgerliche und politische sowie wirtschaftliche, soziale und kulturelle Rechte). Ziel der Konvention ist der volle und gleichberechtigte Genuss aller Menschenrechte und Grundfreiheiten für alle Personen mit Behinderungen.

Die WPA-Lancet-Kommission zur Zukunft der Psychiatrie (BHUGRA u. a. 2017) hat sich mit mehreren vorrangigen Bereichen des psychiatrischen Fachgebiets im nächsten Jahrzehnt und darüber hinaus befasst. Sie sieht die Psychiatrie vor großen Herausforderungen. Eine besondere Bedeutung komme der therapeutischen Beziehung als Grundlage des Handelns zu. Psychiaterinnen und Psychiater müssten sich die notwendigen Kommunikationsfähigkeiten und ein kulturelles Bewusstsein aneignen, um angesichts des demografischen Wandels optimal arbeiten zu können. Sie müssen mit den wichtigsten Interessengruppen – den politischen Entscheidungsträgern und den Patienten – zusammenarbeiten, um die bestmöglichen Dienstleistungen erbringen zu können.

Die folgenden Bereiche erhalten in Zukunft eine besondere Bedeutung (BHUGRA u. a. 2017):

Die Patienten und die Behandlung Die Verteilung der Patientinnen und Patienten wird sich im Rahmen des demografischen Wandels hin zu einer älteren, stärker urbanen und migrantischen Bevölkerung entwickeln. Technische Fortschritte – wie die Erkennung von Biomarkern und digitale Angebote – werden die Diagnose und Behandlung stark verändern. Es können dadurch mehr Bevölkerungsgruppen erreicht und es kann ein starkes therapeutisches Bündnis mit den Patientinnen und Patienten eingegangen werden.

Psychiatrie und Gesundheitsfürsorge Für die Bereitstellung der notwendigen psychosozialen Dienste ist eine Reform der traditionellen Versorgungsstruktur erforderlich. Die bisher bestehenden Angebote werden als teilweise wenig wirksam eingestuft. Die Dienste der Zukunft sollten eine abgestufte Versorgung, den verstärkten Einsatz multidisziplinärer Teams, einen stärker auf die öffentliche Gesundheit ausgerichteten Ansatz und die Integration der physischen mit der psychischen Gesundheit berücksichtigen.

Psychiatrie und Gesellschaft Die stärkere Betonung sozialer Interventionen und die Auseinandersetzung mit gesellschaftlichen Erwartungen wird als ein wichtiger Bereich für die Entwicklung der Psychiatrie angesehen. Dabei könnte es um das Eintreten für die Rechte von Menschen mit psychischen Erkrankungen, politisches Engagement in Bezug auf die sozialen Risikofaktoren sowie um die Arbeit mit Familien, lokalen sozialen Netzwerken und Gemeinschaften gehen. Psychiater und Psychiaterinnen müssen daher über Kommunikationsfähigkeiten und Kenntnisse in den Sozialwissenschaften verfügen.

Die Zukunft der Gesetze zur psychischen Gesundheit Die Gesetze zur psychischen Gesundheit beruhen weltweit mehr auf der Sorge um das Risiko als auf dem Schutz der Menschen. Es muss ein evidenzbasierter Ansatz verfolgt werden; die Gesetzgebung muss die Ausbildung aller Gesundheitsfachkräfte im Bereich der psychischen Gesundheit vorschreiben, den Zugang zu einer qualitativ hochwertigen Versorgung sicherstellen und umfassendere gesellschaftliche Fragen abdecken, insbesondere den Zugang zu Wohnraum, Ressourcen und Beschäftigung.

Digitale Psychiatrie Die digitale Technologie enthält das Potenzial für einen radikalen Wandel. Sie birgt jedoch auch das Risiko, dass kommerzialisierte Behandlungen mit nachteiligen Auswirkungen auf den medizinischen Markt gelangen. Es ist notwendig, neue Forschungsergebnisse, Transparenzstandards, klinische Nachweise und einen Zugang zu Versorgungsmodellen zu ermöglichen.

Die Ausbildung des Psychiaters der Zukunft Der rasche wissenschaftliche Fortschritt und die sich weiterentwickelnden Modelle der Gesundheitsversorgung haben weitreichende Auswirkungen auf die künftige Ausbildungen in der Psychiatrie. Psychiaterinnen und Psychiater müssen auch darauf vorbereitet sein, sich an eine sich verändernde Landschaft anzupassen. Die Ausbildungsprogramme müssen von der einfachen Vermittlung von Informationen auf den Erwerb von Fähigkeiten zum lebenslangen Lernen und zur Qualitätsverbesserung umgestellt werden.

Orientiert am Menschen – Haltungen und Einstellungen

*»Psychiatrie ist soziale Psychiatrie,
oder sie ist keine Psychiatrie.«*
Klaus Dörner

Das so häufig strapazierte Prinzip einer Patientenorientierung in der Medizin tendiert dazu, zu einem reinen Schlagwort oder einer unverbindlichen Absichtserklärung zu werden. Wer wollte schon eingestehen, dass im Gesundheitswesen Angebote bestehen oder Maßnahmen durchgeführt werden, die *nicht* am Wohl der Patienten orientiert sind. Aber wirklich ernst gemeinte Patientenorientierung muss sehr viel mehr sein als eine rein formale Berücksichtigung der Patientenperspektive als einer unter vielen gleichberechtigten Blickwinkeln. Sie muss auch mehr sein, als Medikamente zu entwickeln, die auf die jeweilige somatische Situation oder die Neurotransmitterstruktur eines Menschen ausgerichtet werden können. Die wirklich ernsthafte Orientierung psychiatrischer Versorgung an den Menschen mit psychischen Erkrankungen bedeutet, Haltungen und Einstellungen zu leben, die vom Menschen her gedacht und abgeleitet sind (siehe Abbildung 4).

ABBILDUNG 4 Die Pyramide der Haltungen und Einstellungen

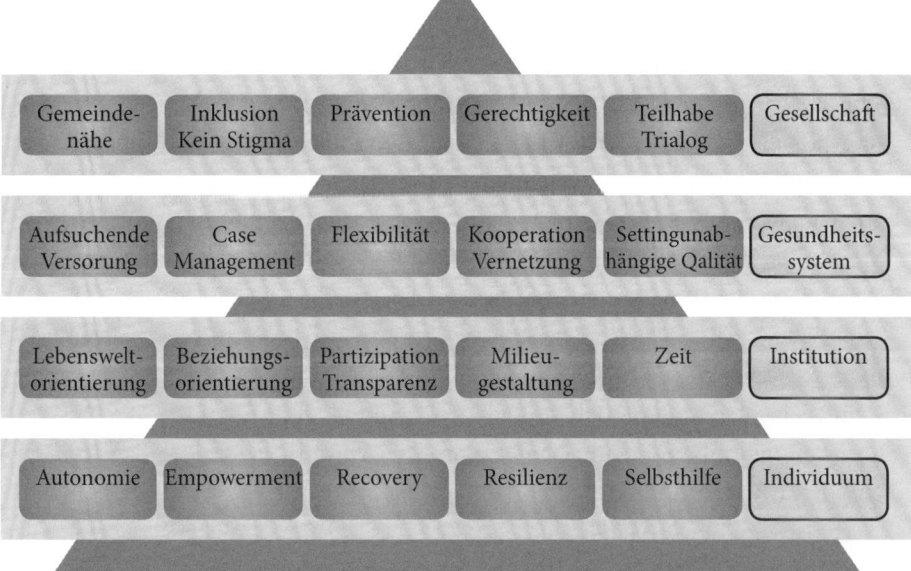

Die im Folgenden in alphabetischer Reihenfolge beschriebenen Haltungen und Einstellungen sind nicht isoliert zu betrachten, sondern müssen Ausdruck einer umfassenden Sicht bezogen auf Menschen mit psychischen Erkrankungen, auf Institutionen sowie auf den psychosozialen Lebenskontext sein. Sie sind in ihrem Kern in der Mehrheit eindeutig formulierte Leitlinienstandards. Die Evidenz der jeweiligen Haltungen und Einstellungen ist unterschiedlich zu bewerten und bezieht sich auf verschiedene Ebenen des therapeutischen Prozesses.

Alltagsorientierung Psychische Erkrankungen sind ein Bestandteil des Alltags der betroffenen Menschen und wirken sich auf ihn oft umfassend aus. Menschen mit psychischen Erkrankungen sind auf die therapeutische Unterstützung im Alltag häufig in hohem Maße angewiesen. Das Training von Alltagsfertigkeiten ist dabei ein integraler Bestandteil psychosozialer Maßnahmen. Das therapeutische Prinzip der Normalität ist ein wesentlicher Bestandteil dieser Orientierung am Alltag.

Aufsuchende Versorgung Therapie im direkten Lebensumfeld der betroffenen Menschen, sei es in der eigenen Wohnung, in einer therapeutischen Wohneinrichtung oder auch einem anderen sozialen Kontext, ist aus der modernen psychiatrischen Versorgung nicht mehr wegzudenken. Aufsuchende Versorgung geschieht in unterschiedlichen Strukturen, Abläufen und durch verschiedene Berufsgruppen. Gemeinsam ist allen aufsuchenden Maßnahmen, dass die Betroffenen nicht primär als zu versorgende Personen angesehen werden, sondern in ihrem gewohnten sozialen Umfeld als Gastgeber gegenüber den therapeutisch Tätigen auftreten.

Autonomie der betroffenen Menschen Das Prinzip der Autonomie von Menschen mit psychischen Erkrankungen bildet die Grundlage für eine erfolgreiche Zusammenarbeit aller beteiligten Personen. Autonomie ist dabei mehr als nur eine Gleichberechtigung im rechtlichen Sinn oder eine zwar wünschenswerte, letztlich aber eher randständige Bedingung. Sie muss die Basis für die therapeutische Beziehung sein.

Beziehungsorientierung Die therapeutische Beziehung zwischen den beteiligten Personen und die Orientierung an der Subjektivität der betroffenen Menschen stellt einen Kernbereich des psychiatrisch-psychotherapeutischen Denkens und Handelns dar. Sie ist die Grundlage der meisten therapeutischen Maßnahmen. Wichtige Merkmale einer guten therapeutischen Beziehung aus Patientensicht sind unter anderem Vertrauen, Einfühlungsvermögen, Sympathie, genügend Zeit, ein lösungsorientiertes Vorgehen sowie ein respektvoller Umgang (HERMER & RÖHRLE 2008).

Case Management Die Funktion einer stabilen koordinierenden Bezugsperson (oder Bezugsgruppe) stellt eine zentrale Funktion in zahlreichen psychosozialen Interventionen dar. Gerade bei langfristig durchzuführenden Behandlungen, die eine Koordination verschiedener Behandlungsformen und Behandlungssetting beinhalten, hat sich ein Case Management als sinnvolle Maßnahme erwiesen.

Empowerment Menschen mit schweren psychischen Erkrankungen haben ein Recht darauf, in ihren besonderen Bedürfnissen und ihrem individuell unterschiedlichen Hilfebedarf wahrgenommen zu werden, und sollten befähigt und in die Lage versetzt werden, ihre Interessen selbst durchzusetzen, sich zu organisieren sowie ihre Lebensverhältnisse individuell bestimmen zu können (DGPPN 2019a).

Flexibilität der Versorgung Die im jeweiligen Einzelfall erforderliche Versorgung darf sich nicht daran ausrichten, dass die jeweils tätige Institution therapeutische Angebote nur im Rahmen der traditionell gewachsenen Strukturen vorhält, sondern muss bereit und auch in der Lage sein, die dem jeweiligen Bedarf des betroffenen Menschen angemessene und am meisten erfolgversprechende Behandlung einzusetzen. Die häufig bestehenden Grenzen zwischen den Behandlungsformen müssen möglichst niedrigschwellig gehandhabt werden und dürfen nicht zu einem Bruch im notwendigen Behandlungsprozess werden.

Früherkennung Obwohl sowohl die wissenschaftliche Evidenz als auch die Effektivität und Effizienz der verschiedenen Formen präventiver Maßnahmen gerade bei Menschen mit schweren psychischen Erkrankungen weitgehend unbestritten sind, werden diese Maßnahmen insgesamt zu selten und zu wenig konsequent eingesetzt. Die Früherkennung und die dadurch häufig mögliche Frühintervention versuchen, hilfesuchende Menschen mit Risikosyndromen frühzeitig zu identifizieren und ihnen ein präventives Behandlungsangebot zu machen (HÄFNER u. a. 2018).

Gemeindenähe Das Prinzip der Gemeindenähe ist nicht primär als ein geografisches Prinzip zu verstehen, das sich über die Entfernungen zwischen den betroffenen Menschen und den jeweiligen Einrichtungen verstehen lässt. Es handelt sich vielmehr um ein Prinzip der inneren Nähe zu den betroffenen Menschen, die sich durch Berücksichtigung des psychosozialen Kontextes und der Bedürfnisse der Patienten bestimmt. Mit gemeindenaher Versorgung wird eine Vielzahl unterschiedlicher therapeutischer Angebote umschrieben, die für den Betroffenen jeweils gut erreichbar sein müssen und die seine Lebenswelt berücksichtigen.

Inklusion Ziel der Inklusion als Prinzip des psychosozialen Gesundheitssystems ist es, dass jeder Mensch im Rahmen seiner individuellen Fähigkeiten die Möglichkeit hat, sich vollständig und gleichberechtigt an allen gesellschaftlichen Prozessen zu beteiligen – und zwar von Anfang an und unabhängig von ethnischer und sozialer Herkunft, Geschlecht oder Alter oder eben auch dem möglichen Vorhandensein einer psychischen Erkrankung und sich daraus ergebender Einschränkungen und Behinderungen.

Individualisierte pharmakologische Behandlung Die Möglichkeiten speziell auf einzelne Menschen und bestimmte Erkrankungsformen zugeschnittene psychopharmakologische Behandlungen haben sich in den letzten Jahren immer mehr etablieren können. Die Kenntnisse über spezifische Wirkungen von Psychopharmaka führen zu einer deutlich effektiveren und mit geringeren Nebenwirkungen behafteten pharmakologischen Behandlung.

Individualisierte psychotherapeutische Behandlung Auch in Bezug auf psychotherapeutische Behandlungen hat sich der Bezug von einer zunächst stark methodenzentrierten Psychotherapie über eine störungsspezifische hin zu einer an der jeweiligen psychischen Problematik, der psychosozialen Situation und der spezifischen Beziehungskonstellation ausgerichteten Psychotherapie entwickelt. Bei allen Differenzen zwischen den einzelnen Therapieschulen besteht hierin ein gemeinsamer Kern.

Kooperation und Vernetzung Die Kooperation zwischen den Leistungserbringern, aber auch zwischen den Betroffenen, den Angehörigen und den Mitarbeitenden gehört zu den Grundlagen einer an den Bedürfnissen von Patientinnen und Patienten orientierten gesundheitlichen Versorgung. Dies bedeutet auch, dass gerade bei problematischen und krisenhaften Situationen jederzeit der Kontakt zwischen den Betroffenen gesucht und gemeinsame Lösungen gefunden werden müssen.

Kosteneffektivität Auch die Wirtschaftlichkeit therapeutischer Maßnahmen und deren Effektivität in Bezug auf die eingesetzten personellen und finanziellen Ressourcen steht zu Recht im Blickpunkt der Behandlung. Es ist dabei jedoch von besonderer Bedeutung, dass der Kosteneffektivität letztlich nicht die entscheidende Bedeutung zukommen darf, wenn es um die Qualität therapeutischer Maßnahmen geht, sondern jeweils fachliche Aspekte im Vordergrund stehen müssen.

Lebensweltorientierung Gerade Menschen mit psychischen Erkrankungen leben in teilweise sehr komplexen und auch speziellen Lebenswelten. Diese wahrzunehmen und ihre Möglichkeiten und Grenzen zu erkennen ist ein zentraler Aspekt insbesondere bei den psychosozialen Maßnahmen.

Milieugestaltung Mit Milieutherapie sind unterschiedliche Maßnahmen gemeint, die zur Gestaltung einer Atmosphäre beitragen, von der angenommen wird, dass sie den Heilungsprozess positiv beeinflussen. Damit wird durch die Milieutherapie ein geeigneter Rahmen für andere Therapieformen und die Wiedererlangung von Selbstständigkeit und von Kompetenzen geschaffen (DEISTER 2003).

Multiprofessionalität Multiprofessionelle Teams stellen in allen stationären und den meisten gemeindepsychiatrischen Einrichtungen einen grundsätzlichen Standard dar. Die wesentlichen Berufsgruppen sind Mitarbeiterinnen und Mitarbeiter der Pflege, Ärzte, Psychologen, Ergotherapeuten, Sozialarbeiter und Sozialpädagogen, Bewegungstherapeuten, Genesungsbegleiter sowie weitere Spezialtherapeuten.

Prävention und Gesundheitsförderung Der Blickwinkel der Gesundheitsförderung richtet sich in erster Linie aus auf Förderung der bestehenden Ressourcen, insbesondere im Gesundheitsverhalten. Hier geht es nicht primär um Behandlung bestehender Erkrankungen, sondern um die Möglichkeiten zur Erhaltung und Verbesserung der Gesundheit in allen Bereichen.

Recoveryorientierung Die bereits beschriebene Recoveryorientierung richtet den Blick nicht primär auf die Beseitigung oder das Sistieren der Symptome, sondern wird vielmehr als ein »Prozess von persönlichem Wachstum und Entwicklung gesehen, in dem Betroffene die persönlichen, sozialen und gesellschaftlichen Folgen einer psychischen Erkrankung überwinden und zurück zu einem erfüllten, sinnhaften und selbstbestimmten Leben finden und einen positiven Beitrag in der Gesellschaft leisten können« (FARONE 2006, S. 45; siehe auch AMERING & SCHMOLKE 2012).

Resilienzorientierung Die Orientierung an der individuellen Ausprägung von Resilienz beschreibt eine Haltung, die sich in erster Linie an den Möglichkeiten der Patientinnen und Patienten orientiert, um vorhandene Bewältigungsmechanismen zu aktivieren und einzusetzen (BERNDT 2017; BERNDT & PFENNIG 2021).

Ressourcenorientierung Die Leistungserbringer in einer Region tragen Verantwortung für die effektive Nutzung der zur Verfügung stehenden personellen und finanziellen Ressourcen. Diese müssen auf allen Leistungsebenen in die Planung mit einbezogen und berücksichtigt werden. Voraussetzung dafür ist allerdings, dass auch die Verteilung der (meist begrenzten) Ressourcen in der Verantwortung der Leistungserbringer vor Ort steht.

Selbsthilfe Selbsthilfe kann in verschiedenen Formaten umgesetzt werden. Jede Form der Selbsthilfe ist auf eine Kultur des Empowerments durch alle Beteiligten angewiesen. Menschen mit schweren psychischen Erkrankungen haben ein Recht darauf,»in ihren besonderen Bedürfnissen und ihrem individuell unterschiedlichen Hilfebedarf wahrgenommen zu werden, und sollten befähigt und in die Lage versetzt werden, ihre Interessen selbst durchzusetzen, sich zu organisieren sowie ihre Lebensverhältnisse individuell bestimmen zu können« (DGPPN 2019a).

Settingunabhängige Qualität Die bestehenden Qualitätsparameter und Qualitätskriterien unterscheiden sich bisher zwischen den einzelnen Behandlungssettings deutlich: ambulant, gemeindepsychiatrisch, im und durch das Krankenhaus. Anzustreben ist eine Haltung und gemeinsame Überzeugungen, was genau unter einer guten Qualität in der Psychiatrie zu verstehen ist und inwieweit sich diese Angebote einer gegenseitigen Qualitätssicherung unterziehen können.

Teilhabe Psychische Erkrankungen haben regelhaft Einfluss auf soziale Teilhabe im individuellen Lebenskontext. Einschränkungen der Teilhabe können sich auf alle Bereiche des Alltags, der gesellschaftlichen Kontakte und auf Kommunikation erstrecken. Besondere Bedeutung kommt dabei der Teilnahme am Arbeitsleben zu. Im Zusammenhang mit therapeutischen Maßnahmen äußert sich Teilhabe insbesondere in der Partizipation an therapeutischen Entscheidungen und Maßnahmen.

Transparenz und Information Voraussetzung für eine gelingende Partizipation im therapeutischen Geschehen sind Transparenz und umfassende Information in jedem Stadium des diagnostischen und therapeutischen bzw. rehabilitativen Prozesses. Nur auf der Basis vollständiger, umfassender und verständlicher Informationen – auch über die bestehenden und verfügbaren Strukturen der jeweiligen Institution sowie der daran beteiligten Personen – können betroffene Menschen verantwortliche Entscheidungen treffen.

Trialogisches Prinzip Die Beteiligung der jeweils betroffenen Menschen, der Angehörigen und engen Bezugspersonen sowie der professionell in diesem Bereich tätigen Personen auf allen Ebenen des psychosozialen Gesundheitssystems.

Vermeidung von Stigmatisierung Nicht nur in gesellschaftlichen, sondern auch in institutionellen und therapeutischen Kontexten besteht die Gefahr, dass es zu Stigmatisierung kommt. Es gehört zu den erforderlichen Haltungen aller in diesen Bereichen Tätigen, durch stetes Hinterfragen des eigenen Handelns frühzeitig stigmatisierenden Verhaltensweisen entgegenzusteuern.

Vermeidung von Zwang und Gewalt Maßnahmen, die ohne die Zustimmung der betroffenen Menschen bzw. gegen deren ausdrücklichen Willen durchgeführt werden, können nur im konkreten Ausnahmefall indiziert sein. Sie sind nur dann ethisch und rechtlich vertretbar, wenn zuvor all jene Möglichkeiten geprüft und als nicht durchführbar beurteilt wurden, die mit milderen Mitteln geeignet sein könnten, das notwendige Ziel des erforderlichen Schutzes zu erreichen.

Zeit für die Menschen Ausreichend Zeit für die therapeutische Arbeit mit Patientinnen und Patienten ist eine wesentliche Voraussetzung dafür, die hier beschriebenen Haltungen und Einstellungen auch in therapeutisches Handeln umzusetzen. Es zeigt sich, dass insbesondere die Vorgaben zur Personalbemessung in der psychiatrisch-psychosomatischen Behandlung berücksichtigt werden müssen.

Herausforderung Qualität:
Was ist gute Psychiatrie?

»Versteht man das Patientenwohl als ethisches Leitprinzip einer ›guten‹ Behandlung, deuten zahlreiche Entwicklungen darauf hin, dass das stationäre Versorgungssystem in Deutschland zunehmend hinter diesem Anspruch zurückbleibt.«
Deutscher Ethikrat 2016

Die Frage danach, was gute Psychiatrie ausmacht, ist so alt wie das Fachgebiet selbst – und gleichzeitig so jung wie alle Gedanken, die wir uns zur Zukunft der Psychiatrie machen sollten. Es ist im Kern die Frage nach der Qualität psychiatrischen Denkens und Handelns. Ebenso ist es eine der problematischsten und schwierigsten Fragen in der fachlichen und in der politischen Diskussion, einen Konsens darüber herzustellen, welche Kriterien wir an Qualität in der Psychiatrie anlegen wollen. Die Perspektiven auf diese Frage sind äußerst vielfältig – und die Antworten darauf (bzw. die Versuche von Antworten) sind es genauso. Welches ist der entscheidende Blickwinkel, welches ist der richtige Parameter? In kaum einem anderen medizinischen Fachgebiet sind diese Fragen so schwer zu beantworten. In kaum einem anderen Fachgebiet sind sie aber auch so wichtig.

In dem Maß, in dem das Fach der Psychiatrie auch ein Gebiet des Subjektiven ist, in dem Maß sind nachvollziehbare, verlässliche und zwischen allen Beteiligten abgestimmte Qualitätskriterien unverzichtbar. Die Qualität der Gesundheitsversorgung ist in den letzten Jahren zu einem Leitbegriff der gesundheitspolitischen Diskussion geworden; die Erwartungen an Qualitätsmessung und Qualitätsverbesserung steigen kontinuierlich an. In die immer wieder beschworene Vorstellung davon, dass es in Deutschland ein qualitativ besonders leistungsfähiges Gesundheitssystem gebe, mischt sich immer wieder Kritik an dieser Feststellung (SCHRAPPE 2015).

Ungeachtet dessen, dass viele Fragen, die mit der Qualität von Gesundheitsleistungen zusammenhängen, heute noch nicht beantwortet werden können und es sicherlich auch noch grundsätzlicher Auseinandersetzung zu den Kriterien bedarf, diskutieren wir ausgiebig darüber, wie sich Qualität sichern und überprüfen lässt – teilweise mit Methoden und Ergebnissen, deren Sinnhaftigkeit und vor allem deren Evidenz umstritten ist. Für alle wesentlichen psychischen Erkrankungen gibt es inzwischen wissenschaftliche Leitlinien auf höchstem Stand. Zahlreiche Richtlinien zu Themen der psychiatrischen Versorgung (etwa des Gemeinsamen Bundesausschusses) geben verbindliche Regeln und sogar Sanktionen bei Nichteinhaltung vor. Aber solange wir noch nicht genau wissen, was wir unter einer *guten* Psychiatrie verstehen sollen, so lange besteht die konkrete Gefahr, dass wir das, was wir messen können, unkritisch für das halten, was die Menschen brauchen.

Die einschlägigen wissenschaftlichen Leitlinien beschreiben Qualitätsparameter und Qualitätskriterien auf unterschiedlichen methodischen Ebenen. Es geht dabei um die Qualität der bestehenden und der geforderten Strukturen (Strukturqualität), der Methoden und Abläufe (Prozessqualität) und um die Qualität der Behandlungsergebnisse (Ergebnisqualität). Dies ist aber oft eher formal verortet, und in den seltensten Fällen lässt sich die Qualität der Versorgung auf diesen Ebenen auch wirklich unterscheiden. Dem Fachgebiet angemessener erscheint es, die notwendigen Rahmenbedingungen danach zu beschreiben, ob sie auf die Ebene des Individuums, des Hilfesystems, der Versorgung in der jeweiligen Region oder auf die gesamte Gesellschaft bezogen sind.

Unterschiedliche Dimensionen der Qualität

Einig sind sich die meisten Fachleute, die sich mit dem Begriff der Qualität beschäftigen, darüber: Qualität ist multidimensional und definitorisch äußerst komplex. Bei der Beurteilung von Qualität werden Merkmale der Versorgung im Vergleich zu anderen Merkmalen oder im Zeitverlauf betrachtet sowie die Beschaffenheit von Versorgungsstrukturen und -prozessen und die daraus resultierenden Versorgungsergebnisse. Es handelt sich also weniger um isolierte Kriterien der Qualität, sondern um funktional ineinander übergehende Dimensionen. Aus dieser Sichtweise ergeben sich vier wesentliche Dimensionen, die die Basis dafür darstellen können, was wir unter guter Psychiatrie verstehen sollten: die betroffenen Menschen, das Hilfesystem, die Region und die Gesellschaft. Auf allen vier Dimensionen müssen relevante Faktoren berücksichtigt werden, die die Betrachtung in isolierten Qualitätsparametern deutlich überschreiten (siehe Abbildung 5).

Die Sicherstellung einer möglichst hohen Qualität liegt sowohl im Interesse von Patienten und Angehörigen als auch der professionell Tätigen. Sie dient der Sicherung und kontinuierlichen Verbesserung der Versorgung. Das allgemeine Ziel ist dabei eine nach wissenschaftlichem Kenntnisstand und den vorhandenen Ressourcen entsprechende optimale Behandlung auf allen Versorgungsebenen (GAEBEL 1999; GROSSIMLINGHAUS u. a. 2017). Hierzu müssen Qualitätsmanagementstrukturen vorhanden sein, die qualitätssichernde und qualitätsverbessernde Maßnahmen umfassen. Qualitätsmanagement ist dabei ein methodischer Ansatz, der die im therapeutischen Selbstverständnis begründeten Qualitätsziele durch definierte, systematische, aufeinander abgestimmte organisatorische Maßnahmen und Methoden messbar machen soll. Diese systematischen organisatorischen Maßnahmen und Methoden sind primär universeller Art. Fachspezifische Qualitätsinitiativen, zum Beispiel die Entwicklung spezifischer Qualitätsindikatoren, nehmen jedoch eine zunehmend wichtige Rolle ein (KÖSTERS u. a. 2016).

ABBILDUNG 5 Qualitätsdimensionen auf verschiedenen Ebenen

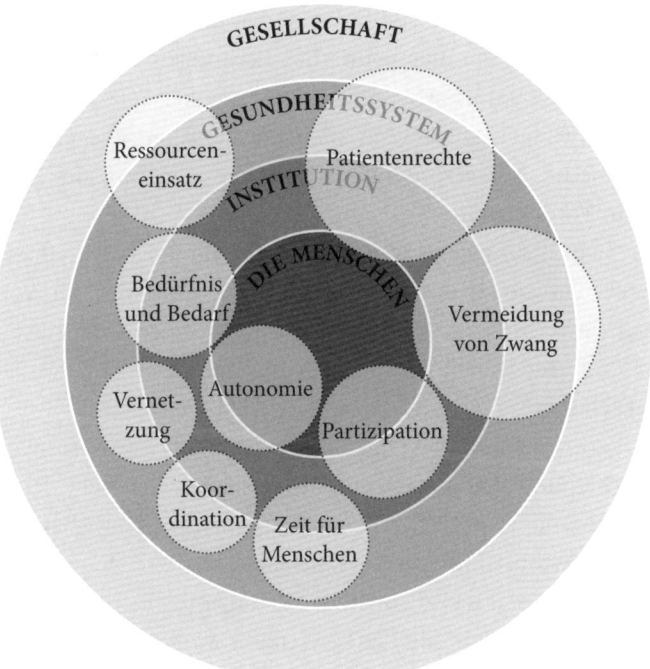

Es muss sehr ernsthaft diskutiert werden, ob die gängige Unterteilung von Qualitätsaspekten bzw. Qualitätskriterien in Struktur-, Prozess- und Ergebnisqualität geeignet ist, die Komplexität und die innere Verzahnung psychosozialer Gesundheitssysteme adäquat abzubilden. Die drei Qualitätskriterien lassen sich kaum isoliert voneinander beschreiben. Die Priorisierung unterschiedlicher Qualitätsmerkmale und deren Einfluss auf die Behandlungsergebnisse kann je nach Perspektive durchaus unterschiedlich ausfallen (KLIMKE u. a. 2015).

Aus der Sicht der Patienten und Angehörigen sind Diagnostik und Behandlung nach dem neuesten Stand der Wissenschaft, gute psychiatrisch-psychotherapeutische Behandlungsergebnisse, eine jederzeit qualifizierte Notfallversorgung, die frühzeitige Erkennung sich entwickelnder Erkrankungen, die sektorenübergreifende wohnortnahe Behandlung, langfristige Therapeutenkonstanz, intensive Unterstützung im psychosozialen Umfeld, frühzeitige Gewinnung der Freiwilligkeit mit möglichst geringem Einsatz von Zwangsmaßnahmen, Einbeziehung der Angehörigen sowie qualifizierte Mitarbeiterinnen und Mitarbeiter mit ausreichend Zeit für therapeutische Gespräche von besonderer Bedeutung.

Aus der Sicht der Kliniken und anderer Leistungserbringer stehen neben der möglichst hohen Qualität des medizinisch-psychiatrischen Leistungsangebots eine hohe Zufriedenheit von Mitarbeitenden und Patienten, eine kostendeckende Refinanzierung der therapeutischen Leistungen, sachgerechte Finanzierung der lokalen Strukturkosten ohne Notwendigkeit qualitätsmindernder personeller Einsparungen sowie eine effiziente konsiliarische psychiatrisch-psychotherapeutische Mitversorgung somatischer Kliniken am Allgemeinkrankenhaus im Vordergrund.

Aus der Sicht der Kostenträger geht es um die möglichst effiziente Behandlung unter sparsamem und zweckmäßigem Einsatz der zur Verfügung gestellten finanziellen Ressourcen, die Vermeidung einer Quersubventionierung von Investitionsmaßnahmen in Länderzuständigkeit bzw. von Defiziten somatischer Fachabteilungen und dazu möglichst weitgehende Transparenz und Überprüfbarkeit von Notwendigkeit, Effizienz und Ressourcenverbrauch der diagnostischen und therapeutischen Prozesse. Aus der Sicht der Bundesländer steht häufig die je nach Bundesland möglichst geringe bzw. allenfalls zweckmäßige Bezuschussung von Investitionen im Bereich psychiatrischer Krankenhäuser im Vordergrund sowie die Erwartung einer Teilfinanzierung der Maßnahmen aus Eigenmitteln der Leistungserbringer.

Aus Sicht des Bundes und einzelner Bundesländer (je nach politischer Fraktion) ist die »Kostendeckelung« unter Fortschreibung vorhandener Versorgungsstrukturen, die Überwindung der sektoralen Finanzierungsgrenzen (etwa § 64b-Projekte) oder auch die weitgehende Beibehaltung des bisherigen Systems gefordert (HAUTH 2015; KLIMKE u. a. 2015). Eine besondere Bedeutung kommt sicherlich auch der Versorgungsforschung und der Versorgungsökonomie zu.

Weiterhin treten funktionale Aspekte von Qualität, die sich auch verbreitet in der Wirtschaft finden, in den Vordergrund. So ermöglicht beispielsweise das EFQM-Modell eine ganzheitliche Sicht auf die erforderlichen Prozesse und Strukturen (MOLL u. a. 2021). »Excellence« ist dabei die überragende Vorgehensweise in der Führung der Organisation und beim Erzielen von Ergebnissen auf der Basis von acht Grundkonzepten: Nutzen für den Patienten schaffen, mit Vision, Inspiration und Integrität führen, mit Prozessen managen, erfolgreich sein durch Menschen, Kreativität und Innovation fördern, Partnerschaften gestalten, Verantwortung für eine lebenswerte Zukunft übernehmen sowie ausgewogene Ergebnisse erzielen (GROSSIMLINGHAUS u. a. 2017).

Settingunabhängige Qualität

Neben der Unterteilung von Qualitätsmerkmalen in verschiedene Dimensionen ist die Tatsache, dass in den verschiedenen Behandlungsformen und Behandlungssettings – ambulant, gemeindenah, teilstationär und vollstationär – häufig auch unterschiedliche Qualitätsaspekte im Vordergrund stehen und differierende Qualitätskriterien verbindlich sind, von wesentlicher Bedeutung. Diese unterschiedlichen Vorstellungen davon, was jeweils unter einer guten Behandlung zu verstehen ist, nehmen auch Einfluss auf die Finanzierung in den jeweiligen Bereichen.

So ist eine gelingende und stabile Beziehungsgestaltung im ambulanten Bereich aufgrund der dort meist bestehenden prekären Finanzierung kaum möglich. Eine langfristige Beziehung unter den Bedingungen einer Quartalsfinanzierung, die im Schnitt gerade einmal den Aufwand eines einzigen therapeutischen Einzelgesprächs ausmacht, kann nicht gelingen. Das Fehlen verbindlicher Standards für nicht freiwillige Maßnahmen (und deren regelmäßige Überprüfung) in geschlossenen Heimen stellt diese häufig außerhalb der erforderlichen Qualität. Der häufige Beziehungsabbruch vor allem in großen stationären Einrichtungen lässt eine stabile Beziehungsgestaltung oft nicht zu. Übergreifende und für alle verbindliche Qualitätskriterien einschließlich der dafür erforderlichen Finanzierung sind unverzichtbar.

Das Patientenwohl als zentraler Maßstab der Qualität

Das Wohl der Patientinnen und Patienten ist der Maßstab für alle Maßnahmen der Prävention, Behandlung und Rehabilitation. Auch wenn das »Patientenwohl« als Orientierung und die daraus abzuleitende Fürsorge für die Menschen mit psychischen Erkrankungen durch die Gefahr des Paternalismus belastet sind, kann und dürfen sie als ein wesentlicher Maßstab psychiatrischen Handelns auf allen Ebenen nicht aufgegeben werden. Gerade in der Abgrenzung zu primär an ökonomischen Erfordernissen ausgerichteten Maßnahmen ist der Bezug auf das Patientenwohl als »normatives Leitprinzip der Gesundheitsversorgung« nicht verzichtbar.

Der Deutsche Ethikrat hat in seiner *Stellungnahme zum Patientenwohl als ethischer Maßstab für das Krankenhaus* die »selbstbestimmungsermöglichende Sorge«, die Gewährleistung guter Behandlungsqualität und die Beachtung von Zugangs- und Verteilungsgerechtigkeit als wesentliche Kriterien herausgestellt. Gleichzeitig wurde aber auch auf die Gefahren verwiesen, die mit dem Begriff des Patientenwohls verbunden sein können: »Die aus der Debatte um den Paternalismus bekannte Haltung der bevormundenden Verantwortungsübernahme ist grundsätzlich als Gefahr allerdings auch im Care-Konzept angelegt. Umso mehr kommt es darauf an zu überprüfen, wie sich die jeweiligen Beziehungen gestalten, und darauf zu achten, dass der andere als selbstkompetentes Subjekt anerkannt und in seiner Situation als eines geschwächten, auf Hilfe angewiesenen Mitmenschen ermutigend unterstützt wird.« (Deutscher Ethikrat 2016)

Bedeutung von Autonomie und Selbstbestimmung

Die Begriffe der Autonomie und Selbstbestimmung spielen im psychiatrischen Kontext eine überragende Rolle. Das war nicht immer so, aber in den letzten beiden Jahrzehnten ist die Diskussion darüber prägend geworden. Die Autonomie des Menschen als wesentliches Prinzip ist nicht nur ein unverzichtbarer Bestandteil einer modernen Medizinethik, sondern sie bildet die Grundlage besonders für psychiatrisches Handeln. Der »freie Wille« als eine wesentliche Voraussetzung autonomer Entscheidungen ist gerade unter dem Blickwinkel der Autonomie ein wichtiger Aspekt psychischer Störungen und Erkrankungen. Nicht unerwähnt bleiben darf dabei jedoch die kontroverse Diskussion darüber, inwieweit Willensbekundungen überhaupt frei sein können – im Sinne eines völlig fehlenden Einflusses äußerer und innerer Bedingungen und Einflussnahmen. Der freie Wille manifestiert sich in erster Linie wohl als die subjektiv empfundene Fähigkeit eines Menschen, bei verschiedenen Wahlmöglichkeiten eine bewusste Entscheidung zu treffen – und auch bewusst auf etwas zu verzichten, also der »Fähigkeit zu einem autonomen Opfer«.

Dass es jedoch schwere psychische Erkrankungen gibt, die die Fähigkeit zur Autonomie vorübergehend beeinträchtigen oder gar aufheben, widerspricht dieser Ansicht nicht, sondern zeigt deutlich, dass die Autonomie des Menschen grundsätzlich eine individuelle Fähigkeit voraussetzt, nämlich jene, nach seinem eigenen und freien *Willen* zu handeln. Es muss deshalb Ziel allen psychiatrischen Handelns sein, eine unbeeinträchtigte Fähigkeit zur Selbstbestimmung möglichst schnell wiederherzustellen – mit der Folge, dass dann jedwede Handlung nur auf der Basis des Willens und der Zustimmung des Patienten geschehen darf.

Beziehung als zentrales Prinzip

Die gestaltete Beziehung ist der zentrale Aspekt des therapeutischen Geschehens in Psychiatrie und Psychotherapie. Sie zu erreichen und stabil zu halten ist ein unverzichtbares Ziel auf allen Ebenen von Unterstützung, Begleitung und Behandlung von Menschen mit psychischen Erkrankungen. Ein zentrales Merkmal gelungener Beziehung sind die Stabilität und Kontinuität der Beziehung. Diese werden im aktuellen Gesundheitssystem nur eingeschränkt ermöglicht. Am ehesten finden sie sich noch in manchmal jahrzehntelangen ambulanten Behandlungsbeziehungen. Insbesondere aber bei Menschen mit schweren psychischen Erkrankungen, die auch andere Settings der Behandlung benötigen und bei denen die Kontinuität der Beziehung von ganz besonderer therapeutischer Bedeutung ist, fehlt es häufig daran. Die Patientinnen und Patienten beschreiben zu Recht die Situation kritisch, dass bei jedem Wechsel des Therapeuten oder gar des gesamten therapeutischen Teams alle Informationen erneut mitgeteilt werden müssen und therapeutische Beziehung erst neu entstehen muss. Dass dies nicht ohne Verlust an Qualität geschehen kann, ist evident. Es kommt immer wieder zu Abbrüchen in der Beziehung – und damit zu einem Verlust an Behandlungsqualität (Fegert 2020).

Dass eine gelungene Beziehung auch die Voraussetzung für die Wirksamkeit therapeutischer Maßnahmen auf anderen Gebieten – auch in der Pharmakotherapie – darstellt, ist seit Langem gut belegt (Schöne-Seifert 2020).

Der Begriff der Beziehung umfasst natürlich auch problematische Gestaltungen von Beziehung. Das Spannungsfeld zwischen Bindung und Autonomie birgt eine Vielzahl von möglichen kritischen Situationen (Rosemann 2020). Das ist der Fall, wenn Beziehung als zu exklusiv in Bezug auf das betroffene Umfeld und die jeweiligen Helfer verstanden wird, wenn sie in die Gefahr von Abhängigkeit gerät, wenn sie ein zu großes Gefälle von Machtstrukturen aufweist und wenn in lang andauernden Beziehungen die Gefahr besteht, die notwendige therapeutische Distanz zu verlieren.

Umgang mit Behandlungen gegen den Willen

Die Frage, ob und ggf. unter welchen Bedingungen Behandlungen gegen den Willen eines Menschen mit einer schweren psychischen Erkrankung bzw. ohne dessen ausdrückliche Zustimmung erfolgen können und müssen, stellt die größte Herausforderung in ethischer, rechtlicher und – als Folge davon – auch in organisatorischer Hinsicht dar. Es herrscht weitgehende Einigkeit darüber, dass die Anwendung von Zwang nur gerechtfertigt werden kann, wenn aus dem Verhalten des Patienten eine schwerwiegende Gefährdung seiner selbst oder anderer Menschen droht, nur durch Zwangsmaßnahmen als Ultima Ratio unter Kontrolle zu bringen ist *und* wenn gleichzeitig dieser Gefährdung eine Unfähigkeit zur Selbstbestimmung aufgrund der psychischen Erkrankung zugrunde liegt (HELMCHEN 2021 a).

Diese Diskussion hat sich in den letzten Jahren verlagert: hin zu einer Betrachtung der Frage, welche Maßnahmen, Angebote und vor allem therapeutischen Haltungen geeignet sind, die Anwendung von Zwangsmaßnahmen zu verhindern bzw. abzukürzen. Die bevorzugte und im Vorfeld zu prüfende Anwendung »milderer Mittel« ist dabei in den meisten gesetzlichen Bestimmungen vorgeschrieben und soll auch richterlich überprüft werden. Dabei setzen jedoch Maßnahmen der Vermeidung von Zwang bereits sehr viel früher an, nämlich in der Gestaltung des therapeutischen Umfeldes – des therapeutischen Milieus –, der Schulung von Mitarbeiterinnen und Mitarbeitern, der Vermittlung ethisch tragfähiger Grundhaltungen sowie der Möglichkeiten zu einer adäquaten Finanzierung. Es ist im bestehenden Finanzierungssystem leider meist so, dass auf der Basis eines verkürzten Leistungsbegriffs zwar Maßnahmen zur Durchführung und Überwachung untergebrachter bzw. fixierter Patientinnen und Patienten personell und finanziell unterstützt werden, wogegen die Maßnahmen zur *Vermeidung* von Zwang nicht als für die Personalbemessung relevant angesehen werden.

Zwangsmaßnahmen und der zeitweilige Verlust von Autonomie stellen für die davon betroffenen Menschen fast immer eine große emotionale und körperliche Belastung dar (STEINERT u. a. 2019). Häufig bleiben sie auch im Nachhinein noch eine Belastung, die traumatisierend wirken kann. Ziel jeder Intervention muss deshalb die Deeskalation und Vermeidung von Maßnahmen gegen den Willen psychisch erkrankter Menschen sein. Es gilt, deren Rechte und Interessen zu sichern, gleichzeitig allerdings auch den berechtigten Schutzinteressen anderer Menschen Rechnung zu tragen. Das Bundesverfassungsgericht hat im Umfeld seiner wegweisenden Entscheidung über den Richtervorbehalt bei Fixierungsmaßnahmen auch die gesellschaftliche Verantwortung für diese Maßnahmen betont, da insbesondere eine Fixierung das massivste Mittel des Staates ist, das dieser gegenüber seinen Bürgern anwendet (Bundesverfassungsgericht 2018).

Die von der DGPPN 2018 herausgegebene S3-Leitlinie »Verhinderung von Zwang: Prävention und Therapie aggressiven Verhaltens bei Erwachsenen« gibt detaillierte, evidenzbasierte Empfehlungen, wie dies geschehen kann. Sie umfasst ein systematisches Review aller publizierten Interventionen zur Vermeidung und Reduktion von Zwangsmaßnahmen. Dies reicht von deeskalierender Gesprächsführung über Maßnahmen der Umgebungsgestaltung, über Behandlungsvereinbarungen und Nachbesprechungen bis hin zu komplexen Interventionen (DGPPN 2019b; STEINERT u. a. 2019).

Ein konkretes Beispiel für sinnvoll anzuwendende Maßnahmen gibt das Programm »Safewards« (LÖHR u. a. 2019). Dieses Programm zeigt die Bedeutung und Wirksamkeit von Beziehung und therapeutischem Milieu bei der Reduktion von Aggression und Gewalt im psychiatrischen Umfeld. Das Modell basiert auf einem theoretischen Konzept, das die Entstehung von Gewalt und Aggression als ein multifaktorielles und prozesshaftes Geschehen versteht. Es ist ein »lernendes System«, das inzwischen auch umfassend evaluiert werden konnte. Dabei ließ sich zeigen, dass die Umsetzung des Modells auch dazu führt, dass sowohl das Stationsklima als auch die Arbeitszufriedenheit in der Akutpsychiatrie verbessert werden konnten (JÄCKEL u. a. 2019).

Wesentliche Statements und Empfehlungen der Leitlinie »Verhinderung von Zwang: Prävention und Therapie aggressiven Verhaltens bei Erwachsenen« (DGPPN 2019b) sind:

Individuelle und institutionelle Bedingungen der Entstehung aggressiven Verhaltens Aggressives Verhalten in psychiatrischen Einrichtungen resultiert, zusammengefasst, aus dem Zusammenspiel individuellen Erlebens und Verhaltens auf Mitarbeiter- und Patientenseite, situativer Merkmale und einer Eskalationsspirale.

Institutionelle Voraussetzungen von Gewaltprävention Eine quantitativ und qualitativ ausreichende Personalausstattung ist unverzichtbar für die Vermeidung von Gewalt und Zwang und soll sichergestellt werden.

Eine geeignete und qualitativ hochwertige Architektur kann die Häufigkeit von Zwangsmaßnahmen und vermutlich auch von aggressiven Vorfällen reduzieren. Eine Berücksichtigung dieser Gesichtspunkte bei der Planung und beim Betrieb psychiatrischer Einrichtungen soll erfolgen.

Die Behandlung in psychiatrischen Einrichtungen und Stationen soll so gestaltet werden, dass die Einschränkung der Bewegungsfreiheit der psychisch erkrankten Menschen möglichst gering ist. Durchgängig oder zeitweise offene Türen können dazu einen wesentlichen Beitrag leisten. Das Ziel offener Türen soll aber nicht zulasten anderer wichtiger Aspekte von Autonomie und Sicherheit realisiert werden. Entscheidend ist eine Gesamtstrategie des möglichst weitgehenden Verzichts auf Restriktionen.

Alle Maßnahmen, die geeignet sind, Vertrauen und Zusammenarbeit zwischen psychisch erkrankten Menschen, Angehörigen und Professionellen zu verbessern, entfalten eine generalpräventive Wirkung bezüglich aggressiven und gewalttätigen Verhaltens. Dazu gehören zum Beispiel teambezogene Schulungsmaßnahmen, Behandlungsvereinbarungen, die regelhafte Einbeziehung von Angehörigen, kooperative Entscheidungsfindungen, Angebote unabhängiger Beschwerdeinstanzen, eine besondere Berücksichtigung geschlechts- und kulturspezifischer Bedürfnisse, Öffentlichkeitsarbeit, Entstigmatisierung, Krisendienste, Trialog und eine enge und vertrauensvolle Kooperation im gemeindepsychiatrischen Hilfesystem. Indirekt gewaltpräventiv wirkt auch ein dem wissenschaftlichen Erkenntnisstand entsprechendes therapeutisches Angebot.

Beziehung Die Interaktion mit psychisch erkrankten Menschen soll empathisch sein, mit dem Ziel, eine vertrauensvolle therapeutische Beziehung aufzubauen und die individuelle Sichtweise des Betreffenden wertfrei zu verstehen. Hierdurch können aggressive Vorfälle und die Häufigkeit von Zwangsmaßnahmen reduziert werden. Die Beziehung zu Patientinnen und Patienten sollte möglichst partnerschaftlich gestaltet werden und auf Vertrauen beruhen.

Intensive Betreuungsmaßnahmen sollten so gestaltet werden, dass sie einen Beziehungsaufbau ermöglichen, um Sicherheit für psychisch erkrankte Menschen zu gewährleisten und sie bei der Bewältigung ihrer Krisen zu unterstützen. Intensive Betreuungsmaßnahmen können daher nur von qualifizierten Mitarbeitenden durchgeführt werden.

Trialog, Selbsthilfe und Empowerment Der Beteiligung psychisch erkrankter Menschen und ihrer Angehörigen wird in den letzten Jahren zunehmend mehr Bedeutung beigemessen.

Wichtige Kooperationsprojekte zwischen psychisch erkrankten Menschen und Institutionen im Hinblick auf Zwang und Gewalt in der Psychiatrie könnten beispielsweise die Entwicklung und Evaluation von Behandlungsvereinbarungen oder Standards zu Zwangsmaßnahmen sein. Gewaltpräventiv wirksam könnten zudem die Beteiligung von psychisch erkrankten Menschen an der Planung von Baumaßnahmen, von Behandlungskonzepten, bei der Durchführung von Antistigmakampagnen, der Ausbildung von Professionellen, der Mitbehandlung anderer psychisch erkrankter Menschen sowie der Austausch im Rahmen von Trialogforen sein. Auch in der Forschung wird der Beteiligung von Betroffenen in der Wahl der Forschungsgegenstände und der Studiendesigns zunehmend größere Bedeutung beigemessen.

Behandlungsvereinbarungen Behandlungsvereinbarungen oder deren Varianten wie Krisenkarten sind geeignet, die vertrauensvolle Zusammenarbeit zwischen Behandelnden und psychisch erkrankten Menschen zu verbessern. Zwangsmaßnahmen im Kontext von Wiederaufnahmen können dadurch verhindert, verkürzt oder erträglicher gestaltet werden. Der Abschluss solcher Vereinbarungen soll psychisch erkrankten Menschen mit Zwangsmaßnahmen in der Vorgeschichte aktiv angeboten werden.

Behandlungsvereinbarungen sollten eine Verpflichtungserklärung seitens der Klinik und Absprachen zu folgenden Gesichtspunkten enthalten: Einschaltung einer externen Vertrauensperson, Informationsweitergabe, zuständige Station und dort bekannte Vertrauenspersonen, hilfreiche oder aber nicht gewünschte Medikamente, Deeskalationsmaßnahmen vor Zwangsmaßnahmen, ggf. Festlegung der subjektiv am wenigsten belastenden Form von Zwangsmaßnahmen, Regelung familiärer und sozialer Angelegenheiten. Patientenverfügungen ohne gegenseitige Absprachen können bei guter Sachkenntnis und Erfahrung ähnliche Zwecke erfüllen.

Ethnische Minoritäten Aggressives Verhalten tritt bei Menschen aus ethnischen Minderheiten oder mit Migrationshintergrund im Vergleich zu deutschen Patienten gleich häufig oder eher seltener auf. Ethnische Minderheiten haben ein tendenziell höheres Risiko, im Rahmen einer forensischen Unterbringung in stationär-psychiatrische Behandlung zu kommen und von Zwangsmaßnahmen betroffen zu sein, was auch auf die höheren Zugangsbarrieren zu freiwilliger Behandlung insbesondere schwer psychisch erkrankter Migrantinnen und Migranten hinweisen kann.

Interkulturelle und sprachliche Kompetenzen von Mitarbeitenden sollen genutzt werden. In Regionen mit hohem Anteil von Migrantinnen und

Migranten sollten Mitarbeitende mit entsprechenden Sprachkenntnissen und ggf. Migrationshintergrund beschäftigt und/oder Menschen mit Migrationshintergrund Zugang zu Sprach- und Kulturmittlern gewährt werden.

Geschlechtsspezifische Aspekte Hinsichtlich der Wahrscheinlichkeit aggressiven Verhaltens in psychiatrischen Institutionen und der Wahrscheinlichkeit, Zwangsmaßnahmen zu erleiden, können keine sicheren geschlechtsspezifischen Risiken festgestellt werden. Psychisch erkrankte Menschen tragen allgemein ein deutlich höheres Risiko physischer und sexueller Traumatisierungen nicht nur bei stationärer Behandlung, sondern generell (Lifetime-Prävalenz). Bei psychisch erkrankten Frauen liegt im Vergleich zu Männern eine noch höhere Prävalenz sexueller Traumatisierungen vor. Bei beiden Geschlechtern muss diesem Aspekt bei Maßnahmen gegen den Willen der Betroffenen, insbesondere Zwangsmaßnahmen, in besonderem Maße Rechnung getragen werden. Besonders sorgfältige Überlegungen mit einer entsprechend zurückhaltenden Abwägung von Sicherheitserfordernissen und möglichen Traumatisierungen sind bei Maßnahmen des Entkleidens vor Interventionen wie Isolierung und bei intramuskulären Injektionen erforderlich. Auch die Einstellung von Mitarbeitenden zu Zwangsmaßnahmen kann geschlechtsspezifische Besonderheiten aufweisen, die wahrgenommen und ggf. kritisch reflektiert werden sollten.

Effekte von Kombinationsprogrammen (Deeskalation und Abwehrtechniken) Im Rahmen von Aggressionsmanagement-Trainings sollen alle Mitarbeitenden in Deeskalationstechniken und Strategien zum Umgang mit aggressivem Verhalten geschult und trainiert werden, inklusive Techniken, die den Mitarbeitenden in jeder Phase der Eskalation aggressiven Verhaltens deeskalierende und sicherheitsfördernde Optionen bieten. Es soll eine Kombination von Deeskalationstechniken mit Abwehrtechniken und sicheren Interventionen zur Durchführung von freiheitsbeschränkenden Maßnahmen geschult werden.

Nachbetreuung für von Patientenübergriffen betroffene Personen Psychiatrische Einrichtungen sollten eine systematische Nachsorge für von Patientenübergriffen betroffene Mitarbeitende sicherstellen, die auf die Prävention psychischer Folgeerkrankungen zielt.

Ethische Grundlagen Die möglicherweise divergierenden Aspekte psychiatrischen Handelns – etwa Behandlung im Interesse des psychisch erkrankten Menschen einerseits, Sicherung im Interesse Dritter andererseits – soll psychiatrisch Tätigen in der Konfrontation mit aggressiven Verhaltensweisen bewusst sein. Sie sollen bedenken, dass Menschen mit psychischen Erkrankungen häufig traumatisiert sind und dass freiheitsbeschränkende Maßnahmen zu weiteren erheblichen psychischen Folgen und einer Erschwerung künftiger psychiatrischer Behandlung führen können. Soweit die rechtlichen Rahmenbedingungen Entscheidungsspielräume lassen, soll geprüft werden, ob ein völliger Verzicht auf Zwang (zum Beispiel mit Entlassung aus der Behandlung) eine verantwortbare und möglicherweise mittelfristig bessere Alternative darstellt. Freiheitsbeschränkende Maßnahmen dürfen nicht als Sanktion missbraucht werden.

Entscheidungen über freiheitsbeschränkende Maßnahmen gegen den Willen von Patienten bedürfen immer ethischer Klärungen: Ist im Rahmen einer psychischen Erkrankung die Entscheidungsfähigkeit der Patientinnen und Patienten aktuell eingeschränkt? Sind die beabsichtigten Maßnahmen verhältnismäßig im Hinblick auf das angestrebte Ziel? Welche Form der Anwendung von Zwang ist am wenigsten eingreifend in die Rechte der Betroffenen, wenn Alternativen ohne Zwang nicht realisierbar sind?

Psychotherapeutische und psychosoziale Interventionen Strukturierte Trainingsprogramme als Einzel- oder Gruppenbehandlung können zur Behandlung wiederkehrenden aggressiven Verhaltens bei unterschiedlichen psychischen Störungen eingesetzt werden.

Partizipation

Die Notwendigkeit partizipativer Entscheidungsfindungen besteht auf allen Ebenen psychiatrischer Behandlung. Partizipation ist aber mehr als nur eine Form der Beteiligung von Patienten an vorgeschlagenen Maßnahmen der Behandlung oder ein zwar regelhafter, aber nicht selten nur formal und eher oberflächlich betriebener trialogischer Prozess. Partizipation muss integraler Bestandteil jeder therapeutischen Beziehungsgestaltung sein. Die partizipative Entscheidungsfindung (»Shared Decision Making«) ist als ein Interaktionsprozess zu verstehen, an dem Patient und Behandelnder aktiv beteiligt sind und auf Basis geteilter Informationen und Präferenzen eine gemeinsam verantwortete Entscheidung treffen (DGPPN 2019a). Sie hat Leitlinienniveau und stellt damit den konsentierten wissenschaftlichen Standard psychiatrisch-psychotherapeutischen Handelns dar.

Eine partizipative Entscheidungsfindung kann nur auf einer vertrauensbildenden und patientenzentrierten Basis erfolgen. Eine umfassende Informiertheit der Patientinnen und Patienten über alle Aspekte einer Behandlungsmaßnahme ist zwingende Voraussetzung für eine wirksame Partizipation. Gleichermaßen ist die aktuelle Entscheidungsfähigkeit, die aufgrund der Schwere der Erkrankung beeinträchtigt sein kann, zu berücksichtigen.

Ein ganz wesentlicher Aspekt von Partizipation ist die Einbindung von Menschen, die eigene Erfahrungen mit psychischer Krankheit haben. Auch dies ist bereits Leitlinienstandard. Die unterschiedlichen Bezeichnungen von Menschen in dieser Funktion als »Genesungsbegleiter«, »Menschen mit EX-IN-Ausbildung«, »Peers« oder »Experten aus Erfahrung« beschreiben die Tatsache, dass ein einheitliches und konsentiertes Berufsbild noch nicht existiert, jedoch ist zu fordern, dass auf der Basis der schon vorhandenen Empirie durch den Gemeinsamen Bundesausschuss auch verbindliche und an der Versorgungsqualität orientierte Standards entwickelt werden. Menschen mit der eigenen Erfahrung einer psychischen Erkrankung müssen bereits frühzeitig in Planungs- und Entwicklungsprozesse jeder Versorgungsstruktur eingebunden und auch im Bereich der Forschung auf Augenhöhe tätig werden können.

Ein umfassendes Verständnis von Verantwortung

So schwer der Begriff »Verantwortung« im Zusammenhang mit psychiatrischen Versorgungs- und Gesundheitssystemen einzugrenzen ist, so umfassend und bedeutsam ist er. Es zeigt sich auf allen Ebenen, dass Zusammenarbeit, Kooperation oder Vernetzung ohne eine konkrete Verantwortungsübernahme der beteiligten Institutionen und beteiligten Menschen weitgehend wirkungslos bleiben. Eines der Grundprobleme im aktuellen Versorgungssystem ist es, dass Verantwortung, Kompetenz und Gestaltungsmacht in unterschiedlichen Händen und bei ganz verschiedenen Institutionen liegen. So wird es kaum gelingen, einen Kostenträger zu Investitionen in Prävention zu bewegen, wenn er nicht gleichzeitig auch an den positiven ökonomischen Folgen partizipieren kann. Auch wird es nicht gelingen, Menschen dazu zu bringen, Verantwortung in Krisensituationen zu übernehmen, wenn sie sehen, dass andere Beteiligte sich dieser Verantwortung entziehen.

Unser fragmentiertes Versorgungssystem begünstigt die Aufteilung – und damit die Unverbindlichkeit – von Verantwortung, weil nicht nur die Zuständigkeiten, sondern auch die Einflussmöglichkeiten fragmentiert sind. Deshalb ist ein Bezug auf die gesamte Population in einer umschriebenen Region unabdingbar (DEISTER & WILMS 2014). In populationsorientierten Versorgungssystemen übernehmen die Leistungserbringer sehr konkret die Verantwortung für mögliche Morbiditätssteigerungen und die damit eventuell auch bestehenden Kostenrisiken. Allerdings kann hier die Verantwortungsübernahme nur gelingen, wenn gleichzeitig auch die Möglichkeiten gegeben sind, den Behandlungsprozess zu gestalten und zu steuern. Grundsätzlich erscheint es erforderlich, dass die vorhandenen Ressourcen innerhalb eines Systems nach dem Maß der Leistungsbereitschaft und der Übernahme von Verantwortung für das *gesamte* System bestimmt werden. Als Grundlage dafür müssen einheitliche und von allen Beteiligten akzeptierte Qualitätskriterien dienen.

Die schwierige Frage der Gerechtigkeit

Der Begriff der Gerechtigkeit ist – bezogen auf die Frage der psychiatrischen Versorgung – sicherlich eines der komplexesten und auch widersprüchlichsten Konstrukte. Er steht meist im Kontext der Verteilungsgerechtigkeit, eventuell mit der Bedarfs- und der Leistungsgerechtigkeit. Auch im Zusammenhang mit Patientenrechten – und hier insbesondere der Vermeidung von Zwangsmaßnahmen – wird regelmäßig auf Recht, Unrecht und Gerechtigkeit verwiesen. Aber »Gerechtigkeit« in der psychiatrischen Versorgung muss darüber hinausgehen (DEISTER 2019b).

Gerechtigkeit in der Versorgung nimmt Bezug auf die Bedürfnisse und den Bedarf der Menschen. Nur ein Versorgungssystem, das die vielfältigen Wechselwirkungen zwischen Bedürfnis, Bedarf, verfügbaren Ressourcen und fachlichen Möglichkeiten berücksichtigt, kann im umfassenden Sinn »gerecht« sein. Der Begriff der Gerechtigkeit mag bezogen auf die Frage der Ressourcenverteilung und der Personalbemessung befremdlich – ja, auch irritierend – erscheinen, tatsächlich aber geht es genau darum. Wir beziehen den Begriff auf die Personalbemessungsdebatte und auf die Erfüllung von Vorgaben der Leitlinien. Bezogen auf die Schaffung von Qualität in der Versorgung ist es aber unerlässlich, Gerechtigkeit auch auf die Bedürfnisse und den Bedarf der betroffenen Menschen sowie auf die verfügbaren Ressourcen in die Diskussion zu beziehen. Ein gerechtes System der Personalbemessung muss zu einem Ausgleich zwischen den einzelnen Aspekten beitragen, die in die Bemessung eingehen. Eine Vernachlässigung oder gar ein Ausblenden einzelner dieser Aspekte führt dazu, dass der zentrale Aspekt der Orientierung an Bedürfnis und Bedarf der betroffenen Menschen ignoriert wird.

Nur ein normatives Vorgehen, das die Bedarfe und die Bedürfnisse der betroffenen Menschen, die durch die Gesellschaft zur Verfügung gestellten Ressourcen, die erbrachten Leistungen sowie die durch Leitlinien vorgegebenen Standards in gleicher Weise berücksichtigt, kann gerecht sein. Diese Dimensionen von Gerechtigkeit sind nicht voneinander unabhängig, sondern bedingen sich gegenseitig. Nur in den vielfältigen Wechselwirkungen dieser Dimensionen kann Qualität in der psychiatrisch-psychotherapeutischen Versorgung gewährleistet werden.

Ein entsprechendes normatives Vorgehen wird dazu führen, dass ein breit akzeptiertes und zukunftsfähiges System entstehen kann. Ein in diesem Sinn normatives Vorgehen bedeutet nicht, dass empirische Faktoren keinen Einfluss haben dürfen, aber sie müssen aus diesen Rahmenbedingungen bewertet und zu ihnen in Bezug gesetzt werden.

Die Bedeutung der Ökonomie

Die medizinisch-psychiatrischen Behandlungskonzepte – und damit auch die Behandlungsqualität – werden in allen Bereichen der Psychiatrie notwendigerweise durch die jeweiligen ökonomischen Rahmenbedingungen beeinflusst. Das Spannungsfeld zwischen einem primär an ökonomischen und einem primär am Patientenwohl orientierten psychosozialen Gesundheitssystem prägte die Versorgungsrealität auch in der Psychiatrie und Psychotherapie der letzten Jahrzehnte. Der Einfluss wirtschaftlicher Parameter auf Behandlungsentscheidungen ist deutlich gewachsen. Dazu haben insbesondere jene grundlegenden Veränderungen im Gesundheitswesen, die zunehmend durch eine pauschalierende Finanzierung gekennzeichnet sind, sowie die fortbestehende Begrenztheit der zur Verfügung stehenden finanziellen Ressourcen beigetragen. Diese Entwicklungen repräsentieren in erster Linie die periodisch sich verändernden gesellschaftlichen Erwartungen und Anforderungen an ein psychosoziales Gesundheitssystem.

Dabei geht es nicht primär darum, ob die psychiatrische Versorgung dem Einfluss ökonomischen Denkens unterliegt, sondern darum, ob die ökonomische Perspektive prägend für die zu treffenden Entscheidungen wird – sowohl auf der Ebene des Gesundheitssystems insgesamt als auch auf der Ebene des jeweils betroffenen Menschen. Der bedeutsamste Eingriff in die Realität der Behandlung erfolgt durch implizite Rationierung der zur Verfügung stehenden Ressourcen (DEISTER 2017 c; NAEGLER & WEHKAMP 2017). Diese Rationierung ist nicht Ausdruck eines breiten fachlichen oder gesellschaftlichen Diskurses über die Frage, welche Verantwortung die Gesellschaft für Menschen mit psychischen Erkrankungen übernimmt, sondern ergibt sich (scheinbar) zwingend aus den veränderten Strukturen der Finanzierung, die gerade auch in der Psychiatrie einen *direkten* Einfluss auf die Personalbesetzung nimmt.

Pauschalierende Finanzierungssysteme lassen sich von Finanzierungsformen abgrenzen, die primär an den konkreten und individuellen Bedürfnissen von Menschen mit psychischen Erkrankungen ausgerichtet sind. Ein vorwiegend an der finanziellen Bewertung erbrachter Einzelleistungen orientiertes

Finanzierungssystem (»Preissystem«) setzt Anreize dazu, bestimmte Leistungen aus primär ökonomischen Gründen zu erbringen und deutlich weniger das individuelle Bedürfnis der Patienten zu berücksichtigen. Entgeltsysteme, die den erforderlichen Aufwand für eine definierte Versorgungsaufgabe in den Vordergrund stellen (»Budgetsysteme«), setzen hingegen Anreize in Richtung einer an der Aufgabe orientierten Versorgungsform. Das Handeln im Spannungsfeld zwischen Mechanismen des renditeorientierten Marktes einerseits und den Strukturen staatlicher Regulierung und Planung andererseits prägt unsere Einstellung zur Versorgung von Menschen mit psychischen Erkrankungen maßgebend (DEISTER 2017 c). Jede Versorgungs- und jede Finanzierungsform ist deshalb aus der ethischen Perspektive daraufhin zu untersuchen, ob die dadurch gesetzten Anreize bzw. Fehlanreize geeignet sind, grundsätzlichen ethischen Prinzipien der Versorgung zu entsprechen bzw. eine ethisch problematische Fehlsteuerung zu vermeiden.

Herausforderung Klimawandel

Es setzt sich zunehmend mehr die Überzeugung durch, dass auch die Aspekte des drohenden tiefgreifenden Klimawandels auf die Frage der Qualität psychiatrischer Versorgung Einfluss nehmen müssen. In der Weise, wie die Folgen des Klimawandels das emotionale Wohlbefinden und die psychische Gesundheit beeinträchtigen können, in dem Maß müssen sich auch psychiatrisch-psychotherapeutische Versorgungssysteme damit auseinandersetzen, wie sie mit den drohenden bzw. den bereits eingetretenen Folgen umgehen werden (BUNZ & MÜCKE 2017). Der Umgang mit häufiger werdenden klimatisch bedingten Naturereignissen ist dabei nur eine der zu beachtenden Dimensionen. Die Auswirkungen des Klimawandels finden sich gleichzeitig in den Auswirkungen auf die sozialen Beziehungen des Menschen, deren Veränderung wiederum negative Folgen für das Ausmaß an Resilienz und psychischer Belastbarkeit hat.

Depressive Störungen, Angsterkrankungen, Anpassungsstörungen und somatoforme Störungen bis hin zu Posttraumatischen Belastungsstörungen nach Naturkatastrophen können sich als direkte oder (wahrscheinlich häufiger) indirekte Folgen des Klimawandels gehäuft manifestieren. Die Folgen der Klimaveränderungen auf die Psyche des Menschen sind in den letzten Jahren zunehmend zum Thema von Forschungsaktivitäten geworden. Dabei geht es auch darum, Gruppen von Menschen zu identifizieren, für die die psychischen und sozialen Auswirkungen einerseits besonders stark sind, die andererseits zudem oft wenig individuelle Möglichkeiten haben, diesen Auswirkungen zu begegnen, sei es aufgrund bestehender psychischer Erkrankungen oder geringer Resilienz.

»Wir wissen zu wenig über Gesundheitsförderung« – Bettina Wilms

Dr. med. Bettina Wilms, Fachärztin für Psychiatrie und Psychotherapie (Systemische Therapie, Verhaltenstherapie), ist Institutions- und Organisationsberaterin sowie seit 2004 Chefärztin der Kliniken für Psychiatrie, Psychotherapie und Psychosomatik in verschiedenen Allgemeinkrankenhäusern: zunächst in Nordhausen, seit 2016 im Saalekreis am Standort Querfurt. Seit 2006 ist sie Mitherausgeberin der Zeitschrift *Psychotherapie im Dialog* und Mitorganisatorin des Netzwerks »Steuerungs- und Anreizsysteme für eine moderne psychiatrische Versorgung«. Seit 2016 gehört sie zum Geschäftsführenden Ausschuss des Arbeitskreises der Chefärztinnen und Chefärzte der Kliniken für Psychiatrie und Psychotherapie an Allgemeinkrankenhäusern in Deutschland (ackpa), seit 2021 ist sie Mitglied im Vorstand der DGPPN.

Frau Wilms, was hat Sie veranlasst, psychiatrisch und psychotherapeutisch zu arbeiten?
Das war Agnes. Agnes ist die Nachbarin meiner Eltern gewesen und mit Agnes hat mich über viele Jahre eine altersungleiche Frauenfreundschaft verbunden. Agnes war Jahrgang 1920 und Tochter eines deutschen Psychiaters, der in der Zeit des Nationalsozialismus von Göttingen nach Lüneburg strafversetzt wurde – eine sehr ambivalente Figur, die von den Amerikanern nach 1945 die Aufgabe erhielt, das Landeskrankenhaus in Lüneburg zu leiten. Agnes war das, was man heute wahrscheinlich eine Sozialarbeiterin nennen würde, damals eine klassische Gemeindeschwester. Ich kannte Agnes, seit ich groß geworden bin, und unsere Freundschaft hat ab meinem Konfirmationsalter bestanden. Ihr großes Hobby war der Freundeskreis für Menschen mit Alkoholabhängigkeit. Den hatte sie in unserem Ort organisiert.

Wir waren uns einander nahe. Zu diesem Zeitpunkt wollte ich noch Journalistin werden und hatte mit Medizin nicht viel am Hut. Irgendwann, als ich 16 oder 17 war, hat sie mich gefragt, ob ich Zeit und Lust hätte, mit zu dieser Gruppe zu gehen. Es war eine trialogische Gruppe, würde ich heute sagen. Es waren Angehörige, Betroffene. Ich wurde als Gast mehr oder weniger akzeptiert. Das war der Kontakt, ohne den ich nicht in die Psychiatrie gekommen wäre. Unabhängig davon habe ich dann später ein freiwilliges soziales Jahr gemacht und angefangen, Medizin zu studieren. Die Idee, in die Psychiatrie zu gehen, wäre ohne diese engen Kontakte nicht zustande gekommen.

Heißt das, dass Sie ohne diese psychiatrische Absicht nicht Medizin studiert hätten?
Was mich an dem Kontakt mit Agnes interessiert hat, waren die Geschichten der Menschen. Die Geschichten, die sie erzählen konnte, aber auch alle Leute mit ihren verschiedenen Persönlichkeiten, die ich teilweise total beeindruckend fand.

Wenn Sie einmal Ihre Erwartungen oder Ideen, die Sie damals von der Psychiatrie hatten, aus der heutigen Perspektive betrachten: Ist etwas von dem, was Ihnen damals Spaß gemacht hat, auch so gekommen?
Na ja, ich hatte das große Glück, dass ich dank Agnes und ihrer Kontakte Italienisch gelernt habe. Relativ früh im Medizinstudium, als ich noch Neurochirurgin werden wollte, aber trotzdem die Idee hatte, ich müsste einmal nach Italien gehen und die dortige Psychiatrie kennenlernen. Die Station in dem Krankenhaus dort war fürchterlich: gekachelt, insgesamt vier große Zimmer mit je sechs Betten, aber es war eine andere Form des Umgangs mit den Menschen. Das war in Pavia, einer Region, in der fast ausschließlich ambulant behandelt wurde. Wir hatten 24 Betten für 180.000 Einwohner. Schlimmstenfalls konnte man die 24 Betten auf insgesamt 32 erhöhen, aber das war es dann auch.

Die Versorgung lebte von einem Ambulatorium, was ich total beeindruckend fand. Ich kam aus Gießen, ich hatte das Zentrum für Psychosomatische Medizin kennengelernt, ich war studentische Hilfskraft. Der Chef in Italien erzählte ernsthaft, dass sie auch Patienten und Patientinnen mit Angsterkrankungen zu Hause aufsuchten. Jeder in Deutschland hätte gesagt, dass jemand, der eine Phobie hat, sich schon selbst zu seinem Therapeuten bewegen müsste. Aber in Italien haben sie gefragt: Wo ist der Unterschied? Wenn jemand das Haus nicht verlassen kann, dann muss man dorthin. Das ist etwas, was ich später wiedergefunden habe in der Arbeit in Institutsambulanzen und was auch ich sehr häufig gemacht habe, allerdings nicht im stationären Bereich, denn da habe ich immer wieder die Limitationen erlebt.

War es Agnes eigentlich recht, dass sie Sie in die Psychiatrie gebracht hat?
Ich glaube, sie hätte gesagt, dass ich auf keinen Fall sagen solle, dass es ein

Auftrag von ihr war. Heute würde ich denken, es war so ein innerer »Auftrag«. Agnes selbst hat sich als »Angehörige« bezeichnet. Sie hätte über sich gesagt: »Ich bin Tochter eines Psychiaters und ich bin Angehörige einer suchtkranken Schwester.« Für mich würde ich sagen, dass ich über eine solche charismatische Helferin in die Psychiatrie gelangt bin.

Wenn Sie vor zehn Jahren gefragt worden wären, wie die Psychiatrie in zehn Jahren wohl aussehen wird, also heute, was hätten Sie sich vorgestellt?
Vor zehn Jahren standen wir kurz vor dem § 64b des SGB V, also dem Paragrafen über Modellprojekte. Ich habe damals schon gedacht, dass es innerhalb von fünf, sechs Jahren möglich sein müsste, in jedem Bundesland ein Modell nach den Kriterien von SGB V zu errichten. Change Management braucht ja meistens vier bis fünf Jahre. Wir sind heute zehn Jahre weiter. Wir haben 14 Modellprojekte mit Globalbudget, und wir wissen, dass es nicht in jedem Bundesland gelungen ist und dass das ein ausgesprochen schwieriges Geschäft ist. Das hätte ich anders erwartet. Ich habe wirklich gedacht, dass dieses Gesetz eine Verflüssigung in unsere Strukturen bringt und dass es schneller geht. Ich bin – na ja – eines Besseren belehrt worden in dem, was ich gar nicht kann, nämlich Geduld.

Warum hat das nicht funktioniert? Warum ist es nicht so gekommen, wie Sie es erwartet hätten?
Diejenigen, die das Gesetz gemacht haben, hätten den Leuten sagen sollen: Wir wollen wirklich, dass das passiert. Der Gesetzgeber hat aber nur gesagt: Wir wollen das schon, aber ihr müsst euch einigen.

Aber ein Gesetz ist doch etwas, was eindeutige und in eine Form gebrachte Willensbekundung ist, oder nicht?
Ja, schon, aber ich habe in den letzten zehn Jahren gelernt, dass die politische Willensbekundung nicht heißt, dass das, was in diesem Willen bekundet wird, nicht umgangen werden kann. Politische Willensbildung muss in dem System, in dem wir leben, sehr konkret sagen, wie das zu passieren hat. Und wenn politische Willensbildung dabei stecken bleibt, dass sie nur sagt: »Wir wollen das«, dann wird es Institutionen geben, die ihre jeweils eigenen Interessen vertreten und die sich so lange dagegen stemmen, wie es irgend möglich ist. Ich glaube, dass genau das passiert ist.

Nun hat die Politik auch gesagt, dass sie eine leitliniengerechte Versorgung will. Die haben wir bis heute nicht bekommen. Wo ist das hängen geblieben?

Also, das ist jetzt sehr psychotherapeutisch gedacht, wenn ich das sage, aber ich versuche es mal: Natürlich können Eltern zu den Kindern sagen, wir wollen, dass ihr beide euch vertragt, nun findet mal eine Lösung, dass es gut wird. Ich denke, die Wahrscheinlichkeit ist hoch, dass die beiden Geschwister versuchen werden, ihre jeweiligen Interessen zu vertreten und die Idee der Eltern aus dem Blick verlieren. Und dass sie sich zwar einigen, aber zuerst dafür sorgen, dass jeder mit seinen Interessen irgendwie durchkommt. Jedoch die Idee nach dem Willen der Eltern, also das eigentliche Ziel der Übung, nicht umsetzen.

Nun haben wir es ja im Gesundheitssystem nicht mit Kleinkindern zu tun. Man sollte denken, dass sich erwachsene Menschen sehr wohl an einen formulierten Willen »erinnern« können. Aber sie probieren es. Und ich glaube, das ist es, was passiert ist in der aktuellen Gesetzgebung: Wir haben so viele Gremien und Möglichkeiten, unseren Willen zu vertreten, dass der Wille des Gesetzgebers aus dem Blick gerät.

Haben wir es also falsch gemacht?

Ja, aber das klingt so intentional. Ich glaube, dass daran sehr deutlich wird, dass unser Gesetzgebungssystem, das auf unsere Selbstverwaltung trifft, zusammen eher ein problemfokussiertes System ist und keine Lösungen produziert. Ich glaube, dass uns das an bestimmten Stellen, an denen es um einen eindeutigen ordnungspolitischen Rahmen geht, auf die Füße fällt.

Lassen Sie uns ein wenig über die Zukunft reden. Was ist Ihre Vision von der Psychiatrie? Wobei ich bewusst den Zeithorizont offenlassen möchte.

Meine Vision ist natürlich vernetzte Psychiatrie, eine vernetzte Psychiatrie, die eine psychotherapeutische Grundhaltung vertritt und sich an den Nutzerinnen und Nutzern orientiert. Mit diesen meine ich eben nicht nur jene Menschen, die als Patientinnen und Patienten zu uns kommen, sondern auch diejenigen, die wir im weiteren Sinne als unsere Kunden verstehen, also durchaus auch Institutionen, Betreuer, Angehörige, Nachbarn. Vernetzung ist wichtig, psychotherapeutische Grundhaltung ist wichtig und eine Orientierung daran, welchen Menschen wir dienen. Das verstehe ich wirklich so.

Haben Sie eine Idee oder eine Vorstellung davon, was »gute Psychiatrie« für die Zukunft ist? Was gehört dazu?
Dazu gehören die Dinge, die ich schon gesagt habe: Vernetzung, psychotherapeutische Grundhaltung, Orientierung an den Menschen. Wir haben ein riesiges Grundproblem mit unserem ökonomisch orientierten Gesundheitswesen, das letztendlich diejenigen Beziehungen, die Erfolg bringen, mit Beziehungsabbruch bestraft werden. Das halte ich für ein sehr großes Problem.

Menschen, die von einer schweren psychischen Erkrankungen betroffen sind und auch mehrfach in ihrem Leben, die werden bei positiven Entwicklungen in der Behandlung von ihren Ärzten immer wieder, wenn es ihnen besser geht, entlassen: aus dem Krankenhaus und / oder aus der Beziehung. Ich möchte keine Menschen von mir abhängig machen, aber ich möchte die Beziehung halten können, wenn das hilft. Aber das muss dann auch bezahlt werden. Unser Vorgehen ist hingegen oft so objektbezogen. Menschen sind aber keine Objekte. Mitmenschlichkeit wird an dieser Stelle bestraft und wir bekommen im Ergebnis eine Zerspaltung und Zergliederung. Das macht mir wirklich Sorgen.

Ich weiß nicht, wie man so etwas umsetzen soll. Ich weiß, dass dieser schmale Grat zwischen Abhängigkeit und einer hilfreichen und haltenden Beziehung schwierig durchzuhalten ist, insbesondere bei schweren Erkrankungen. Das ist wirklich eine große Aufgabe. Es könnte aber dazu führen, dass wir auch Menschen, die mit großer Vulnerabilität belastet sind, wachsen lassen können und vielleicht auch wir selbst an ihnen wachsen. Damit bekämen wir auch die Rückmeldung, wie es eigentlich jemandem geht, der es nach zehn Jahren auch mit einer so schlimmen Geschichte irgendwie hingekriegt hat, ein für sich passendes Leben zu führen.

Das System, das wir haben, weist hochgradige Dysfunktionalitäten auf. Ist das System krank?
Na ja ... Ich würde es gerne andersherum anschauen: Wir haben ganz viel Wissen darüber angesammelt, was Menschen in eine Posttraumatische Belastungsstörung bringen kann. Im Vergleich dazu wissen wir vergleichsweise wenig, wie sie damit wieder stark werden oder was davor schützen kann. Wir wissen aus meiner Sicht vergleichsweise wenig zur Salutogenese im Vergleich zu dem, was wir über Pathogenese wissen. Und wenn wir jetzt sagen, dass das System krank ist, dann kann man das natürlich machen, aber unser Gesundheitssystem kann vermutlich auch beides, und es sollte auf das sehen, was es kann, um Gesundheit zu fördern. Das System schaut auf die Teile, die Krankheit fördern. Ich

glaube aber nicht, dass deshalb das System krank ist. Ich denke vielmehr, dass das System auf die falschen Punkte sieht und die falschen Anreize setzt.

Ich gehe noch mal einen Schritt weiter: Wie kann ich das System gestalten und wo gibt es vielleicht Ansätze dazu, mehr davon zu tun, wodurch es wirklich funktional werden würde? Damit es wirklich das tut, was es zu tun vorgibt und was es tun muss, nämlich Gesundheit von Menschen zu fördern.

Also, das Erste ist, dass Menschen für professionelle Formen von *Beziehung* bezahlt werden sollten und dass man diese Beziehungsformen überall dort bezahlen sollte, wo Beziehungsgestaltung hilfreich und förderlich ist. Das ist natürlich wirklich eine radikal anmutende, sektorunabhängige Idee. Also, warum soll der niedergelassene Kollege, der mit seinem Patienten gut zurechtkommt, ihn nicht auch auf einer Station begleiten? Warum soll der Kollege, der auf der Station arbeitet, nicht auch einen Patienten langjährig ambulant behandeln? Das wäre aus meiner Sicht etwas, was man gezielt mit Anreizen unterstützen könnte. Damit könnte man den Beziehungsabbruch, den Beziehungsverlust, erst mal schon deutlich minimieren.

Was kann das Krankenhaus als Institution tun, um das zu erreichen?

Das Krankenhaus als Institution kann erst mal vor seiner eigenen Haustür kehren und die eigenen Sektorgrenzen beseitigen. Das ist mit den Modellprojekten ja gelungen. Die Beziehungsabbrüche, die es in jeder Klinik gibt, müssen wir heilen – soweit das geht jedenfalls. Ich arbeite selbst an zwei Standorten, und es ist natürlich nicht so, dass ich in Wolkenkuckucksheim lebe. Die ambulanten Kollegen, die weiter entfernt arbeiten, können nicht mal eben auf der Station arbeiten. Aber es muss ein Bemühen darum geben, gemeinsame Fallbesprechungen durchzuführen. Es muss ein Bemühen geben, dass wir Patienten und Patientinnen der Psychiatrischen Institutsambulanz in Krisenzeiten auf der Station besuchen. Das kann ein Krankenhaus leisten.

Was muss das Krankenhaus tun, um von den anderen Mitspielern im System nicht als Bedrohung erlebt zu werden?

Das Krankenhaus muss kooperieren. Das Krankenhaus muss nach draußen gehen. Meine Erfahrung ist, dass man unendlich viel gewinnen kann, wenn man Ärzte in die Praxen niedergelassener Kollegen zu Konsultationsgesprächen schickt. Je öfter man sich sieht, desto weniger kann man auch übereinander schimpfen.

Was müssen wir tun, damit es völlig schiefgeht?
Glauben, privilegierte Zugänge zur Wirklichkeit zu haben. Wissen zu meinen, wie es geht.

Was dürfen wir also nicht tun?
Den Menschen zu sagen, was sie tun müssen. Die Augen zu rollen, wenn ein Arztbrief eines Kollegen kommt oder wenn die Einweisung eines Patienten erfolgt, bei dem die Medikation mal wieder nicht so ist, wie man sich das vorgestellt hat.

Die Würde des Menschen – ethische und rechtliche Rahmenbedingungen

*»Die Gesundheit und das Wohlergehen meiner Patientin
oder meines Patienten werden mein oberstes Anliegen sein.
Ich werde die Autonomie und die Würde meiner Patientin
oder meines Patienten respektieren. Ich werde den höchsten
Respekt vor menschlichem Leben wahren.«*
Genfer Gelöbnis. Weltärztebund 2017

Die ethischen Anforderungen an uns alle gehören zu den brisantesten Fragen, die sich einer Gesellschaft stellen. Für die Psychiatrie gilt dies in besonderer Weise, auch weil es hier Nachholbedarf auf vielen Ebenen gibt. Das Bewusstsein über die ethisch relevanten Voraussetzungen psychiatrischen Handelns hat sicherlich in den letzten Jahren zugenommen. Die Umsetzung ethischer Anforderungen auch in schwierigen und akuten Situationen muss aber noch mehr zu einer unverzichtbaren Selbstverständlichkeit werden. Die Überlegung, ob Konzepte zur Weiterentwicklung der Psychiatrie diese auch tatsächlich zukunftsfähig machen, wird sich daran entscheiden, in welchem Maße es gelingt, überzeugende Antworten auf ethisch relevante Fragestellungen zu geben. Die Unantastbarkeit der Würde des Menschen und die daraus abzuleitenden Folgerungen dürfen keine wenig verbindliche Randbedingung sein, sondern sie müssen den Kern dieser Konzepte ausmachen.

Diese Feststellung mag banal klingen – und ist genau das nicht. Es kann nämlich nicht nur um Anforderungen an eine Ethik des Individuums gehen, sondern ethische Erwägungen müssen in gleicher Weise die Ebene der Versorgungsstrukturen und die des Gesundheitssystems insgesamt umfassen. Eine eigenständige »psychiatrische Ethik« oder eine Ethik *der* Psychiatrie sollte es nicht geben müssen – und gibt es auch nicht. In der Psychiatrie sollen nämlich grundsätzlich keine anderen ethischen Bedingungen gelten als in anderen Bereichen der Medizin oder auch in anderen Bereichen der Gesellschaft. Wohl aber sollte es einen ethischen Kanon *für* die Psychiatrie geben – eine Ethik *in* der Psychiatrie. Eine solche Ethik kann keine »Spezialethik« für Patientinnen und Patienten im Allgemeinen oder für Menschen mit psychischen Erkrankungen im Besonderen sein. Deshalb sollten wir auch nicht von einer »Patientenautonomie« als einer scheinbar besonderen ethischen Bedeutung sprechen, sondern es sollte selbstverständlich sein, dass die dem Menschen grundsätzlich innewohnende Autonomie nicht verloren geht, nur weil aus dem gesunden Menschen ein Mensch mit einer psychischen Erkrankung – also ein Patient – geworden ist.

Wir brauchen eine Ethik in der Psychiatrie

Die Ethik des Hippokrates von Kos (ca. 460 – 370 v. Chr.) hat über Jahrhunderte die gesamte Medizin geprägt und auch das psychiatrische Denken und Handeln über einen langen Zeitraum grundlegend beeinflusst. Das Handeln im weitgehend dichotomen Spannungsfeld zwischen »Benefizienz« (also dem Nutzen für den Patienten) bzw. der »Non-Malefizienz« (dem Nicht-schaden-Dürfen) und der damit im Zusammenhang stehende Paternalismus in der Beziehung zwischen Arzt und Patient sind aber schon länger nicht mehr geeignet, um die Anforderungen einer Psychiatrie von heute zu bewältigen, geschweige denn den Herausforderungen für eine Psychiatrie von morgen gerecht zu werden. Auf dem Weg von einer bewahrenden zu einer therapeutischen Psychiatrie sind erweiterte Konzepte erforderlich, insbesondere das heute weithin anerkannte Wechselspiel von Autonomie und Selbstbestimmung, Fürsorge, Schadensvermeidung und einer gerechten Ressourcenverteilung (BEAUCHAMP & CHILDRESS 2013; Hinterhuber 2016).

Der Begriff der Menschenwürde steht immer in der Gefahr, zu einer vermeintlichen Selbstverständlichkeit reduziert zu werden. Für Menschen mit psychischen Erkrankungen stellt jedoch der durchgängige und stabile Bezug auf die grundlegenden Menschrechte und insbesondere die Anforderungen der Menschenwürde eine unverzichtbare Grundlage allen Denkens und Handelns dar. Die Formulierung der »Allgemeinen Erklärung der Menschenrechte« der Vereinten Nationen bildet die Basis der gerade auch in der Psychiatrie erforderlichen und geforderten Verhaltensweisen: »Alle Menschen sind frei und gleich an Würde und Rechten geboren. Sie sind mit Vernunft und Gewissen begabt und sollen einander im Geiste der Brüderlichkeit begegnen.«

Notwendige Fragen der Selbstbestimmung und der Selbstbestimmungsfähigkeit, der Partizipation und ganz besonders die Problematik von Maßnahmen gegen den Willen des Patienten lassen sich nur auf der Basis der Auseinandersetzung mit den grundlegenden menschenrechtlichen Rahmenbedingungen beantworten. Dabei ist Menschenwürde ohne Zweifel mehr als nur die Beachtung der Autonomie des Menschen, sondern sie bildet eine tiefergehende Basis, auf der sich die notwendigen und oft schwierigen Fragen der therapeutischen Beziehung beantworten lassen. Die sorgfältige Beachtung der grundlegenden

Menschenrechte und der Respekt vor der Würde des Menschen sind gerade in Deutschland vor dem Hintergrund der systematischen Ermordung von Menschen mit psychischen Erkrankungen in der Zeit des Nationalsozialismus unverzichtbar (ACHATZ & KNOEPFFLER 2014; STOECKER 2014).

Die Herausforderung für eine zukunftsfähige ethische Haltung und für ethisches Handeln in der Psychiatrie besteht darin, ethische Aspekte auf den verschiedenen Handlungsebenen – Individuum, Versorgungssystem, Gesundheitssystem– in eine ausgewogene und tragfähige Beziehung zueinander zu setzen. Auf der Ebene des Individuums ergeben sich daraus insbesondere Fragen der Partizipation der Menschen mit psychischen Erkrankungen an allen Entscheidungen, die sie selbst betreffen, und die Frage, wie eine therapeutische Beziehung so gestaltet werden kann, dass sie Selbstbestimmung und Fürsorge miteinander verbindet. Auf der Ebene der Struktur des Versorgungssystems ergeben sich daraus unter anderem Fragen dazu, wie die Versorgung gestaltet sein muss, um Zwangsmaßnahmen zu vermeiden, oder wie es gelingen kann, jeweils ein Behandlungssetting für Patienten bereitzustellen, das sie gerade benötigen. Auf der Ebene des Gesundheitssystems insgesamt geht es etwa um die Ressourcenverteilung, den Einfluss der Ökonomie auf Behandlungsentscheidungen und um Ethik in der Forschung (siehe Abbildung 6).

ABBILDUNG 6 Ebenen einer Ethik für die Psychiatrie

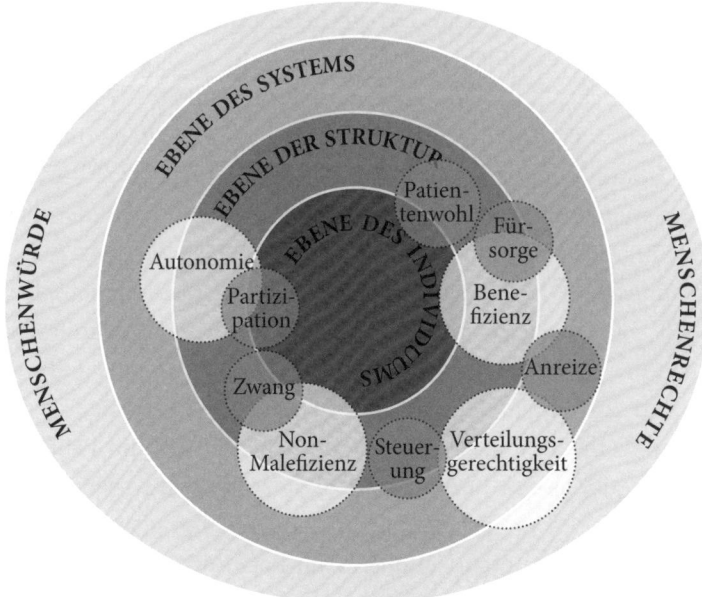

Das Recht der Patienten – mehr als nur eine Formsache

Der Respekt vor dem Recht und den daraus entstehenden individuellen Rechten der Patientinnen und Patienten stellt eine unverzichtbare Basis für jede Form von aktuellen und insbesondere auch von zukunftsfähigen Hilfe- und Versorgungskonzepten dar. Dies ergibt sich nicht nur aus der jeweiligen Gesetzeslage, sondern auch aus den ethischen Rahmenbedingungen in der Psychiatrie. Erst durch die sorgfältige Beachtung der komplexen rechtlichen Vorgaben lassen sich auch eingreifende Maßnahmen wie eine Behandlung ohne die Zustimmung des Patienten bzw. gegen seinen natürlichen Willen rechtfertigen. Auch bei zeitweilig aufgrund einer Erkrankung und deren Folgen notwendigen Einschränkungen einzelner Rechtsvorschriften kann und darf das Ziel und der Zweck dieser Einschränkungen aber immer allein die möglichst schnelle Wiederherstellung einer umfassenden Rechtssicherheit und damit die Sicherstellung aller Rechte der Patientinnen und Patienten sein.

Die Rechte der Patientinnen und Patienten sind auf nationaler und internationaler Ebene in zahlreichen einschlägigen Gesetzen und Verordnungen geregelt. Übergeordnete und umfassende Regelungen, die alle rechtlich relevanten Situationen von Patienten berücksichtigen und die konkret an der jeweiligen Lebenssituation oder dem Gesundheitszustand ausgerichtet sind, existieren allerdings bis heute nicht. Die Rechtsvorschriften sind zudem äußerst fragmentiert. Die wesentlichen Vorschriften finden sich in verschiedenen Büchern des Sozialrechts, im Leistungsrecht, im Zivil- und Strafrecht sowie in speziellen Gesetzen zu Patientenrechten. Übergeordnete Prinzipien sind insbesondere in den Bestimmungen des Grundgesetzes und denen der »Konvention der Vereinten Nationen über die Rechte von Menschen mit Behinderungen« (UN-BRK), die in Deutschland unmittelbar geltendes Recht darstellt.

Eine grundlegende Problematik ergibt sich daraus, dass die jeweils von einer Vorschrift betroffenen Personengruppen unterschiedlich definiert sind. Die Regelungen des Grundgesetzes beziehen sich in erster Linie auf alle Einwohnerinnen und Einwohner Deutschlands. Im deutschen Patientenrechtegesetz (»Gesetz zur Verbesserung der Rechte von Patientinnen und Patienten«) aus dem Jahr 2013 gibt es den Bezug auf Menschen, die sich wegen einer Erkrankung *einer medizinischen Behandlung* unterziehen, also »Patienten« sind. In der Konvention der Vereinten Nationen zum Recht der Menschen mit einer Behinderung wird dagegen ein breiter und im Wesentlichen funktionaler

Behinderungsbegriff angewendet. Demnach zählen zu den *Menschen mit Behinderungen* diejenigen, »die langfristige körperliche, seelische, geistige oder Sinnesbeeinträchtigungen haben, welche sie in Wechselwirkung mit verschiedenen Bereichen an der vollen, wirksamen und gleichberechtigten Teilhabe an der Gesellschaft hindern können«. In diesem Fall ist also der Begriff der Behinderung *nicht* deckungsgleich mit dem Bestehen einer psychischen (und / oder körperlichen) Erkrankung. Im deutschen Bundesteilhabegesetz (»Gesetz zur Stärkung der Teilhabe und Selbstbestimmung von Menschen mit Behinderungen«) findet sich der Bezug auf Menschen, die »an der gleichberechtigten Teilhabe an der Gesellschaft mit hoher Wahrscheinlichkeit länger als 6 Monate« gehindert sind. Hier wird also unter anderem ein Bezug auf die *Dauer* der Behinderung eingeführt. Andere Rechtsvorschriften beziehen sich ausschließlich auf die Gesamtheit der Menschen mit einer psychischen Störung oder auch einzelner Erkrankungen, auf den Rechtsstatus (etwa einer bestehenden Betreuung) oder auf das Lebensalter.

Es kann deshalb nicht verwundern, dass es tatsächlich nicht selten zu Situationen kommt, in denen es für die gleiche Problemkonstellation unterschiedliche Rechtsvorschriften gibt – und diese sind ebenfalls nicht selten sogar in sich widersprüchlich. Wir brauchen deshalb eine einheitliche Gesetzgebung!

Für eine zukunftsfähige Psychiatrie wäre es sehr wünschenswert – wahrscheinlich sogar erforderlich –, die jeweiligen Rechtsvorschriften in einer einheitlichen Systematik zusammenzufassen, um für Menschen mit psychischen Erkrankungen in jeder Alters- und Lebenssituation die notwendige Rechtssicherheit geben zu können. Es ist allerdings davon auszugehen, dass ein solcher Ansatz eine so tiefgreifende Veränderung bestehender Strukturen bedingen würde, dass zeitnahe oder auch nur mittelfristige Lösungen nicht zu erwarten sind. Dies insbesondere deshalb, weil in Deutschland zahlreiche Vorschriften (insbesondere im Unterbringungsrecht) der Gesetzgebung der Bundesländer unterliegen und somit häufig relevante Unterschiede innerhalb des gesamten Bundesgebiets bestehen. Es muss deshalb wohl davon ausgegangen werden, dass für zukünftige Konzepte noch über einen längeren Zeitraum die bestehende Gesetzeslage zugrunde gelegt werden muss.

ABBILDUNG 7 Die Rechte der Patientinnen und Patienten

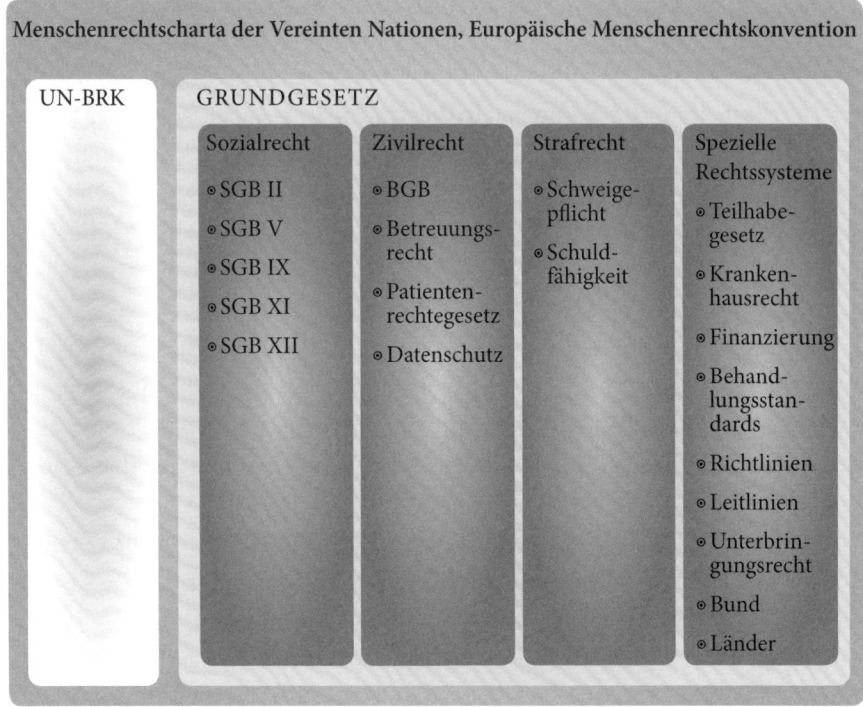

Die Rechte der Patientinnen und Patienten

Die auch für die Zukunft relevanten gesetzlichen Rahmenbedingungen sind im Wesentlichen:

Das Recht auf Würde Sehr eindeutig stellt das Grundgesetz für die Bundesrepublik Deutschland die Würde des Menschen in ihrem ersten Satz (Art. 1 GG) in den Vordergrund und verpflichtet die Gesellschaft darauf: »Die Würde des Menschen ist unantastbar. Sie zu achten und zu schützen ist Verpflichtung aller staatlichen Gewalt.« Auch die Allgemeine Erklärung der Menschenrechte der Vereinten Nationen gibt der Frage der Menschenwürde in ihrer Präambel den zentralen Platz: »Da die Anerkennung der angeborenen Würde und der gleichen und unveräußerlichen Rechte aller Mitglieder der Gemeinschaft der Menschen Grundlage von Freiheit, Gerechtigkeit und Frieden in der Welt bildet.« Die Konvention der Vereinten Nationen über die Rechte von Menschen mit Behinderungen (UN-BRK) konkretisiert die allgemeinen Menschenrechte aus der Perspektive der Menschen mit Behinderungen und vor dem Hintergrund ihrer spezifischen Lebenslagen. In der Präambel wird bekräftigt, »dass alle Menschenrechte und Grundfreiheiten allgemeingültig und unteilbar sind, einander bedingen und miteinander verknüpft sind und dass Menschen mit Behinderungen der volle Genuss dieser Rechte und Freiheiten ohne Diskriminierung garantiert werden muss«. In besonderer Weise wird auch in Artikel 15 der UN-BRK (Freiheit von Folter oder grausamer, unmenschlicher oder erniedrigender Behandlung oder Strafe) darauf hingewiesen, dass niemand ohne seine freiwillige Zustimmung medizinischen oder wissenschaftlichen Versuchen unterworfen werden darf.

Das Recht auf Gesundheit und Unversehrtheit Im deutschen Grundgesetz wird das Recht auf Würde in einen engen Zusammenhang gestellt mit dem Recht auf körperliche Unversehrtheit (Art. 2 Abs. 2 GG). Dabei gibt es auch Einigkeit darüber, dass die körperliche Unversehrtheit von der seelischen Unversehrtheit nicht getrennt werden kann. Die UN-BRK führt dieses Recht in mehreren Artikeln an, so in Artikel 15 (Freiheit von Folter oder grausamer, unmenschlicher oder erniedrigender Behandlung oder Strafe), in Artikel 17 (Schutz der Unversehrtheit der Person) und in Artikel 25 (Gesundheit). Zum Thema »Gesundheit« wird auch hier die Gesellschaft in die Pflicht genommen: »[...] die Vertragsstaaten anerkennen das Recht von Menschen mit Behinderungen auf das erreichbare Höchstmaß an Gesundheit ohne Diskriminierung aufgrund von Behinderung. Die Vertragsstaaten treffen alle geeigneten Maßnahmen, um zu gewährleisten, dass Menschen mit Behinderungen Zugang zu geschlechtsspezifischen Gesundheitsdiensten, einschließlich gesundheitlicher Rehabilitation, haben.« Eine ähnlich geartete Bestimmung findet sich auch in Paragraf 1 des Sozialgesetzbuchs V: »Die Krankenversicherung als Solidargemeinschaft hat die Aufgabe, die Gesundheit der Versicherten zu erhalten, wiederherzustellen oder ihren Gesundheitszustand zu bessern.« Der Paragraf 27 (Krankenbehandlung) führt ergänzend an: »[...] bei der Krankenbehandlung ist den besonderen Bedürfnissen psychisch Kranker Rechnung zu tragen, insbesondere bei der Versorgung mit Heilmitteln und bei der medizinischen Rehabilitation« (§ 1 Abs. 1 SGB V).

Das Recht auf freie Entfaltung der Persönlichkeit und Selbstbestimmung Gleichberechtigt neben das Recht auf Gesundheit stellt das Grundgesetz das Recht auf freie Entfaltung der Persönlichkeit (Art. 2 Abs. 1). Zudem wird in Artikel 104 festgestellt, dass die Freiheit der Person nur aufgrund eines förmlichen Gesetzes beschränkt werden darf. Über die Zulässigkeit und Fortdauer einer Freiheitsentziehung (und das gilt auch bei psychiatrischen Unterbringungsmaßnahmen) kann nur ein Richter entscheiden. Die Polizei darf aus eigenem Recht niemanden länger als bis zum Ende des auf die Freiheitsentziehung folgenden Tages festhalten.

Ähnlich geartete Bestimmungen finden sich in der UN-BRK in Artikel 14. Demnach genießen Menschen mit Behinderungen gleichberechtigt mit anderen das Recht auf persönliche Freiheit und Sicherheit. Die Freiheit darf ihn nicht rechtswidrig oder willkürlich entzogen werden. Es wird ausdrücklich festgestellt, dass das Vorliegen einer Behinderung in keinem Fall eine Freiheitsentziehung rechtfertigt (Art. 14 UN-BRK). Gemäß § 1906 des Bürgerlichen Gesetzbuches (BGB) ist eine Unterbringung des Betreuten durch den Betreuer, die mit Freiheitsentziehung verbunden ist, nur zulässig, solange sie zum Wohl des Betreuten erforderlich ist und das Betreuungsgericht diese Unterbringung genehmigt hat. Die Unterbringung ist zu beenden, wenn ihre Voraussetzungen weggefallen sind. Ähnliche Vorschriften finden sich in den Unterbringungsgesetzen der Bundesländer.

Das Recht auf gleichberechtigte Teilhabe und Arbeit Im Grundgesetz gilt in Artikel 12 das Recht aller Deutschen, den Beruf, den Arbeitsplatz und die Ausbildungsstätte frei zu wählen. Das Recht auf Teilhabe an der Gesellschaft findet sich auch in Artikel 19 der UN-BRK (unabhängige Lebensführung und Einbeziehung in die Gemeinschaft), in Artikel 27 (Arbeit und Beschäftigung) sowie in Artikel 29 (Teilhabe am politischen und öffentlichen Leben). Demnach ist sicherzustellen, dass Menschen mit Behinderungen gleichberechtigt mit anderen wirksam und umfassend am politischen und öffentlichen Leben teilhaben können, sei es unmittelbar oder durch frei gewählte Vertreter oder Vertreterinnen, was auch das Recht und die Möglichkeit einschließt, zu wählen und gewählt zu werden. Gemäß Paragraf 1 des SGB IX (Selbstbestimmung und Teilhabe am Leben in der Gesellschaft) werden Leistungen an Menschen mit Behinderung oder von Behinderung bedrohte Menschen gewährt, »um ihre Selbstbestimmung und ihre volle, wirksame und gleichberechtigte Teilhabe am Leben in der Gemeinschaft zu fördern, Benachteiligungen zu vermeiden und ihnen entgegenzuwirken. Dabei ist den besonderen Bedürfnissen von Menschen mit seelischer Behinderung Rechnung zu tragen«.

Das Recht auf Gleichberechtigung Die Gleichheit aller Menschen vor dem Gesetz, die Gleichberechtigung von Männern und Frauen sowie das Verbot einer Benachteiligung von Menschen mit Behinderungen findet in Artikel 3 des Grundgesetzes einen prominenten Platz.

In der UN-BRK wird an zentraler Stelle der Präambel bekräftigt, dass alle Menschenrechte und Grundfreiheiten allgemeingültig und unteilbar sind, einander bedingen und miteinander verknüpft sind sowie dass Menschen mit Behinderungen der volle Genuss dieser Rechte und Freiheiten ohne Diskriminierung garantiert werden muss. Darauf bezugnehmend verpflichtet die UN-BRK in Artikel 5 alle Vertragsstaaten, die Gleichberechtigung und die Beseitigung von Diskriminierung zu fördern.

Entsprechend Artikel 12 UN-BRK haben Menschen mit Behinderung das Recht, überall als Rechtssubjekte anerkannt zu werden. Darüber hinaus muss gewährleistet sein, dass bei den Maßnahmen, die die Ausübung der Rechts- und Handlungsfähigkeit betreffen, die Rechte, der Wille und die Präferenzen der betreffenden Person geachtet werden, dass die Maßnahmen verhältnismäßig und auf die Umstände der Person zugeschnitten sind, dass sie von möglichst kurzer Dauer sind sowie dass sie einer regelmäßigen Überprüfung durch eine zuständige, unabhängige und unparteiische Behörde oder gerichtlichen Stelle unterliegen.

Das Recht auf Nichtdiskriminierung Dieses Recht lässt sich grundsätzlich unschwer aus den Bestimmungen über das Recht auf Gleichberechtigung ableiten. Die Realität in den meisten Gesellschaften ist jedoch dergestalt, dass es spezifischer Regelungen bedarf, Diskriminierung zu reduzieren und möglichst zu beseitigen. Unter anderem verbietet der Artikel 5 der UN-BRK sehr eindeutig jede Diskriminierung aufgrund von Behinderung und garantiert Menschen mit Behinderung gleichen und wirksamen rechtlichen Schutz. Gleichzeitig werden die Vertragsstaaten aufgefordert, zur Beseitigung von Diskriminierung alle geeigneten Schritte zu unternehmen.

Das Recht auf Chancengleichheit Dieses Recht steht ebenfalls in engem Zusammenhang mit dem Recht auf Gleichberechtigung, geht aber darüber hinaus. Es steht in enger Beziehung zu dem Recht auf Bildung und dem Recht auf Arbeit. Alle Kinder und Jugendlichen soll die gleiche Chance haben, sich zu bilden. In allen Bereichen und Situation des gesellschaftlichen Lebens, in denen begehrte Ressourcen, Positionen oder Lebensverhältnisse knapp sind und daher Menschen um sie konkurrieren, darf niemand wegen einer körperlichen oder seelischen Erkrankung im Vorteil oder im Nachteil sein. Die Forderung nach Chancengleichheit beruht im Wesentlichen auf einem Verständnis von sozialer Gerechtigkeit.

Das Recht auf Information und Aufklärung Gemäß den durch das Patientenrechtgesetz konkretisierten Bestimmungen des BGB müssen Patientinnen und Patienten umfassend über alles aufgeklärt werden, was für die Behandlung wichtig ist, also zum Beispiel über die Diagnose, die voraussichtliche gesundheitliche Entwicklung und die richtige Therapie. Die Aufklärung muss auch über Risiken, Chancen und Behandlungsalternativen informieren. Gefordert wird insbesondere eine »verständliche« Information, also in der jeweils gesprochenen Sprache und im Bedarfsfall auch in leichter Sprache. Auch in der UN-BRK finden sich umfassende Regelungen zum Recht auf freie Meinungsäußerung, Meinungsfreiheit und Zugang zu Informationen (Art. 21 UN-BRK).

Das Recht auf Privatsphäre und Datenschutz Eines der wesentlichen Rechte zum Schutz der Privatsphäre findet sich in Deutschland in den Bestimmungen über die ärztliche bzw. therapeutische Schweigepflicht (§ 203 StGB): Demnach wird strafrechtlich belangt, wer als Arzt, Psychologe oder Angehöriger eines anderen Heilberufes »unbefugt ein fremdes Geheimnis« offenbart. Diese Bestimmung erscheint als eine der wesentlichen Schutzvorschriften, die der Gesetzgeber erlassen hat, um gerade Menschen mit einer psychischen Erkrankung vor einer unkontrollierten Weitergabe von Informationen an staatliche Institutionen, Versicherungen oder auch an die Mitbürger zu schützen. Die Verletzung dieses Rechtes könnte dazu führen, dass konkrete Nachteile für die betreffenden Menschen entstehen. Ergänzt wird diese Bestimmung durch in den letzten Jahren verschärfte Regelungen des Datenschutzes. Auch das Patientenrechtegesetz führte dazu Bestimmungen auf. Dabei ist auch klargestellt, dass Patientinnen und Patienten selbst jederzeit Einsicht in ihre vollständige Patientenakte nehmen können.

Das Recht auf Schutz vor Behandlungsfehlern Die Frage der Haftung bei Behandlungsfehlern oder anderen Schäden, die Patientinnen bzw. Patienten erleiden, ist im Bürgerlichen Gesetzbuch eindeutig geregelt. Das Patientenrechtegesetz umfasst Regelungen, die bei Haftungsfällen wegen Behandlungs- und Aufklärungsfehlern mehr Transparenz und Offenheit sicherstellen. Weitere Bestimmungen sollen dafür sorgen, dass ein Gleichgewicht zwischen demjenigen, der einen Schaden verursacht hat, und demjenigen, der darunter leidet, hergestellt wird.

»Die Psychiatrie muss Teil der Medizin sein« – Thomas Pollmächer

Prof. Dr. Thomas Pollmächer hat Medizin und Alte Geschichte studiert. Die Ausbildung zum Psychiater und Psychotherapeuten erfolgte an den Universitäten Freiburg und München sowie am Max-Planck-Institut für Psychiatrie. Dort war er stellvertretender Direktor, bevor er 2004 Direktor des Zentrums für psychische Gesundheit im Klinikum Ingolstadt wurde. Er lehrt an der Ludwig-Maximilians-Universität in München Psychiatrie und Psychotherapie und ist Herausgeber und Autor von Lehrbüchern sowie nationalen und internationalen wissenschaftlichen Zeitschriften. Aktuelle wissenschaftliche Interessenschwerpunkte sind vor allem Ethik und Recht in Psychiatrie und Psychotherapie. Bevor er für die Jahre 2021/2022 Präsident der Deutschen Gesellschaft für Psychiatrie und Psychotherapie, Psychosomatik und Nervenheilkunde wurde, war er Vorsitzender der Bundesdirektorenkonferenz und der Europäischen Schlafforschungsgesellschaft (ESRS). Er ist Mitglied der Ethikkommission der European Psychiatric Association (EPA).

Herr Pollmächer, wie sind Sie zur Tätigkeit in der Psychiatrie gekommen?
Ich bin über Umwege zum Fach Psychiatrie gekommen. Im Studium war das etwas, was mich zwar interessiert hat, aber ich war zunächst in einem sehr somatischen Bereich tätig – als angehender Anästhesist. Ich habe diese Ausbildung allerdings nicht weiterverfolgt, weil ich mir zu diesem Zeitpunkt noch alle Möglichkeiten offenhalten wollte, auch eine Tätigkeit als niedergelassener Arzt. Dann bin ich tatsächlich mehr oder weniger zufällig in der Abteilung für Neurophysiologie des Max-Planck-Institutes für Psychiatrie in München gelandet, wo man einen jungen engagierten Mediziner für die Schlafforschung gesucht hat.

Über diesen Weg bin ich zur Psychiatrie gekommen, weil Schlafforschung damals als eine der wenigen Möglichkeiten galt, sich psychiatrischen Krankheiten mit objektiven Messmethoden zu nähern. Sehr rasch habe ich bemerkt, dass man es gerade bei Untersuchungen des Schlafes nicht beim Messen von Gehirnfunktionen belassen kann, denn letztlich stellen das Befinden und die subjektive Einschätzung des Menschen eine mindestens ebenso wichtige, aber von Messergebnissen völlig unabhängige Perspektive auf den Schlaf dar. Deshalb habe ich mich entschlossen, eine Ausbildung als Psychiater zu beginnen. Ich habe am MPI viele Jahre eine offene psychiatrische Station geführt, auf der viel Pharmakotherapie, aber auch Psychotherapie gemacht wurde, und war lange dort stellvertretender Klinikdirektor.

Würden Sie sich heute wieder dafür entscheiden, wenn es eine ähnliche Situation wäre wie damals?
Die Stelle, auf der ich heute bin, ist zweifellos die richtige für mich. Aber ich würde nicht sagen, der Weg dorthin war der einzig richtige. Ich war intellektu-

ell immer für vieles offen, sodass es leicht hätte passieren können, dass ich an einer kleinen Abzweigung einen anderen Weg gewählt hätte.

Hätten Sie sich jemals vorstellen können, den Zugang zu psychischen Erkrankungen nicht über die Medizin, sondern über die Psychologie zu finden?

Vorstellen hätte ich mir das können ... Aber ich überlege gerade, wie meine Perzeption der Studieninhalte war. Ich gehörte nicht zu denen, die sich im Studium schon sehr für Psychologie interessiert oder die zum Teil schon nebenher Psychologie studiert haben. Das wäre für mich eher nicht infrage gekommen, ich habe damals mein geisteswissenschaftliches »Hobby« in Alter Geschichte gefunden. Ich bin ein glühender Anhänger der Verankerung der Psychiatrie in der Medizin, und ich denke, psychische Gesundheit gehört vor allem in die Medizin. Alles, was Psychologie und Psychotherapie dazu beitragen, ist extrem gut und wichtig, aber es rechtfertigt nicht die Trennung der psychischen Gesundheit von der somatischen und damit von der Medizin.

Was müsste in dem Fach passieren, damit Sie irgendwann sagen würden: »Nein, das würde ich nicht mehr machen.« Was wäre die rote Linie?

Wenn es so käme, dass tatsächlich die Arbeitsteilung in unserem Fach darauf hinausliefe, dass die Mitwirkung der Mediziner im Wesentlichen auf somatische Diagnostik und Therapie beschränkt würde und andere Heilkundler die psychotherapeutische Arbeit machten, dann würde ich sagen, so einen Beruf nicht ausführen zu können. Es ist tatsächlich eine meiner großen Befürchtungen, dass das Fach Psychiatrie durch solche Entwicklungen derart an Attraktivität verliert, dass das keiner mehr machen will.

Würden Sie sagen, dass Sie die Beschäftigung mit dem Fach verändert hat?

Ja, das würde ich schon sagen. Die Beschäftigung mit dem Fach hat mich erstens dahin gehend verändert, dass ich, der ich im Grunde genommen ein sehr rational und sagen wir mal naturwissenschaftlich orientierter Mensch bin, gelernt habe, dass das auch in der Medizin bei Weitem nicht alles ist. Ich hatte zwar immer auch ein geisteswissenschaftliches Interesse, aber die Hinwendung zur Psychiatrie hat mich schon dahin gehend als Arzt verändert, dass mir klar wurde, wie zentral die Position des Menschen als Subjekt in der Medizin ist und nicht (nur) als Objekt der naturwissenschaftlichen Betrachtung. Ich würde heute sagen, dass die psychiatrische Denke im Sinne wohlverstandener Psychosomatik überall in der Medizin dazugehört und eben keineswegs nur bei denjenigen Patienten, die eine konkrete psychiatrische Diagnose haben.

Ich wechsle jetzt einmal von der Vergangenheit in die Zukunft: Wenn man Sie vor zehn Jahren gefragt hätte, wie die Psychiatrie in zehn Jahren sein wird, also heute – ist das eingetreten, was Sie sich damals vorgestellt haben?
Das war die Zeit, in der wir anlässlich der Entwicklungen des neuen Entgeltsystems – und es ging dabei um sehr viel mehr als nur um das Entgeltsystem – darum gerungen haben, dass sich die Psychiatrie nicht in Leistungsziffern und »Operationen- und Prozedurenschlüssel« (OPS) abbilden lässt. Wir haben damit leider nicht den Erfolg gehabt, den wir uns gewünscht hatten. Wir müssen heute zwangsläufig viel mehr Augenmerk auf administrative Dinge legen und haben umgekehrt viel weniger Möglichkeiten, neue diagnostische und therapeutische Konzepte zu entwickeln. Diejenigen, die in Modellprojekten tätig sind, haben sicherlich etwas mehr Luft gehabt. Aber es ist bis heute nicht gelungen, diese wirklich hervorragende Idee zum Regelsystem zu entwickeln.

Ich muss sagen, dass sich im administrativen und bürokratischen Bereich viele von meinen schlimmsten Befürchtungen bewahrheitet haben. In dem anderen Bereich, in dem ich sehr aktiv bin, also in der Diskussion um Menschenrechte und Medizinethik, haben wir hingegen sehr erfreuliche Fortschritte gemacht. Zwar bleibt noch viel zu tun, aber mein Plan, diesem Thema mehr Aufmerksamkeit zukommen zu lassen, ist – natürlich durch die Unterstützung und viele Aktivitäten anderer – durchaus aufgegangen. Auch wenn viele Punkte kontrovers bleiben, die breite und tiefe Diskussion um Themen wie den assistierten Suizid oder Zwangsmaßnahmen steht in deutlich positivem Gegensatz zu dem weitgehenden Desinteresse an diesen Fragen vor zehn Jahren.

Wenn Sie die Möglichkeit hätten, noch einmal in die Zukunft zu blicken, was ist Ihre Vision von der Zukunft?
Ich stelle mir ein System vor, in dem wir es wirklich schaffen, im Interesse des Patienten setting- und sektorübergreifend zu arbeiten, ohne dass ich sofort die Antwort dafür hätte, wie das in unserem juristisch und bürokratisch zerklüfteten System überhaupt gehen soll. Ich wünsche mir, dass Patienten und Patientinnen, unabhängig davon, an wen sie in der Medizin geraten, auf ein System treffen, das ihren Bedarfen entspricht – nicht unbedingt ihren Bedürfnissen, das ist ja etwas anderes. Und ich hoffe, dass wir wirklich den Patienten die biologischen, psychotherapeutischen und psychosozialen Angebote machen kön-

nen, die sie brauchen. In Zeiten immer knapper werdender Ressourcen müssen wir zudem Wege finden, um Patienten danach zu unterscheiden, wer wirklich komplexe, aufwendige Hilfe braucht und wer zunächst mit einfachen Mitteln einen Erfolg erzielen kann – also das System der gestuften Versorgung.

Politisch denke ich, dass steter Tropfen den Stein höhlt und dass wir nicht aufgeben dürfen. Wir müssen versuchen, deutlich zu machen, wohin es gehen soll. Aktuell haben wir mit der neuen Koalition wieder etwas bessere Voraussetzungen als in den letzten vier oder acht Jahren. Dies sollten wir nutzen. Und wir müssen uns natürlich in dem sehr schwierigen Kampf um Ressourcen auch innerhalb des Gesundheitssystems behaupten.

Welche Rolle geben Sie dem Thema »Ethik und Menschenrechte« für eine zukunftsfähige Psychiatrie? Was würden Sie sich wünschen und was ist erforderlich?

Grundsätzlich verfolge ich einen ganzheitlichen Ansatz. Menschenrechte und ethische Prinzipien sind gleichermaßen für die gesamte Medizin wichtig und insofern auch nicht zwischen einzelnen Fächern trennbar. Eine Medizin, die von sich behauptet, dass sie den Menschen in den Mittelpunkt stellt, muss dies für alle Patienten und in allen Fächern tun. Sie braucht dafür ein vernünftiges und einheitliches ethisches Konzept. Ich denke, dass sich die Prinzipienethik dafür sehr gut eignet, weil sie systematisch vorgeht und wenig axiomatische Grundannahmen verfolgt. Sie setzt lediglich vier Prinzipien: Autonomie des Einzelnen, Schadensvermeidung, Fürsorge und Gerechtigkeit.

Allerdings gibt es einige ethische Dilemmata, die besonders häufig in unserem Fach auftauchen. Der klassische Konflikt zwischen Patientenautonomie und Fürsorge steht oft im Zentrum. Und ein anderes Thema taucht auch deutlich häufiger im Bereich der Psychiatrie auf als in anderen Fächern, nämlich da, wo es um die Frage geht, ob die Medizin überhaupt und ggf. unter welchen ethischen und rechtlichen Randbedingungen im Auftrag der Gesellschaft tätig werden darf – auch wenn sich dieser Auftrag nicht mit dem des Patienten deckt. In bestimmten Situationen kann, als Ultima Ratio, zum Beispiel eine Zwangsbehandlung im Interesse eines Patienten gerechtfertigt sein, aber es gibt uns natürlich kein Patient den Auftrag, ihn in einer psychiatrischen Klinik festzuhalten, um die Gesellschaft vor ihm zu schützen. Ich denke, dass Unterbringung und Behandlung, die ausschließlich im Interesse Dritter erfolgen, keine Aufgabe der Medizin und speziell der Psychiatrie sind. Wenn beispielsweise das Ziel nur die Verhinderung von Straftaten ist, dann können wir für den Patienten ärztlich und medizinisch nichts tun, und deshalb sollte dessen Unterbringung auch nicht im Krankenhaus unter der Obhut eines Arztes erfolgen.

Das einzige Ziel einer Zwangsmaßnahme kann aus ärztlicher Sicht ja nur sein, die Selbstbestimmungsfähigkeit des Menschen möglich schnell wiederherzustellen. Der einzige Auftrag, den uns der Patient geben kann, ist, ihn schnellstmöglich wieder in den Zustand zu bringen, in dem er selbst über sich bestimmen kann.

Das stimmt nur annähernd. Einschränkend möchte ich zu bedenken geben, dass es Patienten gibt, bei denen dieser Auftrag nicht zu erreichen ist, die aber dennoch Hilfe brauchen. Menschen, die uns unter Umständen den impliziten Auftrag geben, ihren Zustand so weit zu bessern, dass sie, und zwar auch ohne die Fähigkeit zur Selbstbestimmung wiederzuerlangen, ein besseres Leben führen können als ohne Behandlung. Es gibt Patienten, die an einer chronischen Schizophrenie erkrankt sind und auf der Basis eines Residuums immer wieder schwere und sehr belastende psychotische Episoden entwickeln, in denen sie sich selbst schädigen, in denen sie fürchterliche Angst vor Bedrohungen haben etc. Selbst wenn wir nicht in der Lage sind, diesen Patienten so weit gesund zu machen, dass er wirklich wieder selbstbestimmt entscheiden kann, so hat er doch das Recht auf eine Behandlung, die es ihm wieder ermöglicht, zumindest eingeschränkt selbstbestimmt in einer Wohngemeinschaft oder einer Einrichtung zu leben.

Würden Sie noch andere wesentliche Aspekte für eine zukunftsfähige Psychiatrie sehen?

Das Thema der Ressourcengerechtigkeit scheint mir ein ganz, ganz großes Thema zu sein. Hier fehlen noch viele Bausteine einer soliden ethischen und rechtlichen Grundlage. Es gibt empirische Belege dafür, dass Patienten und Patientinnen mit psychischen Erkrankungen im gesamten Gesundheitssystem benachteiligt werden. Sie bekommen insgesamt weniger Leistungen und es wird wesentlich weniger Geld für diesen Bereich ausgegeben. Das betrifft nicht nur den spezifisch psychiatrischen Behandlungsbedarf. Menschen mit psychischen Erkrankungen sind auch bezüglich ihrer somatischen Erkrankungen unterbehandelt. Das hat nur zum Teil mit einem verminderten Hilfesuchverhalten zu tun, also mit einer verminderten Inanspruchnahme medizinscher Leistungen.

Darüber hinaus werden psychiatrische Patienten im somatischen Kontext allein schon aufgrund einer psychiatrischen Diagnose stigmatisiert und ausgegrenzt. Jeder, der in einer Notaufnahme arbeitet, in der somatische und psychiatrische Patienten gemeinsam behandelt werden, sieht das. Die Patienten werden dort oft anders und vorurteilsbeladen behandelt. Selbst wenn sie sich mit einer eindeutig körperlichen Beschwerde vorstellen, werden sie nicht selten zunächst einmal dem Psychiater vorgestellt. Dessen Aufgabe ist es dann zum Beispiel, festzustellen, dass die massiven Kopfschmerzen eines Patienten, der vor fünf Jahren schon einmal wegen einer Depression in der Klinik war, doch womöglich auf eine Gehirnblutung zurückzuführen sind. Die geringe Glaubwürdigkeit, die Patienten mit einer psychiatrischen Erkrankung nicht selten bezüglich ihrer körperlichen Beschwerden unterstellt wird, ist eines von vielen Beispielen für ihre strukturelle Diskriminierung im Gesundheitswesen.

Ich weite die Frage noch mal auf eine andere wesentliche Gruppe aus: Was muss der Gesundheitspolitiker tun, um ethisch richtig zu handeln?
Zunächst einmal würde ich fordern, den ja sogar im SGB V festgeschriebenen Grundsatz tatsächlich umsetzen, dass die psychiatrischen Patientinnen und Patienten die gleichen Ansprüche wie andere auf Behandlung haben, unter spezieller Berücksichtigung ihrer besonderen Bedürfnisse.

Ich bin hier allerdings etwas skeptisch, denn es handelt sich im SGB V eigentlich nur um einen Halbsatz. Da steht interessanterweise, dass das primär für die Heilmittel gilt. Wenn dort stehen würde, dass die besonderen Bedürfnisse zu berücksichtigen seien, was ist dann eigentlich mit den nicht besonderen Bedürfnissen? Warum sagt man nicht ganz allgemein, dass die Bedürfnisse zu berücksichtigen sind?
Hier handelt es sich allerdings um ein Grunddilemma: Bei allen Versuchen, bestimmte Gruppen von Menschen speziell in den Blick zu nehmen, will man ja eigentlich keinesfalls negativ diskriminieren. Aber damit jemand tatsächlich den Anspruch hat, zum Beispiel als Mensch mit einer geistigen Behinderung in einer Einrichtung der Eingliederungshilfe zu leben, muss man ihm erst einmal die geistige Behinderung attestieren. Das ist ein Dilemma, für das ich keine Lösung weiß. Wenn Gerechtigkeit heißt, Gleiches gleich und Ungleiches ungleich zu behandeln, dann muss man Unterschiede zwischen den Menschen, ihren Voraussetzungen, Chancen und Bedürfnissen eben auch im Sinne einer Gruppenzugehörigkeit benennen.

Das geht dann so weit, dass man zum Beispiel eine pathologische Trauer definieren muss, um überhaupt den Zugang zu den Ressourcen eines Gesundheitssystems finden zu können. Man kommt damit an einen sehr schwierigen Punkt.

Gibt es noch weitere wichtige Aspekte?
Was ich abschließend nochmals betonen möchte, das ist die Forderung, für die ich mich vehement einsetze, dass Psychiatrie und Psychotherapie und damit auch die Menschen mit einer psychischen Erkrankung ihren Platz im klassischen Gesundheitssystems behalten. Dies halte ich für extrem wichtig, weil ansonsten die Gefahr von Stigmatisierung weiter zu und nicht abnehmen wird. Und weil natürlich die Gefahr einer Vernachlässigung derer, die am meisten Hilfe brauchen, außerhalb des Kernbereichs der Medizin viel größer ist. Dies ist gut an der Organisation der ambulanten psychotherapeutischen Versorgung erkennbar, die bisher trotz stetigen immensen Wachstums keinen Mechanismus implementiert hat, der sicherstellt, dass Leistungen primär denen zugutekommen, die sie am dringendsten und intensivsten brauchen.

Soziale Gerechtigkeit schaffen – für gesellschaftliche Verantwortung

»Insbesondere für Patientengruppen mit besonderen Bedarfen treten zudem die Aspekte eines gleichen Zugangs zu Behandlungsleistungen oder der gerechten Verteilung von Ressourcen hinter Kriterien der Effizienz und Effektivität zurück.«
Deutscher Ethikrat 2016

»Drei Kinder streiten darüber, wem von ihnen eine Flöte gehören sollte. Das erste Kind hat Musikunterricht gehabt und kann als einziges Flöte spielen. Das zweite ist arm und besitzt keinerlei anderes Spielzeug. Das dritte Kind hat die Flöte mit viel Ausdauer selbst angefertigt.« Mit diesem Gleichnis eröffnet Amartya Sen, einer der wichtigsten Denker unserer Zeit, sein Buch über die Idee der Gerechtigkeit (SEN 2020).

Gerechtigkeit beschreibt eine faire Verteilung

Menschen begegnen einander unter Bedingungen erheblicher Ungleichheit. Gerechtigkeit meint formal zunächst die gerechtfertigte Berücksichtigung des jedem Menschen jeweils Angemessenen. Das Prinzip der Gerechtigkeit beschreibt in der Medizin eine faire Verteilung von Gesundheitsleistungen. Der Anspruch ist hoch: Gleiche Fälle sollen gleich behandelt werden und ungleiche Fälle sollen nur insofern unterschiedlich behandelt werden, als sie strukturell oder funktional relevante Unterschiede aufweisen. In der Realität des Versorgungssystems sieht das allerdings noch häufig anders aus. Es gibt eine Vielzahl von Beispielen: Menschen mit einer Psychose haben eine um 10 bis 15 Jahre verkürzte Lebenserwartung; es besteht auch heute noch ein deutlich erhöhtes Risiko von Armut und Wohnungslosigkeit für Menschen mit psychischen Erkrankungen; das Gesundheitsverhalten ist in hohem Maß abhängig vom sozialen Status.

Im heutigen psychiatrischen Gesundheitssystem folgt die Ressourcenverteilung nicht dem bestehenden Bedarf der betroffenen Patientinnen und Patienten, sondern sie ist meist noch eine Fortschreibung historischer Versorgungs- und daraus abgeleiteter Finanzierungsstrukturen. Insbesondere für Patientengruppen mit besonderen Bedarfen treten zudem die Aspekte eines gleichen Zugangs zu Behandlungsleistungen oder der gerechten Verteilung von Ressourcen hinter Kriterien der Effizienz und Effektivität zurück (Deutscher Ethikrat 2016). Diverse soziale und gesellschaftliche Faktoren haben sich als welche gezeigt, die mit einer niedrigeren Inanspruchnahme bzw. einer geringeren Zugänglichkeit zur Behandlung in Verbindung stehen. Dazu gehören ein niedriger Bildungsgrad, stigmatisierende Haltungen der Gesellschaft und negative Einstellungen bezüglich psychischer Erkrankung. Bei Männern scheint es insgesamt höhere Behandlungshindernisse zu geben als bei Frauen. Dabei haben gruppenspezifische und gesellschaftliche Vorstellungen mit maskulinen Rollenerwartungen einen relevanten Einfluss (Rommel u. a. 2019; Speerforck & Schomerus 2020).

Gerade unter den Bedingungen knapper Ressourcen ist eine ineffiziente und ineffektive Mittelverwendung nicht als gerecht anzusehen. Fehlversorgung, Unter- oder Überversorgung widersprechen deshalb dem Prinzip der Gerechtigkeit eindeutig. Im solidarischen Versicherungs- und Gesundheitswesen in Deutschland haben Versicherte zwar Anspruch auf eine angemessene Gesundheitsversorgung, aber die Art und der Umfang der zu erbringenden Leistungen richten sich nicht nach dem geleisteten Beitrag, sondern für die zu erbringenden Leistungen ist der Bedarf bzw. der jeweilige Zustand des Patienten maßgeblich, dessen Erkrankung und Behandlung ganz unterschiedliche Anforderungen stellt (Deutscher Ethikrat 2016). Insofern zeigt sich die Erfüllung der Anforderungen an eine gerechte Verteilung insbesondere daran, ob es gelingt, den Patientinnen und Patienten, die einerseits aufgrund ihrer Erkrankung einen besonderen Bedarf aufweisen und andererseits kaum über Möglichkeiten verfügen, diesen Bedarf auf anderem Weg als der öffentlichen Gesundheitsversorgung zu decken, die ihnen zustehenden Ressourcen zukommen zu lassen.

Die Frage der Bedarfsgerechtigkeit ist in hohem Maß abhängig von der Frage, wie der Bedarf der jeweils betroffenen Menschen ermittelt wird und wie dieser wiederum bewertet werden kann. Eine adäquate Bedarfsermittlung ist eine der wesentlichen Aufgaben der Gesundheitspolitik (Sachverständigenrat zur Begutachtung im Gesundheitswesen 2018). Es gibt aktuell allerdings keine einheitliche oder in irgendeiner Form konsensfähige Definition des erforderlichen Bedarfs. Das Prinzip der Bedarfsplanung ist zwischen den jeweiligen Bundesländern sehr unterschiedlich – nicht nur bezogen auf das Prinzip, sondern auch auf die Erfüllung von Kriterien der Gerechtigkeit. Schon der Begriff »Bedarfsplanung« scheint die ganze Problematik auszudrücken – entzieht sich ein bestehender Bedarf doch der Planung. Der in diesem Zusammenhang auch häufiger verwendete Terminus eines »objektiven Bedarfs« macht es keinesfalls einfacher.

Von besonderer Relevanz ist die Frage der Gerechtigkeit in Bezug auf die Personalbemessung. Der Gemeinsame Bundesausschuss diskutiert seit mehreren Jahren ein zukunftsfähiges System dafür. Die dabei entstandene »Richtlinie zur Personalbemessung in der Psychiatrie und Psychotherapie« (PPP-RL; Gemeinsamer Bundesausschuss 2022) wird jedoch den Ansprüchen insbesondere an die Bedarfs- und an die Leistungsgerechtigkeit in keiner Weise gerecht. Hier wird gerade eine große Chance für ein gerechtes System der Verteilung knapper Ressourcen vertan. Ein zukunftsfähiges Personalbemessungssystem muss nämlich gerecht in Bezug auf die notwendigerweise zu erbringenden und auch in Bezug auf die konkret erbrachten Leistungen sein. Ohne ein für alle Beteiligte transparentes und nachprüfbares System der Leistungserbringung, das im Extremfall auch Sanktionen bei Nichterfüllung vorsieht, kann eine zukunftsfähige und gerechte Struktur der Personalbemessung nicht erfolgen. Nicht nur aus ökonomischen, sondern insbesondere aus fachlichen Erwägungen heraus dürfen die eingesetzten personellen und finanziellen Ressourcen nicht zu Fehlanreizen führen – etwa mit der Folge einer gezielten Verschiebung der vereinbarten Budgetmittel in andere Bereiche oder gar einer Vernachlässigung der am schwersten erkrankten Menschen. Dazu wird es fest vereinbarte Regeln für die Leistungserbringung, für Nachweise und Kontrollen sowie eventuell auch für Sanktionen geben müssen.

Leistungsgerechtigkeit lässt sich nicht messen

Es ist ein fataler Fehlschluss, dass Leistungsgerechtigkeit durch ein noch so ausgeklügeltes System von Messgrößen, Nachweisen, Kontrollen und Sanktionen erzwungen werden könne. Leistungsgerechtigkeit kann auch nicht durch alleinige Berücksichtigung der *erbrachten* Leistungen verwirklicht werden. Erbrachte Leistungen können nicht der primäre und schon gar nicht der alleinige Maßstab für die Personalbemessung und damit für die Finanzierung sein. Leistungen, die über ein festgelegtes Preissystem finanziert werden, bergen die Gefahr fataler Fehlanreize in sich. Dies zeigt sich in besonders eindrücklicher Weise am Qualitätskriterium der Vermeidung von Zwangsmaßnahmen. Dabei handelt es sich eindeutig um ein fachlich äußerst sinnvolles, ethisch unverzichtbares und politisch präferiertes Ziel psychiatrischer Versorgung. Es kann aber doch nicht sein, dass die scheinbar messbare Leistung der Überwachung fixierter Patienten finanziert wird – hingegen die tatsächlich in der Regel viel schwieriger mess- oder objektivierbare Leistung der *Vermeidung* von Zwangsmaßnahmen in der Personalbemessung und in der Finanzierung nicht adäquat berücksichtigt wird.

Es stellt einen Fehlanreiz dar, wenn die Finanzierung einer Leistung in direkter Abhängigkeit von jenem Setting erfolgt, in dem sie erbracht wird. Es ist nicht (leistungs-)gerecht, wenn bei gleichem Patientenbedarf und -bedürfnis, bei gleichem Versorgungsaufwand und bei gleicher Notwendigkeit des Einsatzes von Personalressourcen eine Leistung im vollstationären Setting überproportional besser als im teilstationären oder gar im aufsuchenden Setting finanziert wird. Geschieht dies trotzdem – so wie es aktuell durchgehend der Fall ist –, so wird die vollstationäre Leistung grundsätzlich häufiger erbracht werden, als es – gemessen an den Bedürfnissen der Patienten – erforderlich und fachlich sinnvoll ist. Patientinnen und Patienten werden dann länger vollstationär behandelt, als es ihrem Bedarf entspricht.

Es stellt eine Ungerechtigkeit dar, wenn eine gegebene Leistung bei einer eher leichteren psychischen Erkrankung in gleicher Weise finanziert wird wie bei einem Menschen mit einer schweren psychischen Erkrankung – nur weil eventuell dieselbe Diagnose besteht und der tatsächliche Bedarf nicht adäquat erfasst wird. Geschieht dies trotzdem, so würden Ressourcen zulasten der schwer erkrankten Menschen verschoben.

Es stellt einen Fehlanreiz dar, wenn die Gefahr der Nichteinhaltung von Regeln durch das System begünstigt wird, etwa weil es durch rigide Sanktionsmechanismen (etwa die Reduktion verfügbarer Budgetmittel) den Mangel an qualifizierten Mitarbeiterinnen und Mitarbeitern verstärkt. Geschieht dies trotzdem, so werden qualifizierte und engagierte Mitarbeitende zum Aufgeben genötigt.

»Leistung« ist ein komplexes Konstrukt

In den psychiatrischen Fachgebieten ist »Leistung« ein komplexes Konstrukt. Leistungsgerechtigkeit kann nicht nur in Regeln für die Verteilung knapper personeller und finanzieller Ressourcen und für Sanktionen bei Nichterfüllung der Regeln bestehen. In die Frage nach der Finanzierung erbrachter Leistungen muss auch mit eingehen, ob dabei die notwendigen persönlichen Haltungen und Einstellungen zu Menschen mit psychischen Erkrankungen und deren Hilfebedarf wirksam geworden sind. Bei der Beurteilung der Leistungserbringung müssen zudem Aspekte berücksichtigt werden, die Mitarbeiterinnen und Mitarbeiter befähigen, die geforderte Leistung zu erbringen. Es müssen Anreize gesetzt werden, die vereinbarten Ziele der Personalbesetzung einzuhalten – dann besteht auch eine Berechtigung und eine Sinnhaftigkeit für negative Konsequenzen, falls die vereinbarten Mittel nicht im Sinn dieser Ziele eingesetzt wurden.

Ein abrupter und vollständiger Leistungsausschluss bestraft jedoch nur eine Gruppe: die Menschen mit psychischen Erkrankungen und ihre Angehörigen. Die medizinisch notwendigen Leistungen können dann nicht mehr erbracht werden – einen Ersatz gibt es dafür auch nicht. Gerade Menschen mit schweren psychischen Erkrankungen können sich im Regelfall nicht einfach eine andere Klinik in einer anderen Region suchen. Das Prinzip der Gemeindenähe, das die psychiatrische Versorgung in den letzten Jahrzehnten in zunehmendem Maße geprägt hat, wäre ad absurdum geführt; die Verantwortung des Versorgungssystems für eine integrierte und regionale Versorgung ebenso. Wesentliche Prinzipien moderner Psychiatrie sind dadurch gefährdet (siehe Abbildung 8).

ABBILDUNG 8 Dimensionen von Gerechtigkeit

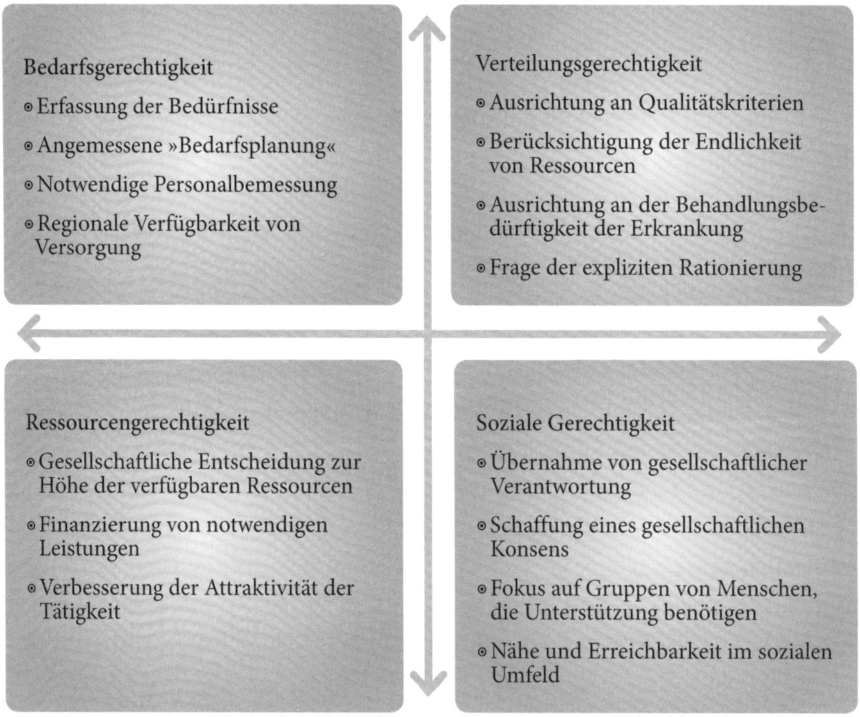

Bedarfsgerechtigkeit	Verteilungsgerechtigkeit
⊚ Erfassung der Bedürfnisse ⊚ Angemessene »Bedarfsplanung« ⊚ Notwendige Personalbemessung ⊚ Regionale Verfügbarkeit von Versorgung	⊚ Ausrichtung an Qualitätskriterien ⊚ Berücksichtigung der Endlichkeit von Ressourcen ⊚ Ausrichtung an der Behandlungsbedürftigkeit der Erkrankung ⊚ Frage der expliziten Rationierung
Ressourcengerechtigkeit	**Soziale Gerechtigkeit**
⊚ Gesellschaftliche Entscheidung zur Höhe der verfügbaren Ressourcen ⊚ Finanzierung von notwendigen Leistungen ⊚ Verbesserung der Attraktivität der Tätigkeit	⊚ Übernahme von gesellschaftlicher Verantwortung ⊚ Schaffung eines gesellschaftlichen Konsens ⊚ Fokus auf Gruppen von Menschen, die Unterstützung benötigen ⊚ Nähe und Erreichbarkeit im sozialen Umfeld

»Wir müssen politischer werden« – Christian Kieser

Dr. med. Christian Kieser (geboren 1959) ist seit 2007 Chefarzt der Klinik für Psychiatrie und Psychotherapie am Klinikum Ernst von Bergmann in Potsdam, seit 2021 dort auch Ärztlicher Direktor. Der aus Bozen in Südtirol stammende Facharzt für Psychiatrie und Psychotherapie sowie Facharzt für Neurologie hat in Wien Medizin studiert. Nach einem Jahr in der Inneren Medizin im Krankenhaus Bozen und einem Jahr Anästhesie am Universitätsklinikum in Bologna entschied er sich für die Psychiatrie. Seine Facharztausbildung für Psychiatrie und Psychotherapie sowie Neurologie absolvierte er in Erlangen und Triest, die Psychotherapiequalifikation erwarb er in München und Heidelberg. Dr. Kieser ist unter anderem Vorstandsmitglied der Deutschen Gesellschaft für Psychiatrie und Psychotherapie, Psychosomatik und Nervenheilkunde (DGPPN) und Sprecher des Arbeitskreises der Chefärzte der Kliniken für Psychiatrie und Psychotherapie im Allgemeinkrankenhaus in Deutschland (ackpa).

Herr Kieser, auch bei Ihnen möchte ich mit der Frage beginnen, wie Sie zur Beschäftigung mit und zum Engagement für Menschen mit psychischen Erkrankungen gekommen sind.
Wie alles in meinem Leben hängen Entscheidungen, Schwerpunktsetzungen und die Lebenslinien mit meiner eigenen Geschichte zusammen. Ich bin in einem kleinen Dorf in Südtirol geboren und aufgewachsen. Es gab in dem Dorf auch die »besonderen Menschen«, die Außenseiter, die Eigenbrötler, die eine besondere soziale Rolle eingenommen hatten und teilweise gemieden wurden. Diese Menschen haben mich sehr fasziniert und interessiert. Vor allem hat mich interessiert, wie sie leben und ihren Alltag gestalten. Es gab zum Beispiel einen berühmten Architekten, der plötzlich seinen Lebensstil völlig veränderte und als obdachloser Mensch in diesem Dorf lebte – er hatte wohl ein schweres Alkoholproblem.

Zudem haben besondere Bedingungen in den 1960er- und 1970er-Jahren das Leben in Südtirol geprägt. Meine Kindheit und Jugend waren von den massiven Konflikten um die politischen Verhältnisse und ethnischen Zuordnungen in jener Zeit geprägt. Mich hat die Frage beschäftigt, welche nationale und kulturelle Identität auf mich zutreffen könnte. Immer wieder bin ich gefragt worden, »fühlst« du dich als Deutscher, Italiener, Schweizer oder Österreicher oder ...? Möglicherweise habe ich mich als Antwort darauf während meiner Schulzeit intensiv mit Psychologie und Psychoanalyse beschäftigt. In meinen Freundeskreis haben wir viel darüber diskutiert.

So kam es, dass mich das Fach Psychologie und im weiteren Verlauf dann auch die Medizin und die Psychiatrie fasziniert haben. Nach dem Abitur habe ich allerdings zunächst mit dem Studium der Soziologie und Philosophie begonnen. Aus guten Gründen habe ich diese Fächer nur ein Semester lang studiert und bin dann in die Medizin gewechselt. Dabei hatte ich bereits zu Beginn des Medizinstudiums den Hintergedanken, über diesen Weg in die Psychiatrie zu gelangen.

Ein besonderer Moment in meinem Leben war die Begegnung mit meiner Frau. Meine Frau hat in Triest in der Psychiatrie gearbeitet und mir viel von den dortigen Entwicklungen erzählt. In Triest hatte ich dann auch meine ersten Begegnungen mit der »psychiatrischen Welt«. Mich hat fasziniert, wie man Psychiatrie denken kann, aber vor allem, wie man Psychiatrie auch gestalten konnte. Ich habe damals erfahren, dass Menschen mit psychischen Erkrankungen nicht weggesperrt werden müssen, weil sie bedrohlich, laut und gefährlich sind, sondern außerhalb des Krankenhauses integriert in der Gemeinde leben können. Wenn man Psychiatrie in einem weiteren Zusammenhang als nur eine diagnostische und therapeutische Disziplin begreift, ist das eine Perspektive, die für uns als Psychiater außerordentlich hilfreich ist und unsere Handlungsmöglichkeiten erheblich erweitert.

Damit meine ich, dass wir sowohl in einer theoretischen als auch praktischen Perspektive gesellschaftliche Bedingungen berücksichtigen sollten. Wenn wir uns mit Psychiatrie auseinandersetzen, treffen wir unweigerlich auf Fragen, die unsere Gesellschaft insgesamt betreffen. Wie gehen wir mit dem Anderen, mit der Andersartigkeit, dem Diversen um? Auf welchen gesellschaftlichen Wertekanon und welche »Spielregeln« verständigen wir uns im Zusammenleben mit Menschen und Gruppen unterschiedlicher kultureller, ethnischer und sozialer Zuordnungen? Das ist letztendlich auch unabhängig von der Psychiatrie eine entscheidende Frage, der sich Gesellschaften stellen müssen. Die Aufgabe ist und bleibt, daraus kluge und gesellschaftlich relevante Antworten zu finden. Die Psychiatrie kann dazu einen Beitrag leisten.

Es wird mir sehr deutlich, wie viel die persönliche Entwicklung mit dem gesellschaftlichen Kontext zu tun hat. Inwieweit hat Sie die spezielle Situation Italiens in der Psychiatrie geprägt?

Die hat mich sehr geprägt. Vielleicht darf ich noch eine biografische Anekdote erzählen: Damals – ich meine in den 1960er- und 1970er-Jahren – gab es eine psychiatrische Anstalt in der Nähe von Trient, in die die »Verrückten« aus Südtirol eingewiesen wurden. Mein Vater war Betreuer eines Patienten, oder wie es damals hieß: »Vormund eines Insassen«. Die Anstalt war für die gesamte Region Südtirol und Trentino verantwortlich. Mein Vater hat mich einmal in die Anstalt mitgenommen. Diese Erfahrung hat mich unglaublich schockiert. Es war eine Anstalt, wie wir sie heute selten sehen, aber in der Literatur vielfältig beschrieben worden ist und in vielen Ländern Realität war und teilweise auch heute noch ist. Viele Jahre später habe ich in Triest eindrucksvoll gesehen, wie es gelingen kann, eine Anstalt zu schließen und im Rahmen institutioneller Veränderungen Bedingungen zu entwickeln, die es Menschen mit schweren psychischen Erkrankungen erlauben, außerhalb der Anstalt ein würdiges Leben zu führen.

Mich haben die Vorstellungen von Franco Basaglia fasziniert. Er war ja keinesfalls ein Antipsychiater, ganz im Gegenteil. Sein Hauptinteresse galt dem Leid und der Not der betroffenen Menschen. Ausgangspunkt seiner Arbeit war unter anderem folgender: Nachdem wir relativ wenig über die Krankheiten wissen und über überschaubare therapeutische Möglichkeiten verfügen, setzen wir das Krankheitskonzept zunächst in Klammern und legen unser Hauptaugenmerk auf die institutionellen Bedingungen. Die Anstalt und deren institutionellen Gesetzmäßigkeiten sind kein Ort der Heilung, sondern ein Ort der Ausgrenzung und der Krankheitsförderung.

Daraus hat er den Prozess der Entinstitutionalisierung in Gang gebracht. Er hat begonnen, die Anstalten zunächst in Görz und dann in Triest aufzulösen und durch Zentren für seelische Gesundheit zu ersetzen, die mit Quartiersbezug die Verantwortung für einzelne Stadtbezirke übernommen haben. Das waren Entwicklungen, wie sie in anderen europäischen Ländern, etwa in England oder Frankreich, bereits weiter fortgeschritten waren. Franco Basaglia hat allerdings vor »perfekten« Konzepten, die auf alle Fragen plausible Antworten vorhalten, stets gewarnt. Seine Idee der Entinstitutionalisierung war nicht, eine Institution zu schließen und einmalig durch eine andere, »bessere« Institution zu ersetzen und damit alle Fragen beantwortet zu wissen. Entinstitutionalisierung hat er als einen laufenden Prozess der Veränderung begriffen, dem wir uns ständig stellen müssen. Es geht also darum, die Institution immer wieder kritisch infrage zu stellen und die Bedarfe und Bedürfnisse der Menschen immer wieder neu in den Mittelpunkt zu stellen. Daran haben sich Institutionen zu orientieren.

Hat die Tätigkeit in der Psychiatrie Ihre Sicht auf die Welt verändert?

Meine Sicht auf die Welt hat sich deutlich verändert. Ich glaube, dass sich die Sicht vor allem dadurch verändert hat, dass all das, was wir in den Begegnungen mit den Menschen erleben, in den Beziehungen mit ihnen erfahren, all das, was wir im Rahmen unserer beruflichen Tätigkeit sehen, was wir fachlich diskutieren und all das, was wir uns während unserer Weiterbildung und Fortbildung an Wissen aneignen, Möglichkeiten eröffnet, die Welt und die Menschen mit »neuen Augen« zu sehen und komplexe Zusammenhänge zu verstehen. Insofern habe ich als Psychiater vielfältige Möglichkeiten eines erkenntnistheoretischen Werkzeugkastens, die Welt aus verschiedenen Perspektiven und auf Grundlage unterschiedlicher theoretischer Konstrukte zu beschreiben und zu interpretierten. Dabei kann die Psychiatrie auch als Kristallisationspunkt gesellschaftspolitischer Entwicklungen begriffen werden. Insofern kann ich mir aus heutiger Sicht kein anderes Fach für mich vorstellen.

Für mich ist die Psychiatrie das interessanteste Fach der Medizin. Wir können in unserer psychiatrischen Arbeit sehr unterschiedliche Schwerpunkte setzen. Wenn wir uns mit dem Thema der sozialen Verantwortung beschäftigen, müssen wir uns auch die Frage stellen, welchen Platz die Psychiatrie in einer Gesellschaft einnehmen sollte und welche Verantwortung wir als Psychiater haben. Und zwar nicht nur in Bezug auf Menschen, die unter psychischen Erkrankungen leiden und unsere Hilfe in Anspruch nehmen, sondern auch, welche Verantwortung wir bei gesellschaftlichen Konflikten, dem Umgang mit sozialen Verwerfungen, der Forderung nach sozialer Gerechtigkeit zu übernehmen haben bzw. welchen Beitrag wir in dieser gesellschaftlichen Debatte leisten können. Und um den Punkt noch einmal kurz zu unterstreichen: Der Umgang mit der Andersartigkeit wird sowohl aus einer nationalen wie auch globalen Perspektive zu einer besonderen Herausforderung werden und eines der beherrschenden Themen der Zukunft sein, mit der sich Gesellschaften auseinanderzusetzen haben.

Es gibt viele, die sagen, dass es genau das sein wird, was den Inhalt des nächsten großen Zyklus in unserer Gesellschaftsgeschichte ausmacht: das Zeitalter des Psychosozialen.

Eugen Bleuler hat übrigens diesen Aspekt deutlich gemacht, indem er gesagt hat, die Psychiatrie sei nicht nur eine medizinische, sondern gleichermaßen eine soziale und politische Wissenschaft.

Wenn man Sie vor zehn Jahren gefragt hätte, wie sich die Psychiatrie entwickeln wird und wie sie in zehn Jahren – also heute – sein wird, an was hätten Sie gedacht oder was hätten Sie sich vielleicht auch gewünscht? Ist davon etwas erreicht worden?
Nein. Das ist leider nicht erreicht worden. Wir sind weit von dem entfernt, was ich mir vor zehn Jahren als Entwicklung vorgestellt habe. Ich habe den Eindruck, dass wir in einem relativen Stillstand erstarrt sind. Wir verbeißen uns in kleinteiligen strukturellen Konflikten und der eingeengten Verteidigung von Partikularinteressen, wir vergeuden unsere kostbare Zeit in »Mikro-Kontroversen«. Mit allen wesentlichen Forderungen nach Veränderung der psychiatrischen Versorgung treten wir auf der Stelle.

Was müssen wir tun?
Wir müssen politischer werden. Ich glaube, wir müssen nach Eugen Bleuler die Psychiatrie auch als politische Disziplin begreifen und neue Strategien entwickeln. Dabei haben wir zu berücksichtigen, dass die politische Welt nach völlig anderen Gesetzmäßigkeiten und einer anderen Systematik funktioniert, als wir das in unseren fachlichen Diskursen gewohnt sind. Wir benötigen Partner, die unsere Ideen teilen, mit denen wir uns zusammenschließen und strategische Allianzen bilden. Voraussetzung dafür ist eine politische Agenda, die nicht nur als Text auf dem Tisch liegt, sondern die wichtigen Kernthemen beschreibt, Handlungsoptionen festhält und mit einer politischen Strategie verknüpft, so ähnlich wie das die Grünen als Partei gemacht haben.

Könnte darin nicht auch eine Gefahr liegen, ein medizinisches Fach mit Politik in Zusammenhang zu bringen oder sogar zu vermischen? Welche Schwierigkeiten würden Sie vermuten?
Ja, durchaus. Es gibt genügend Beispiele, an denen wir gesehen haben, dass Psychiatrie politisch missbraucht und für ideologische Interessen funktionalisiert worden ist. Dieser Gefahr sollten wir uns bewusst sein. Es ist wie mit jedem Instrument, es kann klug genutzt werden, aber auch kontraproduktiv und destruktiv eingesetzt werden. Wenn wir der festen Überzeugung sind, dass wir etwas voranbringen wollen und eine andere Vorstellung von Psychiatrie haben als die, die wir heute in der konkreten Versorgungsrealität sehen, dann reicht es nicht, uns immer wieder gegenseitig darin zu bestätigen, dass es anders sein sollte. Wir brauchen eine psychiatriepolitische Agenda, die mittel- und langfristig angelegt ist.

Ich höre so etwas heraus, wie es oft gesagt wird: Eine Psychiatrie, die keine soziale Psychiatrie ist, ist keine Psychiatrie. Ist das ein obligater Bestandteil der Psychiatrie: die Auseinandersetzung mit der Gesellschaft, mit der Politik, mit den Menschen »um die Psychiatrie herum«?
Ich glaube ja. Eine Psychiatrie zu betreiben, ohne die mikro- und makrosozialen Bedingungen zu sehen, würde vieles ausblenden, was fachlich geboten ist, für die betroffenen Menschen von großer Bedeutung ist, für uns Psychiater notwendige theoretische und praktische Grundlagen sind und zudem die große Faszination dieses Fachs ausmacht. Dementsprechend benötigen wir in Ergänzung zu einer politischen Agenda und zu politischen Strategien einen noch engeren Austausch und eine intensive Debatte mit den »Geschwisterdisziplinen«, den Geistes- und Sozialwissenschaften, aber auch der Ökonomie und den Rechtswissenschaften. Dabei dürfen wir uns keinesfalls in eine Position der »Naiven« zurückdrängen lassen und uns in abstrakt-theoretischen Diskursen verlieren, in denen uns vorgehalten wird, wir seien Träumer, die sich nur mit Luftschlössern beschäftigen würden. Wir leben in einer realen Welt unter realen Bedingungen, damit haben wir uns zu konfrontieren.

Wenn man sich die Prinzipienethik einmal angeschaut, so wird in der die Ressourcengerechtigkeit und die Verteilungsgerechtigkeit für gleichberechtigt gehalten mit anderen Faktoren wie Autonomie und Fürsorge. Auch Gerechtigkeit scheint ja ein wesentlicher Aspekt von psychiatrischer Arbeit zu sein.
Ich bin davon überzeugt, dass wir uns nicht nur mit den Symptomen und Krankheitskonzepten, sondern auch mit den schwierigen und problematischen Lebensbedingungen der betroffenen Menschen sehr konkret auseinanderzusetzen haben. Dabei sind die Lebensbedingungen nicht nur als krankheitsimmanente Komplikationen zu betrachten, sondern unter anderem als Folge von gesellschaftlichen und damit auch von sozialen Realitäten. Wir wissen, dass Menschen, insbesondere mit schweren psychischen Erkrankungen, eine deutlich geringere Lebenserwartung im Vergleich zur Allgemeinbevölkerung haben, häufig wohnungslos sind, schlechte Chancen auf dem Arbeitsmarkt haben, unter sozial prekären Bedingungen ausgegrenzt und sozial isoliert leben etc. Nicht nur aus einer fachlichen, sondern vor allem aus einer gesellschaftlichen Perspektive stellt sich somit unmittelbar die Frage, wie es gelingen kann, dass betroffene Menschen am gesellschaftlichen Leben gleichberechtigt partizipieren können. Unser Anspruch muss sein, für gesellschaftliche Bedingungen einzustehen, dass Menschen mit unterschiedlichen Ausgangs- und Lebensbedingungen Chancengerechtigkeit erfahren. Ich glaube, dass dabei die Frage, auf

welche sozialen Wertekategorien sich Gesellschaften verständigen, von grundlegender Bedeutung ist. In diesem Zusammenhang sind etwa Aspekte der Teilhabemöglichkeiten an Bildung, Studium, Beruf und dem weiteren gesellschaftlichen Leben etc. sowie der Anspruch, dass alle Menschen gleichermaßen ein würdevolles Leben führen können, sehr wichtig.

Wir sprechen heute viel über den ethischen Rahmen, von dem, was wir tun, und von den gesellschaftlichen Aspekten. Gehört beides zusammen?
Auf jeden Fall. Welche sind die zukünftigen Herausforderungen einer Psychiatrie? Worum und wofür lohnt sich unser Einsatz? Ich würde zwei Aspekte in den Vordergrund stellen: Das ist zum einen die gesellschaftliche Teilhabe. In allem, was wir tun, haben wir dafür Sorge zu tragen, Exklusion zu verringern und Inklusion zu fördern. Dabei ist das Primat der sozialen Gerechtigkeit eine Wertekategorie, die Grundlage unseres Denkens und Handelns sein sollte. Der zweite Punkt ist die Selbstbestimmung und die uneingeschränkte Gewährleistung der Menschenrechte. An diesen zwei Kardinalthemen haben sich die regionalen Versorgungsstrukturen in Zukunft auszurichten.

Geben Sie uns eine Vision, eine Vision von der Psychiatrie in der Zukunft.
Wir haben im Laufe der Jahrzehnte unseres beruflichen Lebens immer stärker gelernt, uns mit Realitäten auseinanderzusetzen und zum Teil auch zu akzeptieren und uns somit von den Träumen und Visionen, die uns in den jugendlichen Jahren beherrscht haben, zu verabschieden. Als Vision einer Psychiatrie der Zukunft stelle ich mir vor, dass wir gesellschaftliche Bedingungen vorfinden, in denen Menschen, die sich für außergewöhnliche Lebensentwürfe und unkonventionelle Lebenswege entschieden haben, einen Anspruch auf gesellschaftliche Teilhabe und die Möglichkeiten verfügbar haben, ein würdevolles und sinnstiftendes Leben zu führen.

Eine Gesellschaft, die sich unter anderem auf die Grundsätze der sozialen Gerechtigkeit beruft, hat diesen Forderungen gerecht zu werden. Dafür gilt es, eine neue gesellschaftliche Debatte anzustoßen und die Zivilgesellschaft zu gewinnen. Auf institutioneller Ebene sind die regionalen Versorgungsstrukturen so zu organisieren, dass die Bedürfnisse und Bedarfe jederzeit uneingeschränkt im Mittelpunkt stehen. Die Stimmen der Nutzer und Nutzerinnen haben dabei einen entscheidenden Einfluss. Unter der Prämisse der regionalen Verantwortung haben sich alle Akteure der psychosozialen Versorgung dieser Aufgabe zu stellen. Daran werden sich zukünftige Versorgungssysteme zu messen haben.

Diese Aufgabe ist entscheidend: die Frage der Finanzierung

Das Geld muss sich vom Bett lösen.
Prinzip der Regionalen Budgets

Gesucht wird ... ein Finanzierungssystem, das die Bedürfnisse und den Bedarf der von psychischer Erkrankung betroffenen Menschen adäquat abbildet, Anreize zu einer Verbesserung der Versorgungsqualität in der Region bietet und das auch langfristig finanzierbar ist.

Wir erhalten, was wir finanzieren

So attraktiv der oben stehende Absatz auch klingen mag: So weit sind wir leider noch lange nicht. Die Finanzierung im Gesundheitswesen richtet sich heute noch an anderen Prinzipien aus. Und grundsätzlich gilt: Wir bekommen das, was wir finanzieren. Wenn wir »Tage« im Krankenhaus finanzieren, bekommen wir auch »Tage« geliefert. Wenn wir »Fälle« finanzieren, bekommen wir »Fälle« geliefert. Es stellt sich also die Frage: Was eigentlich würde passieren, wenn wir »Gesundheit« finanzieren würden? Dann könnte es passieren, dass Gesundheit entsteht. Aber wir finanzieren keine Gesundheit. Wir finanzieren allenfalls Reparatur von Krankheit.

Diese Aussagen mögen provozierend klingen. Das ändert aber nichts daran, dass die beschriebene Problematik durch die Realität der Finanzierung im Gesundheitswesen täglich bestätigt wird. So hat die Einführung des DRG-Systems in der somatischen Medizin vor etwa zwanzig Jahren dazu geführt, dass die Zahl der Behandlungs*fälle* massiv zugenommen hat – was aber nicht bedeutet, dass das in gleichem Maß auch für die Zahl der behandelten Menschen galt. In jedem Fall trifft zu: Die Art der Finanzierung und die Anreize bzw. Fehlanreize, die damit gesetzt werden, beeinflussen ganz grundlegend die Qualität der Versorgung (AUGURZKY 2020; DEISTER 2011a, 2014; MÜLLER 2020).

Eines der folgenreichsten Probleme der Finanzierung im Gesundheitswesen ist die hochgradige inhaltliche und vor allem zeitliche Fragmentierung der Finanzierung – eigentlich muss man schon von einer »Spaltung« reden. Das bedeutet nämlich, dass zu verschiedenen Zeitpunkten und bei unterschiedlichen Problemstellungen auch jeweils unterschiedliche Kostenträger für die Finanzierung zuständig sind – und oft innerhalb der Strukturen der jeweiligen Kostenträger auch noch unterschiedliche und voneinander weitgehend getrennte Abteilungen. Dabei ist die Grundfrage diese: Ist es zu erwarten, dass eine Institution Geld in größerem Maßstab in etwas investiert, was nicht nur keine sofortige Rendite bringt, sondern – in der Zukunft – zu Einspareffekten bei einer *anderen* Institution führt? Das würde wohl kaum passieren.

Genau das ist es aber, was die Gesellschaft eigentlich von Krankenkassen erwartet, nämlich frühzeitig Geld in die gezielte Behandlung und Rehabilitation eines Menschen mit einer psychischen Erkrankung zu investieren – mit dem Effekt der Einsparung von eventuell sehr viel später auftretenden sozialen Unterstützungsleistungen. Dies geschieht aber nicht. Die Gesamtausgaben für primäre Prävention und Früherkennung bewegen sich pro Jahr – gemessen an den Gesamtkosten für Gesundheit – gerade mal in etwa einem halben Tag Gesundheitskosten pro Jahr. So wird und kann uns eine wirksame Prävention, Früherkennung und vor allem eine positive Beeinflussung des Langzeitverlaufs nicht gelingen. Verschärft wurde – und wird – diese Situation auch noch dadurch, dass je nach dem jeweiligen Sozialgesetzbuch, das für die Finanzierung notwendiger Leistungen »zuständig« ist, es eine Vielzahl unterschiedlicher öffentlicher und privater Kostenträger gibt (siehe Abbildung 9).

ABBILDUNG 9 Die Leistungen auf der Basis verschiedener Sozialgesetzbücher

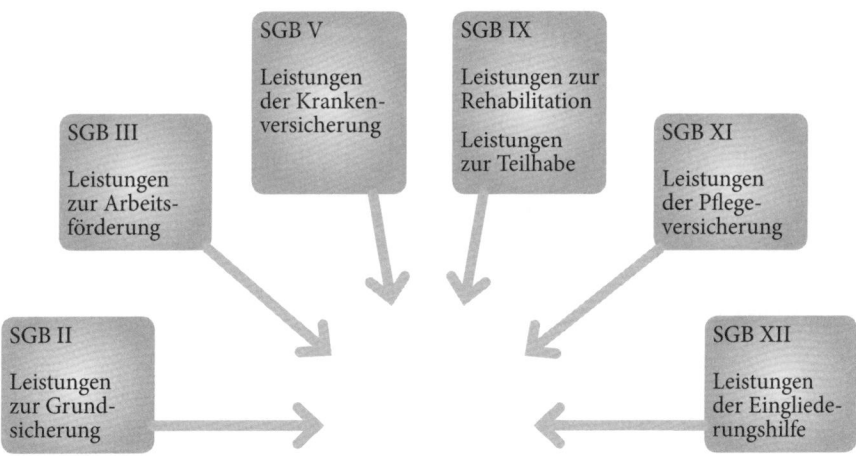

Die unterschiedlichen Steuerungswirkungen der Finanzierung

Die im Bereich der psychiatrischen und psychotherapeutischen Versorgung bisher angewendeten Vergütungs- und Finanzierungsformen haben zu unterschiedlichen Steuerungswirkungen und damit zu verschiedenen Auswirkungen auf die Kostensituation von Krankenhäusern geführt. Die Abbildung 10 zeigt die Steuerungswirkungen unterschiedlicher Finanzierungsformen in den letzten drei Jahrzehnten.

Es standen bisher Vergütungssysteme im Vordergrund, die unterschiedliche Formen der Pauschalierung beinhalteten. Mit einer Pauschalierung wird grundsätzlich beabsichtigt, eine Steuerungs- und Anreizwirkung zu erzielen, bei der die Versorgungsstrukturen nicht mehr auf die Zahl der Behandlungstage oder das Behandlungssetting ausgerichtet sind, sondern die Angebote verstärkt an den speziellen Bedürfnissen erkrankter Menschen, den erforderlichen Leistungen, der Behandlungsqualität und dem Behandlungsergebnis ausgerichtet werden. Bei der Einführung der fallbezogenen Pauschalierung des DRG-Systems in der somatischen Medizin gingen die Erwartungen insbesondere in die Richtung einer Verringerung der Verweildauer. Es hat sich allerdings gezeigt, dass es parallel dazu zu einer deutlichen Zunahme der Zahl der behandelten »Fälle« kam, sodass die erhoffte Einsparwirkung nicht eintreten konnte, sondern die Kosten insgesamt sogar angestiegen sind.

In den Modellprojekten der integrierten Versorgung nach den §§ 140 ff. SGB V wurde versucht, für definierte (und oft nur kleinteilige) Diagnosegruppen eine Pauschale zu definieren, die patientenbezogen sämtliche Kosten in einem bestimmten Zeitraum – unabhängig vom Behandlungssetting – abdecken sollte. Diese Finanzierung wurde jedoch nur in sehr begrenztem Umfang genutzt, wohl auch deshalb, weil gerade in den komplexen psychiatrischen Behandlungssituationen und den kleinen klinischen Populationen die Finanzierung schon durch einzelne sehr kostenintensive Behandlungen gefährdet war und das System dadurch in Schieflage geraten konnte.

Bei der tagesbezogenen Pauschalierung (Prinzip des PEPP-Systems) wird angestrebt, auf der Basis von an erbrachten Einzelleistungen ausgerichteten Tagespauschalen eine Kostenbegrenzung zu erreichen. Problematisch ist dabei zum einen der verwendete Leistungsbegriff, der nicht an den Bedürfnissen der Patienten, sondern an den Strukturen der Einrichtungen ausgerichtet ist; zum anderen wird kein Anreiz für eine verstärkt ambulante Leistungserbringung gesetzt, sodass die Struktur- und Ergebnisqualität nicht ausreichend berücksichtigt und die Übernahme von Verantwortung in der Region nicht unterstützt wird (DEISTER 2011a).

ABBILDUNG 10 Gesetzliche Regelungen zur Finanzierungssystematik für Krankenhäuser und deren Steuerungswirkung

Finanzierungssystem	Art der Finanzierung	Steuerungswirkung
Selbstkostenerstattungssystem	Vollständige Erstattung der tatsächlich angefallenen Kosten (retrospektiv)	⊚ Keine relevante Steuerungswirkung ⊚ Kein effektiver Einsatz von Finanzmitteln ⊚ Kein Qualitätsanreiz
Psychiatrie-Personalverordnung (1991–2019)	Tagespauschalen nach Krankheitskategorien und Art der Behandlung	⊚ Verbesserung der personellen Versorgungssituation gegenüber der vorherigen Situation ⊚ Verbesserung der Versorgungsqualität ⊚ Fehlende Möglichkeit der Anpassung an veränderte Rahmenbedingungen
DRG-System in der somatischen Medizin (seit 2003)	Finanzierung von Fällen mit Begrenzung der Verweildauer	⊚ Zunahme der Zahl der behandelten Fälle ⊚ Abnahme der Verweildauer
Regionale Psychiatrie-Budgets (seit 2003) bzw. Modellprojekte nach § 64b SGB V (seit 2013)	Jahresbudgets für die settingunabhängige Versorgung der Menschen in einer definierten Region, abhängig von der Zahl der behandelten Menschen	⊚ Kostenstabilität ⊚ Abnahme der stationären Verweildauer ⊚ Zunahme der ambulanten Behandlung ⊚ Innovative Versorgungsformen
PEPP-System (seit 2012)	Pauschalierte Finanzierung mit Tagesentgelten in Abhängigkeit von erbrachten Einzelleistungen (Bewertungsrelationen)	⊚ Besonderes Gewicht der Diagnose ⊚ Stärkung stationärer Leistungserbringung ⊚ Fehlende Berücksichtigung nicht stationärer Leistungen ⊚ Keine Anreizung zur Verbesserung der Qualität
Personalbemessung nach PPP-RL (seit 2020)	Definition von Untergrenzen der Personalbemessung ohne Berücksichtigung der Finanzierung	⊚ Stärkung stationärer Leistungserbringung ⊚ Fehlende Berücksichtigung nicht stationärer Leistungen ⊚ Keine Anreizung zur Verbesserung der Qualität

An der Aufgabe orientierte Pauschalierung

In Modellprojekten – also in Regionalen Budgets oder Projekten nach § 64b SGB V – wird seit fast zwanzig Jahren eine Finanzierungsform erprobt, die die möglichst umfassende psychiatrisch-psychotherapeutische Versorgung der Menschen mit psychischen Erkrankungen in der definierten Region als Maßstab hat. Dabei wird von allen Krankenkassen gemeinsam ein pauschales Budget dafür eingerichtet, dass die Versorgung in der Region übernommen wird. Dieses vereinbarte Budget umfasst die Versorgung aller Menschen mit psychischen Erkrankungen innerhalb eines Jahres.

In den aktuell existierenden Modellprojekten steht dieses Budget jeweils einem Krankenhaus der Region zur Verfügung. Grundsätzlich lässt sich dieses System aber auch auf mehrere Leistungserbringer aus allen Behandlungssektoren als Gruppe erweitern, die dann gemeinsam das Budget verwaltet. Grundlagen der Budgetvereinbarung sind dabei nicht mehr die traditionellen Parameter, an denen sich die Budgethöhe orientiert, also etwa Behandlungstage, behandelte »Fälle« oder erbrachte Einzelleistungen, sondern die Zahl der insgesamt innerhalb eines Jahres behandelten Menschen – unabhängig von der Art der Behandlung. Für die Realisierung des vereinbarten Budgets spielt es dabei keine Rolle mehr, ob die Patientinnen und Patienten zu Hause, ambulant durch das oder im Krankenhaus, teilstationär oder vollstationär behandelt werden. Die Entscheidung über die Art der Behandlung kann vor Ort direkt orientiert an den individuellen Bedarfen der Patientinnen und Patienten getroffen werden.

In den bestehenden Projekten wurde die Budgethöhe in der Regel an der Summe der auf die Sektoren bezogenen Einzelbudgets im Jahr vor Beginn des Modellprojekts ausgerichtet und während des Projekts dann nach den vereinbarten bzw. gesetzlich festgelegten Änderungswerten gesteigert. Somit ergibt sich eine langfristig stabile Erlössituation, die es sowohl den Kostenträgern als auch den Leistungserbringern erlaubt, langfristig verlässlich zu planen. Für den Fall, dass die Zahl der behandelten Menschen innerhalb eines Jahres von der vereinbarten Zahl relevant abweicht (in der Regel 6 Prozent in beide Richtungen), muss zwischen den Vertragspartnern neu über die Budgethöhe verhandelt werden.

Die Abrechnung der innerhalb der Budgetregion erbrachten Leistungen erfolgt zwar weiterhin mit den jeweils zuständigen Krankenkassen auf der Basis der bestehenden Abrechnungsregeln, die pro Patient jeweils erzielten Erlöse werden jedoch als Abschlagszahlungen auf das Budget betrachtet. Abweichungen der am Jahresende erzielten Erlöse von dem vereinbarten Budgetziel werden nach Abschluss der Budgetperiode in beide Richtungen vollständig ausgeglichen.

Im Rahmen dieser Finanzierungsform übernehmen die Leistungserbringer die Verantwortung für die übernommene Versorgungsaufgabe. Dies bedeutet auch, dass bei einer erneut erforderlichen Behandlung einer Patientin oder eines Patienten und die dadurch notwendigen Behandlungsleistungen innerhalb eines (Kalender-)Jahres keine zusätzlichen Erlöse erzielt werden *können*. Dadurch wird ein System der Gewährleistung etabliert, das für das deutsche Gesundheitswesen grundsätzlich neu ist. Die Leistungserbringer haben also ein eigenes ökonomisches Interesse daran, dass es innerhalb des vereinbarten Zeitraums nicht zu einer erneuten Aufnahme kommen muss, da dies lediglich mit zusätzlichen Kosten, aber nicht mit zusätzlichen Erlösen verbunden wäre. Möglich wird dies dadurch, dass durch die Berechnung des Budgets auf der Basis der vor Beginn der neuen Finanzierung im System befindlichen Finanzmittel die für die erfahrungsgemäß erforderlichen Wiederaufnahmen notwendigen Gelder bereits eingepreist sind. Für die Leistungserbringer bedeutet eine solche Finanzierungsform, dass der durch eine an den konkreten Bedürfnissen der Patienten orientierte Versorgung ermöglichte effiziente Einsatz von Budgetmitteln nicht zu einer »Bestrafung« im Sinne eines nachträglichen Abzugs führt. So können Mittel, die durch eine Verkürzung der stationären Verweildauer frei werden, für eine umfassendere tagesklinische oder ambulante Behandlung in der Region verwendet werden.

Steuerungseffekte einer aufgabenorientierten Finanzierung

Die entscheidende Steuerungswirkung der beschriebenen Finanzierungsform besteht darin, dass es für die Leistungserbringer – bzw. für die Institutionen, die für die Versorgung verantwortlich sind – keinen ökonomischen Sinn mehr hat, möglichst viele Leistungen an möglichst vielen Tagen stationärer Behandlung zu erbringen, sondern dass die Erfüllung der Versorgungsaufgabe zum Steuerungsprinzip wird. Dies hat unter anderem dazu geführt, dass in den Modellprojekten zwischen den Vertragspartnern vereinbart wurde, keine Überprüfung der stationären Verweildauer durch den Medizinischen Dienst mehr durchzuführen. Die dadurch eingesparten Mittel des gegenseitigen »Misstrauensaufwandes« können in voller Höhe in die Versorgung

ABBILDUNG 11 Das Finanzierungsprinzip regionaler Budgets

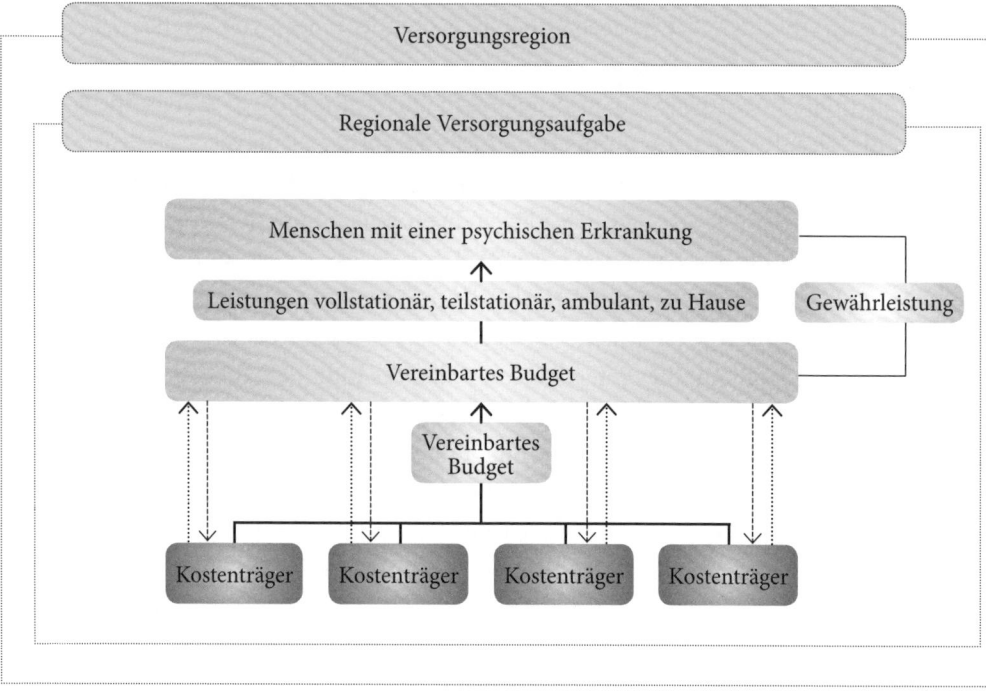

zurückfließen. Die wesentliche Steuerungswirkung besteht nämlich darin, dass es für das Krankenhaus keinen ökonomischen Effekt mehr hat, Patientinnen und Patienten länger vollstationär zu behandeln, als es inhaltlich sinnvoll ist. Gleichzeitig wäre es aber auch ökonomisch nicht sinnvoll, Patienten zu früh aus der stationären Behandlung zu entlassen, weil bei der dann drohenden erneuten Verschlechterung der Symptomatik und einer notwendigen Wiederaufnahme in die Klinik diese finanziell dafür in voller Höhe einstehen müsste.

Die bisher durchgeführte Begleitforschung hat eindeutig zeigen können, dass diese Steuerungsmechanismen wirksam sind und dass die Behandlungsqualität dadurch verbessert werden kann – ohne dass es zu Kostensteigerungen im System kommt! Im Gegenteil: Verglichen mit der Kostenentwicklung außerhalb von Modellprojekten kommt es insgesamt sogar zu einer relativen Kosteneinsparung (DEISTER & MICHELS 2021; DEISTER & WILMS 2014; KÖNIG u. a. 2013; ROICK u. a. 2008).

Seelisch gesund in der Gesellschaft – Aspekte der verantwortlichen Teilhabe

»Das allgemeine Behandlungsziel ist ein von Krankheitssymptomen weitgehend freier Mensch, welcher zu selbstbestimmter Lebensführung fähig ist, von therapeutischen Maßnahmen in Kenntnis gesetzt und zu deren Nutzen/ Risiken-Abwägung in der Lage ist.«
S3-Leilinie Schizophrenie

Es muss allen in der psychiatrischen Versorgung tätigen Personen klar sein, dass psychische Erkrankungen – und hier insbesondere schwere psychische Erkrankungen – die verantwortliche Teilhabe am Leben in der Gesellschaft oft massiv beeinträchtigen oder sogar verhindern. Aus der Sicht der betroffenen Menschen und deren Angehörigen gibt es keinen Zweifel daran, dass die Teilhabe an der Gemeinschaft – und hier insbesondere in Form der Möglichkeit von bezahlter Erwerbstätigkeit auf dem ersten Arbeitsmarkt – eine wesentliche Voraussetzung für eine adäquate Lebensqualität darstellt.

Recovery und Empowerment

Das Denken und das therapeutische Handeln nach den Prinzipien von Recovery und Empowerment hat die psychiatrisch-psychotherapeutische Versorgung in den letzten Jahren nachhaltig verändert (AMERING & SCHMOLKE 2012). Diese Prinzipien sind aus der Beziehung zu Menschen mit psychischen Erkrankungen nicht mehr wegzudenken. Beide gehören inzwischen zum anerkannten Leitlinienstandard. Einen konzeptionellen Rahmen bietet dafür das schon seit längerer Zeit in der Ätiopathogenese insbesondere psychotischer Erkrankungen – aber nicht nur dort – vertretene Vulnerabilitäts-Stress-Coping-Modell. Demnach entstehen psychische Erkrankungen auf der Grundlage einer psychobiologischen Vulnerabilität durch den Einfluss (sozialer) akuter Stressoren oder lang anhaltender Belastungen. Die individuellen Bewältigungsstrategien (Coping) der betroffenen Menschen bestehen unter anderem in der Entwicklung bzw. dem Erhalt sozialer Kompetenzen und dem Aufbau bzw. Erhalt sozialer Netzwerke.

Im Rahmen dieser Strategien wird Recovery als ein persönlicher Prozess der Veränderung der eigenen Einstellungen, Werte, Gefühle und Ziele betrachtet. Recovery kann als ein Weg hin zu einem befriedigenden, hoffnungsvollen und in soziale Bezüge eingebetteten Leben innerhalb der durch die Erkrankung gezogenen Grenzen verstanden werden (DGPPN 2019a).

Eine der wesentlichen Grundlagen im Recoveryansatz ist das Prinzip des Empowerments: »Selbstbefähigung und Förderung der Eigeninitiative«. Empowerment kann unterstützt werden, indem den Betroffenen Selbstbestimmung zugetraut wird und sie in ihren eigenen Wünschen, Zielen und Entscheidungen bestärkt werden. Der Erfolg des Empowermentansatzes setzt Interesse und aktives Handeln aller Beteiligten voraus. Wesentliche Faktoren der Wirksamkeit sind die Selbstorientierung, das Vorhandensein sozialer Kontakte, Beschäftigung und eine höhere Lebensqualität. Das Konzept beinhaltet die möglichst hohe persönliche Kontrolle über die eigenen Lebensbedingungen sowie die Teilnahme an Aktivitäten mit anderen Menschen, um gemeinsame Ziele zu erreichen.

Dieser Ansatz verlangt von den sozialpsychiatrisch Tätigen eine grundsätzliche Haltung, die den betroffenen Menschen größtmögliche Entscheidungsfreiheit in allen Lebensbereichen zubilligt. Verantwortung an Betroffene (zurück) zu geben erfordert auch die Bereitschaft, den Betroffenen zuzugestehen, positive Risiken einzugehen (BURR & RICHTER 2016). Dabei ist die Vermittlung von Hoffnung eine weitere Kernkomponente im Recoveryprozess. Hoffnung zu finden und zu erhalten bedeutet, dass Probleme erkannt und akzeptiert werden, beinhaltet das Bemühen um Veränderung, die Konzentration auf individuelle Stärken, die Orientierung in die Zukunft, das Setzen von Prioritäten und die Würdigung kleiner Erfolge – verbunden mit dem Glauben an sich selbst (AMERING & SCHMOLKE 2009).

Die große Bedeutung der Erwerbstätigkeit

Die Ausübung einer sinngebenden beruflichen Tätigkeit ist existenzielles Bedürfnis und ein Recht aller Menschen auch mit psychischen Erkrankungen. Etwa die Hälfte der Personen mit chronischen psychischen Störungen im erwerbsfähigen Alter geht jedoch keinerlei Erwerbstätigkeit nach, 20 Prozent sind in einer Werkstatt für behinderte Menschen tätig und 15 Prozent nehmen Hilfeangebote wie Tagesstätten in Anspruch. Dies geht aus dem *Teilhabebericht der Bundesregierung über die Lebenslagen von Menschen mit Beeinträchtigungen* hervor (Bundesministerium für Arbeit und Soziales 2013). Auch heute noch gehen etwa 43 Prozent aller gesundheitsbedingten Frühverrentungen auf eine psychische Erkrankung zurück. Selbst wenn Deutschland über ein vielseitiges Angebot beruflicher Rehabilitationsmöglichkeiten verfügt, gelingt eine wirkliche Teilhabe am Arbeitsleben selten.

Oft arbeiten Menschen mit einer schweren und oft chronischen Erkrankung auf einer Stelle des besonderen Arbeitsmarktes; die Wahrscheinlichkeit eines Wechsels auf den allgemeinen Arbeitsmarkt ist äußerst gering. Möglichkeiten auf dem allgemeinen Arbeitsmarkt bestehen in temporären Strukturen wie Beruflichen Trainingszentren oder Rehabilitationseinrichtungen für psychisch Kranke (RPK) sowie in längerfristig angelegten Strukturen, wie sie Arbeitsplätze der freien Wirtschaft und Integrationsfirmen bieten. Allerdings ist die Verteilung dieser Einrichtungen keinesfalls flächendeckend und die Angebote unterliegen ausgeprägten regionalen und strukturellen Schwankungen. Insbesondere wird eine flexible und langfristige ambulante Nachbetreuung am Übergang in ein Beschäftigungsverhältnis bisher nur in einigen Regionen umgesetzt. Nicht selten enden die Hilfen mit dem Abschluss des Trainingsprogramms (Gühne u. a. 2012, 2017).

Dagegen folgt das »First place, then train«-Prinzip einem anderen Ansatz: Hier wird der Mensch mit einer psychischen Erkrankung rasch auf einen Arbeitsplatz vermittelt und dann in der Tätigkeit trainiert. Dabei erfolgt eine zeitlich nicht limitierte Unterstützung durch einen spezialisierten Jobcoach, der eng mit dem psychiatrischen Behandlungsteam und dem Arbeitgeber kooperiert. Im Jahr 2009 wurde diese Form der »Unterstützten Beschäftigung« in der Sozialgesetzgebung verankert. Der Paragraf 55 des SGB IX bestimmt: »Ziel der Unterstützten Beschäftigung ist es, Leistungsberechtigten mit besonderem Unterstützungsbedarf eine angemessene, geeignete und sozialversicherungspflichtige Beschäftigung zu ermöglichen und zu erhalten. Unterstützte Beschäftigung umfasst eine individuelle betriebliche Qualifizierung und bei Bedarf Berufsbegleitung.«

Die DGPPN hat mit ihrer Expertise zur »*Arbeitssituation von Menschen mit psychischen Erkrankungen*« (Gühne & Riedel-Heller o. J.) Empfehlungen für die verschiedenen Ebenen vorgelegt:

Auf der Ebene des Individuums:
- Die Individualität eines Patienten und verschiedenste Erkrankungsverläufe verlangen ein individuelles Vorgehen und die Orientierung an den wechselnden Bedarfen der Personen.

- Eine integrierte Behandlungs- und Rehabilitationsplanung erfordert zunächst eine umfassende Klärung von Erwartung, Motivation und der Interessen des Patienten. Darüber hinaus ist die Erfassung von Fähigkeiten und vorausgegangenen Erfahrungen sowie der regionalen Gegebenheiten notwendig.
- Es bedarf einer umfassenden Aufklärung aller Patientinnen und Patienten zu den verschiedenen Behandlungs- und Rehabilitationsmöglichkeiten, um informierte Entscheidungen treffen und Teilhabe sichern zu können.
- Im Sinne von Recovery müssen die zur Zielerreichung notwendigen Ressourcen über den gesamten Behandlungs- und Rehabilitationsverlauf gestärkt werden.
- Optimal ist die kontinuierliche Behandlung und Begleitung über alle Krankheitsphasen hinweg durch einen festen Ansprechpartner.

Auf der Ebene der Arbeitgeber und der Gesellschaft:
- Erweiterung sowie stärkere Individualisierung und Flexibilisierung kompetitiver Arbeitsplätze auf dem ersten Arbeitsmarkt und beschützter Arbeitsplätze in den Betrieben, um eine bessere Passgenauigkeit hinsichtlich der besonderen Bedürfnisse psychisch Kranker zu erreichen.
- Anreizsetzung und Unterstützung der Arbeitgeber auf verschiedenen Ebenen, um hier eine größere Sensibilität und Bereitschaft zur Schaffung geeigneter Arbeitsplätze auf dem allgemeinen Arbeitsmarkt zu erreichen.
- Das etablierte Vorgehen in der beruflichen Rehabilitation muss auf den Prüfstand hinsichtlich der Effektivität und Kosteneffektivität gestellt werden.
- Überwindung der Barrieren auf sozialrechtlicher Ebene, um der Fragmentiertheit hinsichtlich der Leistungsträger und -anbieter zu begegnen und eine ganzheitliche und evidenzbasierte Versorgung für alle Menschen mit (schwerer) psychischer Störung und entsprechendem Unterstützungsbedarf zu gewährleisten.
- Schaffung von Anreizen für Unternehmen der freien Wirtschaft, um inklusive Arbeitsplätze für psychisch Kranke zu erhalten, auszubauen und neu zu schaffen.
- Entwicklung von Konzepten zur Erhaltung und Schaffung einfacher Arbeitsplätze.

Die Umsetzung auch nur einiger der genannten Punkte in die Realität von Menschen mit psychischen Erkrankungen würde die verantwortliche Teilhabe an der Gesellschaft deutlich verbessern.

Verminderung von Stigmatisierung

Reduktion der Lebensqualität, zerstörte soziale Netzwerke und verringertes Selbstwertgefühl – Stigmatisierung schadet den Betroffenen in vielfältiger Weise. Das Stigma psychischer Erkrankung stellt auch heute noch – manchmal vielleicht sogar mehr als in früheren Zeiten – eine zusätzliche Belastung für die betroffenen Menschen dar. Es ist zur »zweiten Krankheit« geworden. Vorurteile und Ablehnung durch andere, Scham und Selbstvorwürfe gehören zum Krankheitserleben der meisten erkrankten Menschen dazu. Mit der Diagnose einer psychischen Krankheit ist in der Regel eine Auseinandersetzung mit Vorurteilen und Diskriminierung durch andere, aber auch mit dem eigenen Selbstbild verbunden (SCHOMERUS & ANGERMEYER 2011).

Der Prozess der Stigmatisierung läuft regelhaft in verschiedenen Schritten ab: Am Anfang steht die Wahrnehmung und Benennung einer Normabweichung, die Etikettierung (Labeling) mit einer psychiatrischen Diagnose. Damit sind in der allgemeinen Bevölkerung, aber auch bei den betroffenen Menschen selbst, bestimmte negative Stereotype verknüpft. Menschen mit psychischen Erkrankungen werden unter anderem für gewalttätig und unberechenbar gehalten, die psychische Erkrankung insgesamt wird als unheilbar eingeschätzt. Die Folge sind häufig negative emotionale Reaktionen, die zur Ausgrenzung beitragen. Der Prozess der Stigmatisierung mündet schließlich in Statusverlust und Diskriminierung für die betroffenen Menschen und in schmerzlich spürbare Folgen der Stigmatisierung (LINK & PHELAN 2001).

Dabei sind die öffentliche Stigmatisierung und die Selbststigmatisierung zu unterscheiden. Die öffentliche Diskriminierung lässt sich wiederum aufteilen in eine individuelle Stigmatisierung und die strukturelle Diskriminierung. Diese strukturelle Form der Stigmatisierung und Diskriminierung geschieht auf der Ebene gesellschaftlicher Regeln und Abläufe, aber auch auf der Ebene der Gesetzgebung oder anderer gesellschaftlicher Rahmenbedingungen, etwa der Gesundheitsversorgung. Die Selbststigmatisierung macht sich in besonderer Weise negativ bemerkbar, denn die betroffenen Menschen verlieren häufig den Mut, sich Herausforderungen und schwierigen Situationen zu stellen, was dann wiederum zu einer verminderten Teilhabe am sozialen Leben führt. Abhängigkeitserkrankungen und psychotische Erkrankungen gehören dabei zu den am stärksten stigmatisierten Erkrankungen.

Es ist dringend erforderlich, dass die Anstrengungen zur Reduktion und Vermeidung von Stigmatisierung und Diskriminierung in Deutschland deutlich verstärkt werden. Dabei müssen alle gesellschaftlichen Gruppen mit einbezogen und aktiviert werden. Den Medien kommt dabei eine wichtige Rolle zu – ganz sicher aber auch den psychiatrisch-psychotherapeutischen Arbeitsfeldern. Es hat sich eindeutig zeigen lassen, dass das wirksamste Element zielgruppenspezifischer Interventionen der direkte und wiederholte Kontakt zu betroffenen Menschen darstellt. Demgegenüber weisen Aktivitäten, die lediglich Informationen und Wissen über die biologischen Krankheitseinflüsse in der Öffentlichkeit vermitteln, keine ausreichende empirische Evidenz bezüglich der Reduktion von Stigmata auf.

Im individuellen und therapeutischen Kontakt geht es in erster Linie um die individuelle Stärkung der eigenen Bewältigungsmechanismen. Psychotherapeutisch können und sollen eigene, auf sich selbst bezogene Werturteile in den Kontext gesellschaftlicher Vorurteile gestellt und individuell hinterfragt werden. Als erfolgreich hat sich zudem die Strategie der »selektiven Offenheit« gezeigt, bei der je nach Situation die Vorteile und die möglichen Nachteile einer Offenlegung der Erkrankung abgewogen werden. Die individuellen Strategien gegenüber der eigenen Familie, den Freunden und Bekannten oder auf dem Arbeitsplatz sollen sich unterscheiden. Dadurch soll auch die Widerstandsfähigkeit gegen die Stigmatisierung – also die Stigmaresilienz – gestärkt werden.

In den letzten zwei Jahrzehnten sind zahlreiche Initiativen aktiv geworden, die sich zum Ziel gesetzt haben, Stigmatisierung zu bekämpfen. Die größte überregionale Verbreitung haben dabei die Aktivitäten des Aktionsbündnisses Seelische Gesundheit in Berlin erlangt (siehe unten). Die Forschung zur Einstellung gegenüber Menschen mit psychischen Erkrankungen hat in den letzten Jahren wesentliche Ergebnisse gebracht. Dabei hat sich gezeigt, das breit angelegte Bevölkerungskampagnen nur dann einen relevanten Effekt haben, wenn sie zielgerichtete Interventionen bei bestimmten Krankheitsbildern umfassen und der Gesellschaft realistischere Erwartungen gegenüber Menschen mit psychischen Erkrankungen vermitteln (ANGERMEYER u. a. 2014, 2017; ROBINSON & HENDERSON 2019; SCHOMERUS & RIEDEL-HELLER 2020).

Prävention und Früherkennung

Gerade weil sich in den letzten Jahren die Behandlungsmöglichkeiten umfassend verbessert haben, ist die möglichst frühzeitige Erkennung oder sogar die Verhinderung psychischer Erkrankungen ein zentrales Ziel psychiatrischer Gesundheitspolitik. Die Möglichkeiten dazu sind vielversprechend, sie erfordern aber auch aktives Handeln auf allen Ebenen. Die wesentlichen Handlungsfelder liegen auf drei Präventionsebenen, nämlich der Allgemeinbevölkerung (universale Prävention), auf Menschen mit bestimmten Risikofaktoren (selektive Prävention) und auf der Früherkennung spezifischer psychischer Erkrankungen (indizierte Prävention). Für eine erfolgreiche Prävention müssen die Maßnahmen auf den verschiedenen Handlungsebenen koordiniert und miteinander vernetzt erfolgen. Die Unterstützung durch möglichst viele gesellschaftlich relevante Gruppen ist dabei unverzichtbar.

Die *universale Prävention* umfasst Angebote an die Allgemeinbevölkerung oder ganze Bevölkerungsgruppen. Sie erfolgt ohne eine vorherige Risikobewertung und umfasst Maßnahmen, die unabhängig vom jeweiligen individuellen Erkrankungsrisiko sind. In diese Gruppe gehören insbesondere Medien- und Aufklärungskampagnen für die breite Bevölkerung.

Die *selektive Prävention* richtet sich in erster Linie an Personen oder auch an Bevölkerungsgruppen, die ein überdurchschnittlich hohes Erkrankungsrisiko aufweisen. Dies können Menschen mit einer hohen hereditären Belastung, mit mehreren Risikofaktoren oder mit spezifischen Vorbelastungen, etwa eine Traumatisierung, sein. Auch Menschen, die sehr ungünstigen Rahmenbedingungen in ihrer beruflichen Tätigkeit ausgesetzt sind, gehören in diese Gruppe. Eine sinnvolle Aufgabe und Tätigkeit auf dem ersten Arbeitsmarkt kann eine starke Unterstützung betroffener Menschen sein, aber auch eine Quelle von Belastungen durch Mobbing oder Burn-out-Situationen. Insbesondere depressive Erkrankungen oder sogenannte Anpassungsstörungen haben eine hohe medizinische, aber auch gesellschaftliche Relevanz. Gerade in diesem Bereich ist aufmerksames und informiertes Verhalten aller Beteiligten von enormer Bedeutung für die frühzeitige Erkennung und damit auch für die frühe Behandlung psychischer Störungen. Im Vergleich mit anderen medizinischen Fragestellungen haben sich Maßnahmen bei Menschen, die in besonderer Weise von einer psychischen Erkrankung bedroht sind, als wirksam und ökonomisch erwiesen.

Maßnahmen der *indizierten Prävention* greifen besonders dann, wenn sie Angebote an Personen umfassen, die ein hohes individuelles Krankheitsrisiko haben, aber die jeweiligen diagnostischen Kriterien (noch) nicht erfüllt sind. Die Identifikation biologischer, psychischer oder sozialer Marker für ein erhöhtes Risiko ist ein fortlaufender Forschungsgegenstand. Da psychische Erkrankungen aber in der Regel nicht auf *eine* identifizierbare Ursache allein, sondern meist auf eine spezifische Konstellation verschiedener (und oft noch unbekannter) Faktoren zurückzuführen sind, müssen die getroffenen Maßnahmen und Angebote differenziert sein und einer verantwortungsvollen Nutzen-Risiko-Abwägung unterliegen. Gerade die Früherkennung psychotischer Erkrankungen stellt hohe Anforderungen an alle Beteiligten, ist aber im Erfolgsfall geeignet, massives Leiden abzuwenden.

Natürlich sind in diesem Zusammenhang auch die Maßnahmen zur Rückfallverhütung wichtig. Dies betrifft in erster Linie diejenigen Erkrankungen, die auf belastende psychosoziale Umweltfaktoren zurückzuführen sind. Hier sind möglichst früh beginnende und kontinuierliche psychosoziale Unterstützungsmaßnahmen angezeigt. Durch die beschriebenen Maßnahmen – und noch zahlreiche darüber hinausgehende Angebote – erscheint es möglich, die individuelle Belastung durch psychische Störungen, aber auch die gesellschaftlichen Folgen dieser Erkrankungen zu reduzieren (BECHDOLF u. a. 2003; KLOSTERKÖTTER 2013).

Gerade für psychotische Erkrankungen werden bereits aktuell Früherkennungsangebote vorgehalten. Diese sind jedoch meist auf bestimmte Zentren bezogen. Ein flächendeckendes Angebot fehlt in Deutschland noch. Auch gibt es nur wenig verbindliche Standards dafür. Die Gewinnung potenzieller Kostenträger bzw. Sponsoren für eine ausreichende Finanzierung sowie eine klare gesundheitspolitische Positionierung zur Früherkennung und Frühintervention für schwere psychische Erkrankungen sind notwendig (LEOPOLD u. a. 2015).

Selbstmanagement und Selbsthilfe

Der Selbsthilfe kommt auf allen Ebenen der Prävention, Behandlung und Rehabilitation von Menschen mit psychischen Erkrankungen eine erhebliche Bedeutung zu. Sie ist mittlerweile »ein fester Bestandteil im Hilfesystem für Menschen mit psychischen Erkrankungen. Sie unterstützt die Selbstmanagementkompetenzen, dient dem Austausch und der Aktivierung von Ressourcen und Selbstheilungskräften und dem Verständnis und der Akzeptanz der Erkrankung« (Statement 2; DGPPN 2019a). Konzepte von Selbsthilfe umfassen verschiedene Formen, die durchaus voneinander getrennt betrachtet werden sollten: Selbstmanagement, mediengestützte Edukation und Selbsthilfe, Selbsthilfegruppen und Peersupport. Darüber hinaus sind auch Angebote von und mit Angehörigen zu beachten.

»Selbstmanagement« bzw. »Selbstregulierung« wird verstanden als die Fähigkeit, die eigene Entwicklung zu gestalten. Voraussetzungen dafür sind eine kritische Selbstbeobachtung, ausreichende intrinsische Motivation, eigene Zielformulierungen sowie die Planung und Organisation des eigenen Handelns. Unterstützendes Selbstmanagement zielt auf eine Erweiterung von Problemlösungsstrategien und das Finden von Lösungswegen sowie auf eine Stärkung des Selbstvertrauens der Betroffenen in die eigenen Kompetenzen.

Die *mediengestützte Edukation*, zum Beispiel durch die Nutzung von Patientenratgebern, wird von der internetbasierten Selbsthilfe abgegrenzt. Die Wirksamkeit von Patientenratgebern ist allerdings umstritten bzw. stark begrenzt. In den letzten Jahren haben internetbasierte Selbsthilfeinterventionen deutlich an Bedeutung gewonnen. Es gibt mittlerweile eine schwer zu überschauende Vielfalt von Angeboten in diesen Bereichen – und auch Angebote, die inhaltlich und methodisch durchaus kritisch zu sehen sind (siehe die Ausführungen zur Digitalisierung). Für viele psychische Erkrankungen gibt es überzeugende Wirksamkeitsnachweise solcher Angebote, wobei schwere psychische Erkrankungen gegenüber Depressionen, Angsterkrankungen und psychosomatischen Erkrankungen deutlich weniger intensiv wissenschaftlich erforscht wurden.

Selbsthilfegruppen gibt es als offene oder geschlossene Gruppen, Betroffenen-Selbsthilfegruppen, Angehörigengruppen und gemischte Gruppen – kaum ein Krankheitsbild, für das es dieses Angebot nicht gibt. Der Erfahrungs- und Informationsaustausch in Selbsthilfegruppen führt oft zu emotionaler Entlastung und erweitert die individuellen Strategien im Umgang mit der Erkrankung und beim Finden von Lösungen. Wirkmechanismen sind dabei insbesondere das Modelllernen, die Selbsterforschung, die gegenseitige emotionale Unterstützung und die Erweiterung von Wissen.

Ohne den Einsatz von Peerberatung ist eine moderne psychiatrische Versorgung heute ebenfalls kaum noch vorstellbar. Der Einbezug gegenwärtig oder ehemals betroffener psychisch erkrankter Personen erhält über den therapeutischen Bereich hinaus auf verschiedenen Ebenen eine zunehmende Bedeutung: Gremienmitarbeit, Forschung, Fortbildung, sozialpsychiatrische Arbeitsfelder. Die Wurzeln der Peerarbeit liegen in den Initiativen Betroffener, die sich parallel bzw. auch aus einer Unzufriedenheit heraus in einer gewissen Gegenbewegung zur herkömmlichen psychiatrischen Versorgung entwickelt haben. Peersupport steht in einem engen Zusammenhang mit dem sogenannten Trialog und dem Recoverykonzept. Individuelle Erfahrungen, Einstellungen und Bewertungen sowie die eigenen Strategien im Umgang mit der Erkrankung stehen im Zentrum. Peerarbeit nutzt die sehr individuellen und sehr unterschiedlichen Erfahrungen der (ehemals) Betroffenen, fokussiert auf Stärken und Fähigkeiten und unterstützt Hoffnung, Toleranz sowie gegenseitigen Respekt und Gleichberechtigung. Sie ist hilfreich, indem Autonomie gefördert wird, soziale Netzwerke und Selbstvertrauen gestärkt, Selbststigmatisierung verringert und Fertigkeiten entwickelt werden können. Es wird davon ausgegangen, dass die Peerarbeit nicht nur einen Nutzen für die Betroffenen bringt, sondern auch förderliche Auswirkungen auf das allgemeine therapeutische Klima in Behandlungs- und Versorgungseinrichtungen hat und den Kampf gegen Stigmatisierung unterstützen kann (DGPPN 2019a).

Exkurs:
Das Aktionsbündnis Seelische Gesundheit

Das Aktionsbündnis Seelische Gesundheit (www.seelischegesundheit.net) ist eine bundesweite Initiative, die 2006 ins Leben gerufen wurde. Inzwischen sind über 135 Mitgliedsorganisationen darin vertreten, darunter vor allem Selbsthilfeverbände der Betroffenen und Angehörigen. Auch zahlreiche Fachverbände aus den Bereichen Psychiatrie und Gesundheitsförderung sind dabei und vernetzen sich für das gemeinsame Anliegen: die Entstigmatisierung psychischer Erkrankungen. Um dieses Ziel zu verwirklichen, initiiert das Aktionsbündnis Projekte und Kampagnen, die über Öffentlichkeit und die Mitgliedsorganisationen weitergetragen werden. Seit seiner Gründung ist das Bündnis in Trägerschaft der Deutschen Gesellschaft für Psychiatrie und Psychotherapie, Psychosomatik und Nervenheilkunde (DGPPN). Finanziert wird es über Zuwendungen der DGPPN, Spenden sowie öffentliche Förderung wissenschaftlicher Projekte.

Das Aktionsbündnis vermittelt der Öffentlichkeit, dass psychische Störungen therapierbare und gerade bei frühzeitiger Behandlung heilbare Erkrankungen sind, die jeden von uns betreffen können, informiert über die Chancen der Früherkennung und Prävention, ermutigt Menschen, Hilfe in Anspruch zu nehmen, indem es über die Vielfalt der Anlaufstellen für Hilfesuchende informiert. Es klärt mit vielfältiger Öffentlichkeitsarbeit über die Wichtigkeit, aber auch über die Möglichkeiten der sozialen und beruflichen Integration von psychisch erkrankten Menschen auf und illustriert, wie Betroffene und ihre Familien an unserer Gesellschaft positiv teilhaben können.

Das Bündnis vergibt zudem jährlich den Antistigmapreis. Die Auszeichnung ist mit 10.000 Euro dotiert und wird im Rahmen des DGPPN-Kongresses jedes Jahr im Herbst in Berlin verliehen. Mit dem Preis werden Initiativen ausgezeichnet, die der Diskriminierung den Kampf ansagen und sich für echte Teilhabe einsetzen. Die Bewerbungen zeigen immer wieder, dass sich hartnäckige Vorurteile mit originellen Ideen ausräumen lassen – und so den Weg für ein Miteinander ohne Ausgrenzung ebnen. Bewerben können sich Projekte und Selbsthilfegruppen aus Deutschland, die sich für mehr Toleranz und eine nachhaltige gesellschaftliche Integration von Menschen mit einer psychischen Erkrankung einsetzen. Die Auswahl trifft eine unabhängige trialogisch besetzte Jury. Die individuelle und unabhängige Umsetzung von Maßnahmen auf lokaler Ebene sowie die Arbeit der Selbsthilfe der Betroffenen und Angehörigen werden durch das Aktionsbündnis unterstützt und gefördert.

Die Umsetzung eines bundesweiten Antistigmaprogramms soll folgende Maßnahmen beinhalten:
- Ausbau eines bundesweiten Netzwerks der Antistigma-Initiativen, Aufklärungs- und Präventionsprojekte,
- Durchführung gemeinsamer Projekte, insbesondere zur Prävention,
- Informations- und Aufklärungsarbeit über psychische Erkrankungen unter anderem über eine bundesweite Informationskampagne,
- Entwicklung von Richtlinien zur Weiterbildung von Multiplikatoren und Berufsgruppen, die im Rahmen ihrer Arbeit Kontakt zu psychisch Erkrankten haben,
- politische Arbeit zur Aufhebung der strukturellen Diskriminierung und zur Förderung der sozialen Integration seelisch erkrankter Menschen,
- obligatorische Evaluierung aller Projekte und Maßnahmen.

Das Aktionsbündnis Seelische Gesundheit will mit der Durchführung dieses Antistigmaprogramms einen wesentlichen Beitrag zur Verbesserung der seelischen Gesundheit der Bevölkerung in Deutschland leisten, wie es auch in der Europäischen Erklärung und dem Europäischen Aktionsplan der Weltgesundheitsorganisation (WHO) zur psychischen Gesundheit (Helsinki 2005) sowie im Grünbuch zur psychischen Gesundheit der Europäischen Kommission formuliert ist.

Mehr Zeit für Menschen – für eine zukunftsfähige Personalbemessung

»Der Gemeinsame Bundesausschuss legt in seinen Richtlinien nach § 136 Absatz 1 geeignete Maßnahmen zur Sicherung der Qualität in der psychiatrischen und psychosomatischen Versorgung fest.«
§ 136 a (2) SGB V

Die Frage der Personalbemessung für Krankenhäuser für Psychiatrie, Psychotherapie und Psychosomatik sowie für Kinder- und Jugendpsychiatrie hat eine zentrale gesundheitspolitische Bedeutung, und zwar sowohl für die Zukunft der betroffenen Fachgebiete als auch für die Diskussion über personelle Ressourcen im Gesundheitswesen insgesamt. Menschen, die an einer psychischen Erkrankung leiden, haben ein Recht auf umfassende, angemessene und den ethischen Ansprüchen entsprechende Unterstützung, Hilfe und Behandlung.

Grundlage für die Umsetzung und Realisierung dieser notwendigen Ansprüche ist eine tragfähige Beziehungsgestaltung. Dazu braucht es eine ausreichende Zahl von kompetenten, qualifizierten und engagierten Mitarbeitenden aus mehreren Berufsgruppen. Wie vielen Menschen wie viel Zeit für Therapie zur Verfügung gestellt wird, ist dabei für die Behandlung eine zentrale Frage. Bestehende Systeme der Finanzierung im medizinischen System – und damit auch der Bemessung von Personal – richten sich bisher primär an traditionellen Versorgungsstrukturen der jeweiligen Fachgebiete aus und sind geprägt durch das hochgradig fragmentierte und in verschiedene therapeutische Berufsgruppen getrennte Versorgungssystem. Sie stellen in der Regel die Bezahlung einer bereits erbrachten Einzelleistung in den Vordergrund. Verschiedene Prinzipien der pauschalierten Bezahlung von Leistungen prägen die Diskussionen der letzten zwei Jahrzehnte (BRÜCKNER-BOZETTI u. a. 2022; DEISTER 2019 b; DEISTER u. a. 2022; DEISTER & POLLMÄCHER 2021).

Insbesondere in den psychiatrisch-psychosomatischen Fächern ist eine Form der Personalbemessung unerlässlich, die sich konsequent an den Bedürfnissen und Bedarfen der Menschen mit einer psychischen Erkrankung und deren Angehörigen ausrichtet. Die 1991 in Kraft getretene Psychiatrie-Personalverordnung (Psych-PV) hat erstmalig in Deutschland eine Orientierung am Bedarf der Patienten umgesetzt und damit Maßstäbe für die Zukunft gesetzt.

In den letzten dreißig Jahren hat sich auch dadurch die psychiatrische Versorgung in Deutschland grundlegend verbessert. Allerdings war die Verordnung schließlich aus strukturellen Gründen und fehlenden Überarbeitungsrhythmen nicht mehr dazu geeignet, die fachlichen und gesellschaftlichen Veränderungen, denen die Psychiatrie ausgesetzt war und weiterhin ausgesetzt sein wird, adäquat abzubilden. So wurde sie zum Ende des Jahres 2019 außer Kraft gesetzt.

Bereits 2012 hatte mit dem Psychiatrie-Entgeltgesetz und der Erweiterung des § 17 d des Krankenhausfinanzierungsgesetzes (KHG) ein politischer Prozess begonnen, der ein neues System der Personalbemessung ermöglichen sollte. Mit Bezug auf den Paragrafen 136 a SGB V erhielt der Gemeinsame Bundesausschuss 2016 den Auftrag, eine Richtlinie zur Personalbemessung für die Krankenhausbehandlung in den Fächern Psychiatrie und Psychosomatik zu entwickeln. Diese trat mit Beginn des Jahres 2020 in einer ersten Version in Kraft. Dabei wurden einige Prinzipien der Psych-PV übernommen, unglücklicherweise jedoch die dringend erforderlichen Veränderungen weitgehend vermieden. Gleichzeitig wurden neue Strukturen geschaffen, die geeignet scheinen, die weitere Entwicklung der psychiatrisch-psychotherapeutischen Versorgung zu beeinträchtigen. Jeweils zu Beginn der Jahre 2021 und 2022 sind weitere Versionen der Richtlinie hinzugekommen. Diese beschreiben unter anderem umfassende Sanktionsmechanismen, die eintreten, sobald die vorgegebenen Untergrenzen in der Personalbemessung nicht erreicht werden.

Der § 136 a SGB V (Auszüge)
(1) Der Gemeinsame Bundesausschuss legt in seinen Richtlinien nach § 136 Absatz 1 geeignete Maßnahmen zur Sicherung der Hygiene in der Versorgung fest und bestimmt insbesondere für die einrichtungsübergreifende Qualitätssicherung der Krankenhäuser Indikatoren zur Beurteilung der Hygienequalität. Er hat die Festlegungen nach Satz 1 erstmalig bis zum 31. Dezember 2016 zu beschließen. Der Gemeinsame Bundesausschuss berücksichtigt bei den Festlegungen etablierte Verfahren zur Erfassung, Auswertung und Rückkopplung von nosokomialen Infektionen, antimikrobiellen Resistenzen und zum Antibiotika-Verbrauch sowie die Empfehlungen der nach § 23 Absatz 1 und 2 des Infektionsschutzgesetzes beim Robert Koch-Institut eingerichteten Kommissionen. Die nach der Einführung mit den Indikatoren nach Satz 1 gemessenen und für eine Veröffentlichung geeigneten Ergebnisse sind in den Qualitätsberichten nach § 136b Absatz 1

Satz 1 Nummer 3 darzustellen. Der Gemeinsame Bundesausschuss soll ihm bereits zugängliche Erkenntnisse zum Stand der Hygiene in den Krankenhäusern unverzüglich in die Qualitätsberichte aufnehmen lassen sowie zusätzliche Anforderungen nach § 136b Absatz 6 zur Verbesserung der Informationen über die Hygiene stellen.

(2) Der Gemeinsame Bundesausschuss legt in seinen Richtlinien nach § 136 Absatz 1 geeignete Maßnahmen zur Sicherung der Qualität in der psychiatrischen und psychosomatischen Versorgung fest. Dazu bestimmt er insbesondere verbindliche Mindestvorgaben für die Ausstattung der stationären Einrichtungen mit dem für die Behandlung erforderlichen therapeutischen Personal sowie Indikatoren zur Beurteilung der Struktur-, Prozess- und Ergebnisqualität für die einrichtungs- und sektorenübergreifende Qualitätssicherung in der psychiatrischen und psychosomatischen Versorgung. Die Mindestvorgaben zur Personalausstattung nach Satz 2 sollen möglichst evidenzbasiert sein und zu einer leitliniengerechten Behandlung beitragen. Der Gemeinsame Bundesausschuss bestimmt zu den Mindestvorgaben zur Personalausstattung nach Satz 2 notwendige Ausnahmetatbestände und Übergangsregelungen. Den betroffenen medizinischen Fachgesellschaften ist Gelegenheit zur Stellungnahme zu geben. Die Stellungnahmen sind durch den Gemeinsamen Bundesausschuss in die Entscheidung einzubeziehen. Bei Festlegungen nach den Sätzen 1 und 2 für die kinder- und jugendpsychiatrische Versorgung hat er die Besonderheiten zu berücksichtigen, die sich insbesondere aus den altersabhängigen Anforderungen an die Versorgung von Kindern und Jugendlichen ergeben. Der Gemeinsame Bundesausschuss hat die verbindlichen Mindestvorgaben und Indikatoren nach Satz 2 erstmals bis spätestens zum 30. September 2019 mit Wirkung zum 1. Januar 2020 zu beschließen. Der Gemeinsame Bundesausschuss hat als notwendige Anpassung der Mindestvorgaben erstmals bis zum 30. September 2021 mit Wirkung zum 1. Januar 2022 sicherzustellen, dass die Psychotherapie entsprechend ihrer Bedeutung in der Versorgung psychisch und psychosomatisch Erkrankter durch Mindestvorgaben für die Zahl der vorzuhaltenden Psychotherapeuten abgebildet wird. Informationen über die Umsetzung der verbindlichen Mindestvorgaben zur Ausstattung mit therapeutischem Personal und die nach der Einführung mit den Indikatoren nach Satz 2 gemessenen und für eine Veröffentlichung geeigneten Ergebnisse sind in den Qualitätsberichten nach § 136b Absatz 1 Satz 1 Nummer 3 darzustellen.

(2a) Der Gemeinsame Bundesausschuss beschließt bis spätestens zum 31. Dezember 2022 in einer Richtlinie nach Absatz 2 Satz 1 ein einrichtungsübergreifendes sektorspezifisches Qualitätssicherungsverfahren für die ambulante psychotherapeutische Versorgung. Er hat dabei insbesondere geeignete Indikatoren zur Beurteilung der Struktur-, Prozess- und Ergebnisqualität sowie Mindestvorgaben für eine einheitliche und standardisierte Dokumentation, die insbesondere eine Beurteilung des Therapieverlaufs ermöglicht, festzulegen. Der Gemeinsame Bundesausschuss beschließt bis zum 31. Dezember 2022 zusätzlich Regelungen, die eine interdisziplinäre Zusammenarbeit in der ambulanten psychotherapeutischen Versorgung unterstützen.

Anforderungen an ein zukunftsfähiges System der Personalbemessung

Ein zukunftsfähiges System der Personalbemessung für die psychiatrisch-psychosomatischen Fächer muss komplexe Anforderungen erfüllen, die sich aus der Entwicklung dieser Fächer in den letzten Jahren ergeben. Es muss in der Lage sein, ihre vorhandenen Besonderheiten sicherzustellen, ebenso muss die erforderliche fachliche Weiterentwicklung unterstützt werden. Dies gilt insbesondere für die veränderten Anforderungen und Erwartungen, die durch die betroffenen Menschen, aber auch durch die Gesellschaft vorgegeben werden. Ein zukunftsfähiges System der Personalbemessung in der Finanzierung psychiatrischer Leistungen muss zudem geeignet sein, zukünftige Entwicklungen adäquat abzubilden.

Einer der am meisten diskutierten und umstrittensten Punkte bei der Entwicklung eines neuen Systems der Personalbemessung war und ist, wie eine gesetzlich vorgegebene Untergrenze bei der Bemessung zu interpretieren und umzusetzen sei. Die letztendlich durch das Plenum des GBA 2019 verabschiedete Version der PPP-RL geht davon aus, dass mit einer Untergrenze lediglich diejenige Untergrenze der Personalbemessung zu verstehen ist, bei deren Unterschreitung eine Gefährdung der Patientensicherheit auftreten würde. Der im Gesetzestext des § 136a Abs. 2 SGB V geforderte evidenzbasierte Beitrag zu einer leitliniengerechten Versorgung im Sinne einer Sicherung der erforderlichen Behandlungs*qualität* wurde dagegen nicht umgesetzt, ja noch nicht einmal diskutiert. Damit wurde einer der wesentlichen politischen Aufträge verfehlt. Mit nur geringen Anpassungen wurden Minutenwerte für die einzelnen Berufsgruppen vorgegeben, die im Durchschnitt zu einer Erhöhung der Personalbesetzung um etwa 5 Prozent gegenüber einer vollständigen Erfüllung der Psych-PV führen werden.

Für die ersten Jahre der Umsetzung wurde die Untergrenze auf zunächst 85 Prozent (2020/2021), später auf 90 Prozent (2022/2023) abgesenkt. Voraussichtlich ab dem 1. Januar 2024 muss die Richtlinie dann in allen Berufsgruppen zu 100 Prozent erfüllt werden. Eine Unterschreitung in nur einer Berufsgruppe wird mit direkten finanziellen Sanktionen belegt. Dabei ist zu berücksichtigen, dass die so definierte Untergrenze auf die Budgetverhandlung vor Ort nur geringe Auswirkungen haben wird, da es sich lediglich um *einen* der zu berücksichtigen Faktoren handelt.

Die Richtlinie des GBA ist gesundheitspolitisch entsprechend höchst umstritten. Vonseiten der kritisch dazu eingestellten Verbände und Fachgesellschaften wurde bemängelt, dass qualitative Aspekte zu wenig berücksichtigt wurden, dass innovative Versorgungsprojekte eher behindert und dass die fachliche Weiterentwicklung nicht unterstützt wird. Zusätzlich werde ein immenser Dokumentationsaufwand betrieben. Eine zukunftsfähige Psychiatrie und Psychosomatik sei auf der Basis der PPP-RL nur schwer vorstellbar, die Versorgung werde dagegen fachliche und qualitative Rückschläge erleiden müssen. Dies betreffe die an den Bedürfnissen der Patienten orientierte und im gewohnten psychosozialen Umfeld durchgeführte Versorgung in besonderer Weise.

Die bestehenden Fehlanreize zeigen sich unter anderem in der Finanzierung von Personal im Zusammenhang mit der Vermeidung von Zwangsmaßnahmen. Während die Überwachung von untergebrachten und eventuell fixierten Patientinnen und Patienten sich (behelfsmäßig) durchaus über die Dokumentation von sogenannten Intensivmerkmalen abbilden lässt, werden Maßnahmen zur *Vermeidung* von Zwangsmaßnahmen, die den umfangreichen Einsatz verschiedener Berufsgruppen erfordern, in keiner Weise berücksichtigt bzw. abgebildet. Dies führt dazu, dass die entsprechenden Maßnahmen nicht durchgeführt werden können und es zu eigentlich nicht erforderlichen Maßnahmen *gegen den Willen* des Patienten kommt. In gleicher Weise wird die gesellschaftlich zu Recht geforderte Partizipation der Patientinnen und Patienten an allen Behandlungsentscheidungen konterkariert. Diese Mängelliste ließe sich fast beliebig fortführen: Die PPP-RL ist nicht in der Lage, die Veränderungen des psychiatrisch-psychotherapeutischen Fachgebiets abzubilden.

Die aktuelle Diskussion krankt zudem in hohem Maße daran, dass weder die Bedarfs- noch die Verteilungsgerechtigkeit eine wichtige Rolle spielt. Darüber hinaus ist die Frage der rein formalen Ausrichtung an den Leitlinien an ihre zu erwartenden Grenzen gestoßen. Auch die grundsätzliche Überlegung, ob es sich bei der Behandlung von Menschen mit schweren psychischen Erkrankungen tatsächlich um sinnvoll »bepreisbare« Einzelleistungen handelt oder um Grundkosten im Sinne der gesellschaftlichen Daseinsvorsorge, wird nicht mehr diskutiert. Deshalb wird kein Weg daran vorbeiführen, normativ eine Mindestvorgabe festzulegen, die an der leitliniengerechten Qualität orientiert ist. Eine solche Mindestvorgabe kann jedoch in keinem Fall mit einer Personaluntergrenze identisch sein, wie sie in anderen Bereichen der Medizin überlegt wird. Eine Gleichsetzung beider Vorgaben wird die Versorgung grundsätzlich gefährden und letztlich die Bedeutung von Qualitätskriterien reduzieren.

Gerade in der Psychiatrie, Psychotherapie und Psychosomatik ist eine integrierte und integrierende, vernetzte und durch Verantwortung getragene regionale Versorgung unabdingbar. Die Absicht, die regionale Aufgabe der Versorgung der Menschen mit psychischen Erkrankungen zum Maßstab der Personalbemessung zu machen, zieht sich durch die gesetzlichen Vorgaben. Diese Vorgaben beziehen sich explizit auf die Sicherstellung von Qualität. Die Problematik besteht weiterhin darin, dass es bisher weder einen fachlichen noch einen gesellschaftlichen Konsens dazu gibt, was darunter zu verstehen ist. Diese Debatte muss geführt werden!

Die Personalbemessung muss zukünftig primär in der Bundespflegesatzverordnung (BPflV) geregelt werden – nur durch eine solche gesetzliche Verankerung wird es möglich sein, dass die Leistungserbringer einen gesetzlichen Anspruch auf die Berücksichtigung und vor allem die vollständige Finanzierung der erforderlichen Stellen in den Budgets haben. Bisher wird eine eher für die Budgetpartner wenig verbindliche Berücksichtigung der Regelungen der PPP-RL vorgegeben, denn der § 3 Abs. 3 BPflV bestimmt lediglich: »Bei der Vereinbarung sind insbesondere zu berücksichtigen [...]. 5. die Umsetzung der vom Gemeinsamen Bundesausschuss nach § 136 a Absatz 2 des Fünften Buches Sozialgesetzbuch festgelegten Anforderungen zur Ausstattung mit dem für die Behandlung erforderlichen therapeutischen Personal sowie eine darüber hinausgehende erforderliche Ausstattung mit therapeutischem Personal«. Ein Anspruch auf eine vollständige Finanzierung der für eine qualitativ ausreichende Versorgung notwendigen Personalstellen ergibt sich daraus noch nicht. Und nur dadurch, dass ein Anspruch gegenüber den Kostenträgern besteht, wird es zu erreichen sein, dass die Mindestbesetzung wirklich stabil eingehalten werden kann und für Mitarbeiterinnen und Mitarbeiter die Tätigkeit in der

Psychiatrie und Psychotherapie die Attraktivität bekommt, die für die Menschen mit psychischen Erkrankungen erforderlich ist.

Das Plattform-Modell zur Personalbemessung

Die wissenschaftlichen Fachgesellschaften der Psychiatrie, Kinder- und Jugendpsychiatrie sowie Psychosomatik haben 2017 unter der Koordination der DGPPN eine gemeinsame Plattform gebildet mit dem Ziel, ein System der Personalbemessung zu konzipieren und zu evaluieren, das eng am settingübergreifenden Bedarf der Patientinnen und Patienten orientiert ist. Diese Plattform hat in den letzten drei Jahren ein Strukturmodell entwickelt, das sich zu einer patientenbedarfsgerechten Festlegung des Personalbedarfs in Kliniken für Psychiatrie und Psychotherapie, Psychosomatik und Psychotherapie sowie für Kinder- und Jugendpsychiatrie eignet. Dieses Modell beschreibt ein System, das erlaubt, für jede einzelne Behandlungseinrichtung den behandlungsbezogenen Personalaufwand zu berechnen. Zugrunde gelegt wird dabei der konkrete und auf den jeweiligen Patienten bezogene Personalbedarf, der geeignet ist, die erforderliche *Qualität der Versorgung* sicherzustellen. Der Maßstab für die Qualität der Leistungserbringung sind dabei die einschlägigen Leitlinien, die Notwendigkeit einer adäquaten psychiatrischen und psychotherapeutischen Versorgung, der erforderliche Schutz der Patienten und die Sicherstellung des psychosozialen Funktionsniveaus.

Im Rahmen einer Machbarkeitsstudie wurde dieses Modell bereits umfassend untersucht. Es hat sich dabei als eine gute Basis für eine an Leitlinien- und Expertenkonsens orientierten Personalbemessung und für einen anzustrebenden gemeinsamen Nenner der Akteure in der psychiatrischen Versorgung herausgestellt (BRÜCKNER-BOZETTI u. a. 2022; DEISTER u. a. 2022; HAUTH u. a. 2022).

Das Plattform-Modell basiert auf fünf wesentlichen Prinzipien (DEISTER & POLLMÄCHER 2021):

Patientenorientierung Die Orientierung an den Bedürfnissen und Bedarfen der erkrankten Menschen ist die wesentliche Dimension der Personalbemessung. Insbesondere in der psychiatrisch-psychotherapeutischen Versorgung ist es unverzichtbar, auch die höchst subjektiven Bedürfnisse der Betroffenen zu einem bedeutsamen Maßstab des Ressourceneinsatzes zu machen.

Bedarfsgerechtigkeit Die Ermittlung des Versorgungsbedarfs für Menschen mit psychischen Erkrankungen ist mit einer Vielzahl konzeptueller und methodischer Probleme behaftet. Die Bedarfsklärung muss dem Prinzip der Partizipation folgen, die Bedarfsdeckung muss sich an der Lebensweltperspektive der Betroffenen und deren Angehörigen orientieren.

Leistungsgerechtigkeit Ein zukunftsfähiges Personalbemessungssystem muss in Bezug auf die notwendigerweise zu erbringenden und auch in Bezug auf die konkret erbrachten Leistungen gerecht sein. Ohne ein für alle Beteiligte transparentes und nachprüfbares System der Leistungserbringung, das im Extremfall auch Sanktionen bei Nichterfüllung vorsieht, kann eine zukunftsfähige und gerechte Struktur der Personalbemessung nicht erfolgen.

Leitlinienorientierung Im psychiatrischen Fachgebiet gibt es aktuelle wissenschaftliche Leitlinien des höchsten methodischen Levels (Nationale Versorgungsleitlinien und S3-Leitlinien) zu den wesentlichen Diagnosen und Behandlungsmaßnahmen. Ebenso gibt es Leitlinien zu wesentlichen grundsätzlichen Fragestellungen, zum Beispiel zu psychosozialen Maßnahmen bei schweren psychischen Erkrankungen oder zur Vermeidung von Zwangsmaßnahmen.

Normative Setzung Die intensive Suche nach belastbaren empirischen Befunden, die als Basis für eine zukunftsfähige Personalbemessung geeignet wären, hat zu keinem Erfolg geführt. Es muss deshalb eine normative Setzung erfolgen, die die Bedarfe und die Bedürfnisse der betroffenen Menschen, die durch die Gesellschaft zur Verfügung gestellten Ressourcen, die erbrachten Leistungen und die durch Leitlinien vorgegebenen Standards in gleicher Weise berücksichtigt.

Das von der Plattform entwickelte Modell unterscheidet Personalbedarfe, die *direkt* für die Behandlung des einzelnen Patienten nötig sind, von solchen, die *indirekt* durch den Behandlungsbedarf bestimmt werden und dem Setting zuzuordnen sind (voll- und teilstationär, Regel- und Komplexbehandlung in der Psychosomatischen Medizin etc.), sowie von solchen, die sich auf institutioneller Ebene ergeben wie die gemeindepsychiatrische Vernetzung und die Notfallversorgung durch die Einrichtung.

Der direkte Behandlungs- und Betreuungsbedarf wird in drei Dimensionen gegliedert, nämlich in die psychiatrisch-psychotherapeutische, die somatische und die psychosoziale Dimension. Die von der Plattform auf diesem Verständnis aufbauend entwickelten Tätigkeitsprofile der jeweiligen Berufsgruppen berücksichtigen die Anforderungen einer leitlinien- und patientenorientierten, einer so weit wie möglich evidenzbasierten und an den Patientenrechten orientierten Behandlung.

ABBILDUNG 12 Die acht Bedarfscluster des Plattform-Modells (BRÜCKNER-BOZETTI u. a. 2022)

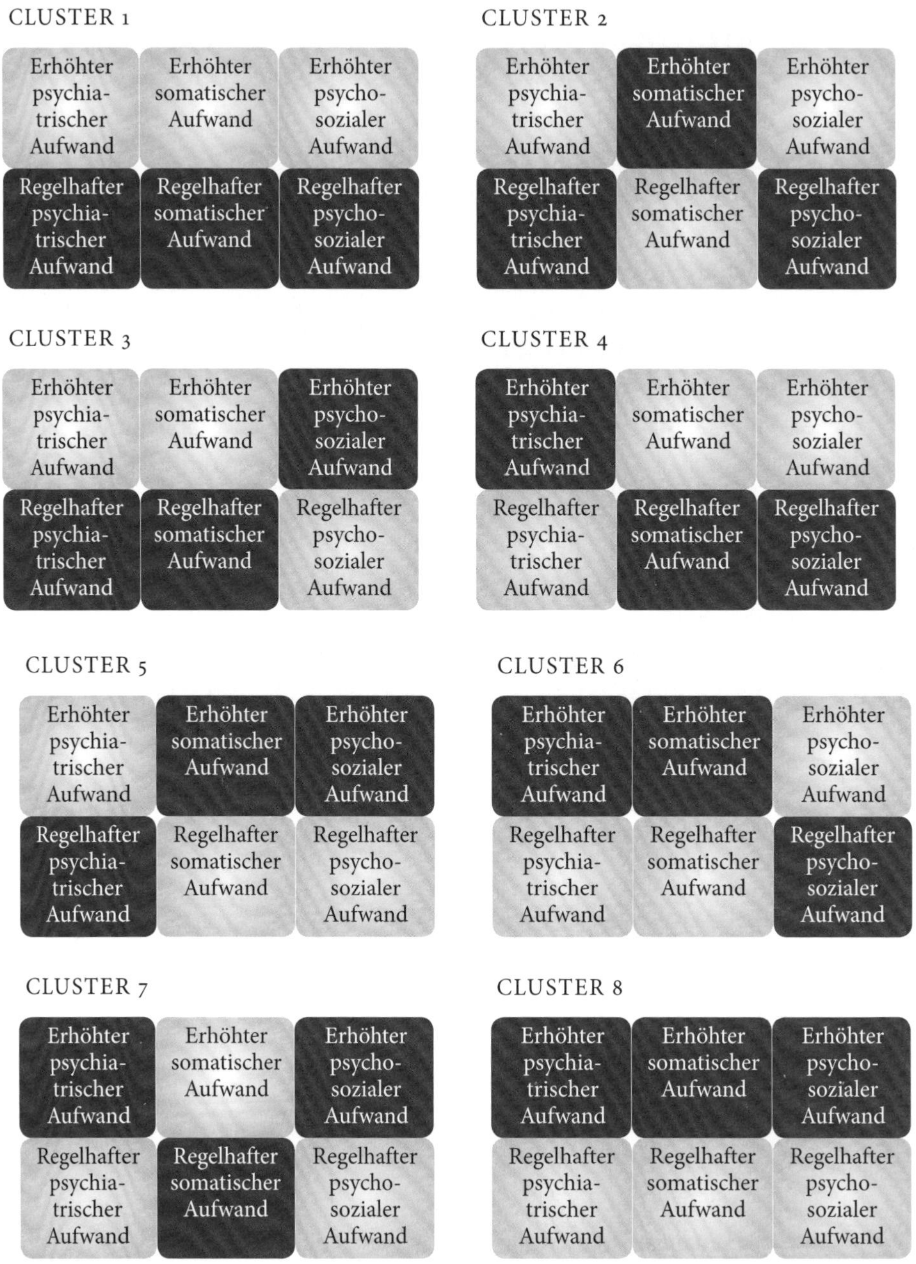

CLUSTER 1

Erhöhter psychiatrischer Aufwand	Erhöhter somatischer Aufwand	Erhöhter psychosozialer Aufwand
Regelhafter psychiatrischer Aufwand	Regelhafter somatischer Aufwand	Regelhafter psychosozialer Aufwand

CLUSTER 2

Erhöhter psychiatrischer Aufwand	Erhöhter somatischer Aufwand	Erhöhter psychosozialer Aufwand
Regelhafter psychiatrischer Aufwand	Regelhafter somatischer Aufwand	Regelhafter psychosozialer Aufwand

CLUSTER 3

Erhöhter psychiatrischer Aufwand	Erhöhter somatischer Aufwand	Erhöhter psychosozialer Aufwand
Regelhafter psychiatrischer Aufwand	Regelhafter somatischer Aufwand	Regelhafter psychosozialer Aufwand

CLUSTER 4

Erhöhter psychiatrischer Aufwand	Erhöhter somatischer Aufwand	Erhöhter psychosozialer Aufwand
Regelhafter psychiatrischer Aufwand	Regelhafter somatischer Aufwand	Regelhafter psychosozialer Aufwand

CLUSTER 5

Erhöhter psychiatrischer Aufwand	Erhöhter somatischer Aufwand	Erhöhter psychosozialer Aufwand
Regelhafter psychiatrischer Aufwand	Regelhafter somatischer Aufwand	Regelhafter psychosozialer Aufwand

CLUSTER 6

Erhöhter psychiatrischer Aufwand	Erhöhter somatischer Aufwand	Erhöhter psychosozialer Aufwand
Regelhafter psychiatrischer Aufwand	Regelhafter somatischer Aufwand	Regelhafter psychosozialer Aufwand

CLUSTER 7

Erhöhter psychiatrischer Aufwand	Erhöhter somatischer Aufwand	Erhöhter psychosozialer Aufwand
Regelhafter psychiatrischer Aufwand	Regelhafter somatischer Aufwand	Regelhafter psychosozialer Aufwand

CLUSTER 8

Erhöhter psychiatrischer Aufwand	Erhöhter somatischer Aufwand	Erhöhter psychosozialer Aufwand
Regelhafter psychiatrischer Aufwand	Regelhafter somatischer Aufwand	Regelhafter psychosozialer Aufwand

Abhängig vom Bedarf der Patienten und Patientinnen (Ebene Individuum) lässt sich der Behandlungsaufwand der drei Dimensionen in zwei Stufen differenzieren. Der *Regel*bedarf der Behandlung umfasst alle diagnostischen, therapeutischen, pflegerischen und darüber hinausgehenden erforderlichen Tätigkeiten, die für die Behandlung erforderlich sind. Der erhöhte *Behandlungs*bedarf ist verknüpft mit einer höheren Frequenz von Kontakten und Gesprächen, kurzfristigen Interventionen aller Berufsgruppen, Anleitung und Begleitung, erhöhtem Pflegeaufwand, erhöhtem Aufwand für Abstimmung, Koordination, Kommunikation sowie Einzelbetreuungsanforderungen.

Der vom individuellen Patienten ausgelöste Behandlungsbedarf setzt sich aus direkt mit dem Patienten ausgeführten Tätigkeiten wie Einzel- und Gruppentherapien, somatischen und neurobiologischen Interventionen sowie patientenfernen Tätigkeiten, etwa auf den Patienten bezogene Kommunikation, Koordination, Administration und Dokumentation zusammen. Die direkt mit dem Patienten ausgeführten Tätigkeiten orientieren sich an den evidenzbasierten S3-Leitlinien, dem Stand der Wissenschaft und dem Expertenkonsens in Qualität und Quantität. Als Setting wird der spezifische Rahmen definiert, in dem den Patienten die Diagnostik und Therapie angeboten wird. Jedes Setting benötigt Bedingungen, die für die Patienten ein sicheres und gesundheitsförderndes therapeutisches Milieu gewährleisten.

In der Kombination der drei Dimensionen einerseits und den zwei Intensitätsstufen ergeben sich insgesamt acht Cluster, in die die Patienten (vergleichbar den Kategorien der Psych-PV) aufgrund von vorgegebenen Fallvignetten eingeordnet werden können (siehe Abbildung 12). Diese bezüglich des Behandlungsbedarfs unterschiedlichen Cluster werden zur Ausgangsstruktur für die Beschreibung der jeweils notwendigen Tätigkeiten und den dafür erforderlichen Zeitbedarf. Die für eine Institution zur Verfügung zu stellenden Personalressourcen berechnen sich aus der Anzahl der Patienten, die in den jeweiligen Clustern zu finden sind, und dem jeweiligen Zeitaufwand. Die Ermittlung des Zeitaufwands für die Tätigkeiten erfolgt im Modell der Plattform – auch ausgehend von den Minutenwerten der Psych-PV und der Personalanhaltszahlen – normativ auf der Grundlage der Tätigkeitsprofile durch Expertenbefragungen. Dabei werden konkrete Erfahrungen von Mitarbeitenden aus den psychiatrischen und psychosomatischen Kliniken aufgenommen.

In einem zweiten Schritt wurde im Rahmen einer Machbarkeitsstudie untersucht, inwieweit sich die Annahmen des Plattform-Modells bewähren und ob sich methodische Hinweise erkennen lassen bzw. ob Imitationen vorliegen, die bei der Validierung und Fundierung des Modells genutzt werden können. Es gibt vielversprechende Hinweise darauf, dass die Bedarfscluster als Raster zur Herleitung des Behandlungsaufwands dazu geeignet sind, um unabhängig von Diagnose und Settingbezug den Patientenbedarf widerzuspiegeln. Eine Hypothese des Plattform-Modells war, dass auch im teilstationären Bereich Patientinnen und Patienten mit höherer Symptomlast anzutreffen seien. Diese Hypothese wird durch die Bedarfsclusterverteilung im teilstationären Bereich bestätigt. Die Cluster können in verschiedenen Behandlungssituationen genutzt werden und sind somit eine Blaupause auch für andere Versorgungsbereiche der psychiatrischen und psychosozialen Versorgung.

Die geschätzten Zeitwerte berücksichtigen – abhängig vom Bedarf – unterschiedliche Schwerpunkte des Behandlungsaufwands. Aus den in den Expertenschätzungen ermittelten Zeitaufwänden lässt sich der strukturelle Personalmehrbedarf differenziert nach Berufsgruppen, in der Weiterentwicklung des Modells auch nach Qualifikationsclustern ableiten. Diese Differenzierung in der Verteilung des Personalmehrbedarfs zwischen den Berufsgruppen könnte als Algorithmus für ein dynamisches Modell der Fortschreibung von Personalmehrbedarf genutzt werden. Das hätte den Vorteil, dass der Mehrbedarf nicht im problematischen Vergleich zu alten Personalbemessungssystemen (etwa Psych-PV) vorgenommen wird, sondern Ergebnis eines Aushandlungsprozesses ist, in dem lediglich die Verteilung zwischen den Berufsgruppen aus empirischen Daten abgeleitet wird.

Das vorgelegte Konzept hat sich in der gesundheitspolitischen Diskussion als sinnvolles System einer umfassenden Personalbemessung erwiesen. Es hat sich gezeigt, dass das entwickelte Modell es erlaubt, unabhängig von Diagnosen und Settings die erforderliche Personalausstattung abzuleiten und zu begründen. Im nächsten Schritt sollten die methodischen Grundlagen sowie strukturellen Elemente des Modells genutzt werden, um in einer weiteren Fundierung die Grundlage für die Fortschreibung der PPP-RL bzw. für ein neues Personalbemessungssystem in der psychiatrischen Versorgung zu schaffen. Solche Vorhaben sollten partizipativ angelegt sein und möglichst alle Beteiligten an der psychiatrischen Versorgung integrieren (BRÜCKNER-BOZETTI u. a. 2022; DEISTER u. a. 2022; HAUTH u. a. 2022).

Mehr Wissen – Forschung für Menschen mit psychischen Erkrankungen

»Mehr als die Vergangenheit interessiert mich die Zukunft, denn in ihr gedenke ich zu leben.«
Albert Einstein

Das Wissen von psychischen Erkrankungen befindet sich in einer rasanten Entwicklung. Das betrifft die Bedingungen ihres Entstehens, die Genesung und die Bedeutung der psychosozialen Rahmenbedingungen. Aber noch nicht immer gelingt es, dieses Wissen auch in die Realität der Versorgung zu überführen. Es erscheint deshalb dringend erforderlich, die Vernetzung verschiedener Forschungsbereiche und der Versorgung besser aufeinander zu beziehen und zu koordinieren. Das inzwischen in der wissenschaftlichen Konzeptphase befindliche Deutsche Zentrum für Psychische Gesundheit (DZP) stellt einen ersten Ansatz zu einer Verbesserung der wissenschaftlichen Zusammenarbeit für psychische Gesundheit dar. In insgesamt sechs Forschungszentren (Berlin, Bochum, Jena/Magdeburg/Halle, Mannheim, München/Augsburg sowie Tübingen) sollen vorhandene Kompetenzen gebündelt werden. In der Diskussion über die zukünftigen Methoden und Ziele der Forschung spielt es auch eine besondere Rolle, inwieweit betroffene Menschen verantwortlich mit in die Forschungsaktivitäten eingebunden werden können.

Am Patienten orientierte partizipative Forschung

Die Forderung nach Partizipation von Menschen, die von psychischer Erkrankung betroffen sind, in die unterschiedlichen Bereiche der Gesundheitsforschung ist in Deutschland zunehmend in den Fokus gerückt. »Partizipation« meint dabei nicht ausschließlich Informationsvermittlung oder Beratung, sondern die Etablierung partnerschaftlicher Arbeitsprozesse. Dabei kommt der gleichberechtigten Zusammenarbeit genauso wie der kontinuierlichen Reflexion des Forschungsprozesses eine große Bedeutung zu. Gründe für partizipative Strategien der Forschung gibt es reichlich: Es erscheint ethisch und auch rechtlich geboten, eine Mitsprache zu gewähren, ebenso kann Forschung durch die Partizipation unterschiedlicher Gruppen qualitativ besser, relevanter und glaubwürdiger werden. Allerdings wird als Argument gegen diese Form der Forschungstätigkeit angeführt, diese sei nur schwer zu realisieren, da sie in besonderer Weise kosten- und zeitintensiv sei, und dass der Einfluss auf die Gestaltung der Forschungsprojekte ungern geteilt wird. Nicht selten geht es dabei auch um Fragen der Macht auf dem jeweiligen Forschungsgebiet.

Insbesondere im angloamerikanischen Bereich gibt es bereits ein umfassendes Spektrum unterschiedlicher Ansätze und Traditionen, die der partizipativen Forschung zugerechnet werden können. Neben nutzer- und betroffenengeleiteter Forschung können Ansätze der betroffenenkontrollierten und der kollaborativen Forschung genannt werden (Dziobek u. a. 2022; von Peter u. a. 2022). Das Deutsche Zentrum für Psychische Gesundheit (DZP) möchte in besonderer Weise sowohl Menschen mit psychischen Erkrankungen als auch deren Angehörige in die Forschungsprojekte einbeziehen. Es ergibt sich damit auch die Chance, zukunftsweisende Aspekte mit aufzunehmen. Das aus persönlicher Erfahrung entstandene Wissen und die Perspektiven der Betroffenen sollen stärker mit einbezogen werden. In diesem Zusammenhang wurde im DZP auch ein trialogischer Zentrumsrat etabliert. Dieser setzt sich unter anderem dafür ein, dass Themen wie Peersupport, Entstigmatisierung, Salutogenese oder Umgang der Angehörigen mit Suiziden Eingang in die Forschungsaktivitäten finden. Auch die Integration partizipativer Forschung als ein eigener Forschungsschwerpunkt wird angestrebt. Es muss dabei jedoch auch festgestellt werden, dass diese Vorhaben zunächst nur Zielsetzungen der Projekte sind und die konkrete Umsetzung genauso wie die Schaffung stabiler Strukturen dafür weitgehend noch aussteht (Dziobek u. a. 2022; Helmchen 2021b).

An den Lebenswelten orientierte Versorgungsforschung

Die entscheidende Bedeutung der Versorgungsforschung für eine zukunftsfähige Psychiatrie und Psychotherapie bedarf wohl kaum der Begründung. Sie verbindet im Wesentlichen Aspekte der Gesundheitssystemforschung, der Public-Health-Forschung und der Gesundheitsökonomie. Mithilfe der Versorgungsforschung werden alle Formen der Versorgung, einschließlich Prävention und Gesundheitsfürsorge, Pflege und Betreuung, Behandlung und auch Nachsorge, durch medizinische und psychosoziale Gesundheitseinrichtungen untersucht und wissenschaftlich ausgewertet. In Deutschland liegt der Fokus der Versorgungsforschung bisher meist auf der Gesundheitsversorgung in Krankenhäusern und anderen medizinischen Institutionen. Die Erforschung der Lebenswelten der Menschen mit psychischen Erkrankungen, zum Beispiel in der Kommune, der Schule oder in Betrieben, war lange Zeit kein Schwerpunkt der Forschung.

Für ein zukunftsfähiges Gesundheitssystem scheint jedoch eine Versorgungsforschung wichtig, die sich sehr viel stärker an diesen Themen und an darauf aufbauenden Konzepten ausrichtet. Dies gilt ganz besonders für den Bereich der psychischen Erkrankungen. Forschungsgegenstände sind hier unter anderem die Bedeutung von Erwerbstätigkeit und Teilhabe, soziale Ungleichheit in der Epidemiologie, die demografische Entwicklung, Formen der ambulanten Krisenintervention sowie integrierte und regional koordinierte Versorgungsmodelle (LAMBERT u. a. 2019). Der Blick auf die gesamte Lebensspanne des Menschen und die während verstärkt vulnerabler Lebensphasen auftretenden psychischen Probleme ist dabei unerlässlich. Dies betrifft beispielsweise die Bedeutung frühkindlicher Bindungserfahrungen, Veränderungen in der Frühadoleszenz oder auch im Alter, ebenso genderspezifische Aspekte und Fragen der Migration. Insbesondere in diesem Forschungsbereich zeigt sich, dass belastbare Ergebnisse und nutzbare Erkenntnisse nur durch eine interdisziplinäre Zusammenarbeit und durch multiprofessionelle Teams in Netzwerkstrukturen zu erreichen sind.

Soziale Neurowissenschaften sind ein Thema der Zukunft

Die sozialen Neurowissenschaften sind ein interdisziplinäres Feld, das seine Anfänge in den frühen 1990er-Jahren hat. Hierbei werden biologische und soziale Forschungsansätze als einander ergänzende Erkenntniszugänge betrachtet. Es wird von einer wechselseitigen Beeinflussung auf unterschiedlichen strukturellen Ebenen ausgegangen. Ein besonderer Fokus liegt auf der funktionellen Betrachtung von Hirnprozessen. Untersuchte Prozesse befinden sich hierbei sowohl auf intraindividueller Ebene, wie soziale Wahrnehmung und soziale Kognition, als auch auf interindividueller Ebene, wie soziale Interaktion und soziale Beeinflussung. Die Integration der unterschiedlichen Forschungsansätze erfordert interdisziplinäre Expertise und die Integration verschiedener Datenebenen (CACIOPPO & DECETY 2011).

Die sozialen Neurowissenschaften haben in den letzten Jahren zu vielen Erkenntnissen über die Zusammenhänge und Interaktionen von Gehirnfunktionen und dem sozialen Kontext geführt. Dabei beruht die heutige Konzeptualisierung des »sozialen Gehirns« weitestgehend auf neuronalen Netzwerken, die für soziale Interaktionen notwendig sind, sowie den Neurotransmittern, die diese Interaktionen vermitteln. Diese Netzwerke spielen bei der Emotionsregulierung, der Belohnungsverarbeitung und der Stressregulation eine wesentliche Rolle. Soziale Stressoren wie frühe dysfunktionale Beziehungs- und Bindungsstrukturen können zu dysfunktionalen Netzwerken beitragen und damit das Risiko für psychische Erkrankungen erhöhen (HOLZ & MEYER-LINDENBERG 2019). In der Folge sozialen Stresses finden sich Veränderungen bei der sozialen Wahrnehmung, im Bindungs-, Ablehnungs- sowie im Mentalisierungsnetzwerk des Gehirns. Vergleichsweise gut untersucht sind diese Zusammenhänge bei schizophrenen Psychosen und bei Autismusstörungen. Die Übertragbarkeit dieser und weiterer Befunde auf die klinische Realität und den therapeutischen Alltag steht noch am Anfang. Die hieraus abzuleitenden Erkenntnisse werden auch Einfluss auf vielfältige therapeutische Ansätze haben.

Künstliche Intelligenz

Das Spektrum der Methoden zur möglichen Anwendung Künstlicher Intelligenz (KI) in der Psychiatrie und Psychotherapie ist durchaus vielfältig – und steht doch noch am Anfang. Diese Methoden haben in den letzten Jahren erstaunliche Fortschritte gemacht und Leistungen in Domänen erreicht, die bis vor Kurzem als spezifisch menschlich und für Computer nicht zugänglich galten (MEYER-LINDENBERG 2018). Anwendungsmöglichkeiten in der Psychopathologie, der Prävention und der Diagnostik werden ebenso diskutiert wie gezielte therapeutische Einsatzmöglichkeiten. Lernende Algorithmen, künstliche neuronale Netzwerke und maschinell gestützte Kommunikation sind in vielen Bereichen bereits angekommen.

Aktuelle gesellschaftliche Entwicklungen und der Umgang zahlreicher Menschen mit bereits eingeführten Methoden der digitalen Kommunikation unterstützen dabei den Einsatz technischer Systeme umfassend. Immer mehr Menschen verlassen sich im Alltag auf die Ratschläge digitaler Assistenten, kommunizieren bevorzugt in sozialen Netzwerken und mit digitalen Messengern. Lifestyle- und Fitnessapps gehören zum Alltag und nehmen direkten Einfluss auf Beziehungen, körperliche Gesundheit und gesellschaftliche Interaktionen (SCHNELL & STEIN 2021). Der zunehmende Mangel an therapeutischen

Fachkräften und der dadurch entstehende Impuls, fehlende Mitarbeiter durch technische Systeme möglichst vollständig zu ersetzen, beschleunigt sicherlich die Entwicklung und Anwendung digitalisierter Prozesse jeder Art in der Psychiatrie und Psychotherapie noch zusätzlich.

Gleichzeitig liegen aber auch die Risiken offen auf der Hand, insbesondere wenn professionelle therapeutische Beziehungen durch computerisierte Interaktionssysteme ersetzt werden sollen. Es herrscht weitgehende Einigkeit darüber, dass Technologien der Künstlichen Intelligenz und des maschinellen Lernens zukünftig verstärkt den therapeutischen Alltag prägen werden. Das Fachgebiet der Psychiatrie und Psychotherapie wird sicherlich zu denjenigen medizinischen Bereichen gehören, die besonders stark durch KI-Technologien verändert werden. Es ist deshalb unbedingt erforderlich, dass sich alle, die sich professionell mit Therapie beschäftigen, den Herausforderungen, die sich daraus ergeben, stellen.

Alle, die im Fachgebiet der Psychiatrie Verantwortung tragen, sind aufgefordert, die Entwicklung und den Einsatz Künstlicher Intelligenz aktiv mitzugestalten, da sonst Kompetenzen des Fachs zum Nachteil der Patientinnen und Patienten in einen Bereich außerhalb des psychosozialen Gesundheitssystems verlagert werden könnten – und Grenzen überschritten werden, die im Interesse der betroffenen Menschen nicht überschritten werden dürfen. Auch ist zu erwarten, dass durch die umfassende Anwendung von KI an den Schnittstellen zwischen Psychiatrie und Gesellschaft relevante Verschiebungen auftreten werden, die nicht immer für alle Beteiligten Vorteile bringen (LEIDINGER 2021). Auch an Fragen des Umgangs mit den besonders sensiblen Daten und der Privatsphäre der Patientinnen und Patienten wird sich entscheiden, ob die Vorteile oder eher die Nachteile überwiegen werden. Viele weitere ethische Fragen sind noch völlig ungelöst – oft noch nicht einmal erkannt.

Individualisierte Psychotherapie

Der aus der somatischen Medizin stammende Begriff einer personalisierten Therapie wurde in den letzten Jahren zunehmend mehr auch in der Psychotherapie angewendet. In diesem Konzept soll die Wahl des therapeutischen Vorgehens nicht mehr von der vorliegenden Diagnose oder der Störung, sondern von individuellen biopsychosozialen Merkmalen abhängen. Obwohl sich bisherige psychotherapeutische Methoden in ihrer Mehrheit als wirksam erwiesen haben, gibt es weiterhin Einschränkungen, zum Beispiel einen vergleichsweise hohen Prozentsatz an Non-Respondern und Rückfällen sowie eine Stagnation der Wirksamkeit über die Zeit.

Die Psychotherapieforschung ist allgemein dadurch belastet, dass es weiterhin eine deutliche Kluft zwischen der psychotherapeutischen Praxis und den Forschungsbefunden gibt und dass die Kenntnisse über die Wirkmechanismen von Psychotherapie noch immer begrenzt sind (BRAKEMEIER & HERPERTZ 2019). Insbesondere die über einen längeren Zeitraum präferierten störungsspezifischen Methoden der Psychotherapie haben sich als wenig treffsicher erwiesen, denn Patienten mit der gleichen Diagnose bilden noch lange keine homogene Patientengruppe. Hinzu kommen große Häufigkeiten von Komorbidität, die die Anwendung störungsspezifischer manualisierter Therapien häufig konterkarieren. Eva-Lotta BRAKEMEIER und Sabine C. HERPERTZ (2019) stellen als Ziel der psychotherapeutischen Forschung eine »evidenz- und prozessbasierte individualisierte und modulare Psychotherapie« vor. Jenseits der Syndrome und Störungen sollten möglichst viele biopsychosoziale Charakteristika und die den psychischen Problemen zugrunde liegenden Mechanismen analysiert und in einer individuellen umfassenden funktionellen Analyse gebündelt werden.

»Die Psychiatrie muss sich immer neu erfinden« – Georg Schomerus

Prof. Dr. med. Georg Schomerus (geboren 1973) ist Arzt für Psychiatrie und Psychotherapie und seit 2019 Direktor der Klinik und Poliklinik für Psychiatrie und Psychotherapie am Universitätsklinikum Leipzig. Er studierte Medizin in Freiburg, Hannover und am King's College in London. Von 2016 bis 2019 war er leitender Oberarzt und stellvertretender Direktor der Klinik und Poliklinik für Psychiatrie und Psychotherapie der Universität Greifswald. Der Schwerpunkt seiner wissenschaftlichen Tätigkeit liegt im Bereich der Versorgungsforschung und der Sozialpsychiatrie.

Herr Schomerus, auch an Sie zuerst die Frage, wie Sie zur Beschäftigung mit Menschen mit psychischen Erkrankungen gekommen sind – und damit auch zur Psychiatrie und Psychotherapie.
Ich glaube, da gibt es mehr als einen Faktor. Mein Großvater Walter von Baeyer war Psychiater und einer der Wegbereiter der Sozialpsychiatrie in Deutschland. Damit ist er heute ein großes Vorbild für mich, aber das habe ich eigentlich erst so richtig entdeckt, als ich schon in der Facharztweiterbildung war, erlebt habe

ich ihn vor allem als sehr liebevollen Großvater. Dann gab es eine Großtante, die hatte eine Schizophrenie. Sie war einerseits immer etwas schwierig, andererseits war sie ungewöhnlich, sie hat im hohen Alter noch ein Philosophiestudium angefangen und konnte sehr witzig sein. Sie hat manchmal laut mit irgendwelchen Menschen geredet, die man nicht sehen konnte. Meine Eltern waren unkompliziert und aufgeschlossen im Umgang mit ihr, aber ich habe früh mitbekommen, dass das nicht alle in der Familie so gut hinbekommen haben.

Aber was mich am meisten in die Psychiatrie gelockt hat, ist, dass bei einer psychischen Erkrankung einfach so vieles zusammenkommt. Der Umgang mit Grenzsituationen, die unterschiedliche Wahrnehmung von Realität, aber auch biografische Konstellationen, Lebensgeschichten, ein ganzes soziales Umfeld. Und alles spielt sich in einem gesellschaftlichen Kontext ab, den ich einfach wichtig finde. Die Frage, was genau ist eigentlich eine psychische Erkrankung. Was ist normal, was ist krank, wie gehen wir mit der Krankheit um? Ich finde das immer wieder spannend, in jeder einzelnen Begegnung mit Patienten.

Ja, und daraus resultieren ganz viele Erwartungen an das Fach. Haben sich Ihre Erwartungen in der eigenen Arbeit erfüllt? Wie haben Sie sich die vorgestellt?
Ja, und das würde ich sogar mit Ausrufezeichen bejahen. Ich empfinde es nach wie vor als ein Privileg, Menschen begleiten zu können, die psychische Erkrankungen erleben. In der Krise oder auch im Nachhinein. Wenn man mit Menschen spricht, die Dinge aushalten, Dinge bewältigen, die ihren Weg finden. Das ist etwas Besonderes. Es ist erfüllend, wenn man dazu beitragen kann, dass Menschen Probleme lösen oder sich Zustände bessern oder Dinge überwunden werden. Und in jeder Geschichte kommen so viele Prozesse und Dynamiken zusammen, es gibt so viele Ansatzpunkte, eine Situation zu verbessern.

Inwieweit ist Psychiatrie ein medizinisches und ein ärztliches Fach?
In der Psychiatrie kann und muss man auf so vielen Ebenen denken. Es gibt die klassisch medizinische Ebene, die Medikamente zum Beispiel. Man muss aber auch die Arbeitssituation im Blick haben, die Familie, das soziale Umfeld, die Biografie. Ich glaube, dass die Psychiatrie ein medizinisches Fach ist, wie es nur noch wenige andere medizinische Fächer gibt. Die meisten medizinischen Fächer werden immer spezialisierter und damit immer enger in ihrem Blickfeld.

Wenn man mal von der Allgemeinmedizin absieht, die der Psychiatrie da noch am nächsten kommt. Ich finde, dass die Psychiatrie ein medizinisches Fach im aller ursprünglichsten Sinne ist, weil wir die Chance haben, tatsächlich ganzheitlich zu denken und zu handeln.

Würden Sie sagen, dass die Psychiatrie ein Kernbereich der Medizin ist oder eher etwas Randständiges?
Absolut. Ich finde dafür gibt es viele Argumente. Die Häufigkeit der Störungen, die wir behandeln, die Häufigkeit psychiatrischer Komorbidität. Auch dass wir wissen, dass viele körperliche Erkrankungen ein psychisches Korrelat haben und eben auch umgekehrt. Dass die sozialen Aspekte einen ganz anderen Stellenwert haben als in den anderen medizinischen Fächern. Ich finde auch, dass die Psychiatrie als intellektuelles Fach eine ganz wichtige Rolle spielt. Weil wir uns immer aktiv damit auseinandersetzen müssen, was eigentlich die Grenze zwischen gesund und krank ist.

Dass wir auch dazu neigen, unser Tun zu hinterfragen?
Ganz genau. Die Psychiatrie ist bescheiden und hinterfragt sich selbst. Das ist eigentlich unsere ständige Aufgabe.

Wenn man gesundheitspolitisch im politischen Berlin unterwegs ist, dann wird man häufig mit bestimmten Vorstellungen konfrontiert von der Psychiatrie. Das fängt dann mit der Frage an, was wir eigentlich so den ganzen Tag machen. Was macht unsere Arbeit im Kern aus?
Eigentlich geht es vor allem um Kommunikation. Kommunikation zunächst einmal als Zuhören. Das braucht Zeit und das braucht Raum. Denn man kann nicht mit ein paar direkten Fragen ins Gespräch gehen und quasi durch die Intuition des Profis genau das Problem identifizieren. So kann man vielleicht die Symptomatik eingrenzen, aber nicht die Situation der Patientinnen verstehen. Man muss im Gespräch einen Raum schaffen, bis man auf die relevanten Themen und Probleme kommt. Diese Räume zu schaffen, da beginnt für mich die Psychotherapie in der Psychiatrie, die dann den gesamten therapeutischen Prozess begleitet. Außerdem ist es ganz viel Kommunikation mit den anderen Berufsgruppen. Wir arbeiten ja wirklich eng mit vielen anderen verschiedenen Gewerken zusammen. Das muss auch so sein. Die Zusammenarbeit ist dann fruchtbar, wenn man sich austauscht. Diesen Austausch gut zu gestalten und das richtige Maß zu finden, nicht zu viel und nicht zu wenig, das ist eine ganz wichtige psychiatrische Aufgabe.

Ich glaube, es geht stark um therapeutisch gestaltete Beziehung.
Ja, absolut. Ich bin ja Psychiater in der Klinik. Da entsteht die Beziehung des Patienten zu einzelnen Therapeuten, aber eben auch in dem therapeutischen Raum, den die Psychiatrie zur Verfügung stellt. Es gibt eben sehr viele therapeutische Beziehungsangebote, die ganz unterschiedlich genutzt werden und wo manchmal die Beziehung zur Pflegeperson entscheidend ist oder, wenn es gut läuft, zu einem EX-IN-Menschen auf der Station, oder eben zum Psychiater oder zu dem Psychologen, oder jemand anderem aus dem Team. Es geht darum, für diese therapeutischen Beziehungen die Räume zu finden und das zu gestalten. Auch über die Beziehung zu reflektieren und dann die Beziehung auch zu nutzen, um Verbesserungen an der Situation der Patienten zu erreichen. Das ist eigentlich die Arbeit. Schön ist, dass es bei jedem Patienten, jeder Patientin so unterschiedlich ist. Da gibt es Menschen, mit denen man ganz strukturiert Termine macht und Probleme abarbeitet. Dann gibt es andere Menschen, mit denen man lange kaum ins Gespräch kommt und überhaupt erst eine Grundlage dafür schaffen muss, damit eine Behandlung zugelassen wird.

Ist es in der Psychiatrie und Psychotherapie so gekommen, wie Sie sich das vor zehn Jahren vorgestellt haben?
Also, eine Sache ist tatsächlich in meinen Augen eingetreten. Nämlich, dass die vor zehn, zwanzig Jahren sehr im Vordergrund stehenden biologischen Theorien in ihrer Bedeutung für die Behandlung wieder infrage gestellt wurden, in einen Kontext gestellt werden. Eine betont biologische Sichtweise von psychischer Krankheit fand ich immer zu kurz gedacht und da sind wir – glaube ich – inzwischen drüber hinweg. Es ist allgemeiner Konsens, dass die Psychiatrie dann am besten ist, wenn sie ein Problem aus verschiedenen Perspektiven betrachtet, Perspektiven verbindet und dann danach handelt.

Es gibt aber doch viele, die eigentlich das Gegenteil behaupten, die sagen, dass sie die Psychiatrie heute zu stark biologisch finden, dass sie wieder abgeglitten ist in ein biologisches Paradigma.
Ich sehe eher die Gegenbewegung. Es gab unzweifelhaft eine sehr starke Biologisierung. Ich sehe aber ganz stark auch, dass der Trend darüber hinausgeht, und wir auch die biologisch verstandenen Prozesse in einen sozialen und therapeutischen Kontext stellen. Einmal, weil viele Patientinnen deutlich sagen, dass sie sich in einer rein biologischen Krankheitserklärung nicht wiederfinden. Aber auch, weil es offensichtlich ist, dass Medikamente keine Probleme lösen, sondern im besten Fall Problemlösungen in verschiedenen Bereichen

ermöglichen. Ich glaube auch, dass die Attraktivität des Fachs in der Interdisziplinarität, der Multidisziplinarität, der Vielfalt der Perspektiven liegt.

Über Forschung möchte ich gerne mit Ihnen sprechen: Wie schätzen Sie die Forschung in der Psychiatrie und Psychotherapie allgemein ein – was muss geschehen, worauf muss man achten, was kann sie leisten?
Ich denke, Interdisziplinarität ist wirklich das, was die Psychiatrie stark macht. Die Vielfalt der Perspektiven. Die Psychiatrie bewegt sich in gesellschaftlichen Spannungsfeldern und in gesellschaftlichen Fragestellungen. Das fängt bei den Risikofaktoren für die Krankheiten an, etwa die soziale Ungleichheit. Fragen der Partizipation, der biografischen Übergänge, etwa in der Adoleszenz – das sind alles Dinge, die sozial gestaltet werden. Die Zunahme psychischer Belastungen bei jungen Menschen, die wir in der Pandemie gesehen haben, und die ja nicht durch die Infektion, sondern durch die sozialen Veränderungen während der Pandemie verursacht wurden, das ist ein ganz aktuelles Beispiel, wie wichtig soziale Umstände für die psychische Gesundheit sind. Aber es geht ja weiter. Es geht darum, was überhaupt krank und was gesund ist und an welcher Stelle wir intervenieren. Es gibt schwere Krankheitszustände, da ist es völlig klar, dass etwas getan werden muss. Aber schon bei der Frage, wo sinnvolle Früherkennung anfängt, welche Indikation wir für Frühinterventionen sehen und wie solche Interventionen aussehen – das sind nicht nur Fragen der Evidenz, sondern zum Beispiel auch welche Prioritäten wir setzen und damit gesellschaftliche Fragen. Wir brauchen dafür auch eine soziologische Perspektive.

Die Psychiatrie bekommt in der Forschung auch gesellschaftliche Macht. Ist das ein Risiko?
Absolut, na klar. Macht kann immer missbraucht werden. Und wenn man Macht hat, dann merkt man selbst als Letzter, dass man dadurch verändert wird. Das wird immer das Umfeld merken. Man braucht deshalb eine Rückmeldung. Man muss sich streiten und man muss sich reiben. Das ist dann etwas, bei dem es auch um die Stimme der Patienten und der Betroffenen geht.

Es gibt aber Situationen, in denen man den Eindruck hat, man wird politisch instrumentalisiert und in Dinge eingebunden, für die man entweder nicht zuständig ist oder die man nicht beeinflussen kann – oder beides.
Ich denke, wir müssen immer sehr vorsichtig bei der Kategorisierung von Abweichungen sein. Das ist ja etwas, was wir beim Stellen einer Diagnose ja immer machen, und das trägt immer die Gefahr des Missbrauchs in sich. Denn

nicht jede Abweichung ist pathologisch. Abweichung ist auch ein Teil von Vielfalt. Es ist nicht unsere Aufgabe, einer Normierung von Vielfalt Vorschub zu leisten, sondern Hilfeangebote für Menschen zu machen, denen es nicht gut geht. Gleichzeitig sehen wir gerade auch gesellschaftlich eine große Neigung, Krisen oder Schwierigkeiten zu psychologisieren, also geradezu ein Bedürfnis, für bestimmte Zustände eine irgendwie geartete diagnostische Einordnung zu erhalten, ich nenne mal die Hypersensibilität als Beispiel, oder das Burn-out-Syndrom. Ich glaube, das sind die beiden Seiten. Die Psychiatrie muss dabei sehen, dass sie selbst nicht überheblich wird, dass wir bescheiden bleiben und uns immer wieder auf die Patientengruppen konzentrieren, die besonders krank sind und am meisten Hilfe benötigen.

Wie können sich Menschen, die betroffen sind, in die Forschung einbringen?
Genau darum geht es. Es geht um die Bedürfnisse der Menschen und dass sich die Menschen in die Forschung einbringen – und auch ihre Ansprüche einbringen, ihre Fragen stellen. Das ist total richtig – und aber gar nicht so trivial. Weil natürlich die Fähigkeit, sich einzubringen, nicht jedem gegeben ist. Es gibt Leute, die sind eloquent, energisch und mutig. Aber es gibt auch Leute, die sind das nicht und deren Anliegen sind aber nicht weniger wichtig. Es gibt schon die Verantwortung, eine Vielzahl an Stimmen zu hören. Man muss schauen, dass es auch andere Gruppen gibt, die ein berechtigtes Anliegen haben, die das aber nicht so gut artikulieren können. Partizipation ist immer leicht gesagt – im Detail ist es jedoch eine sehr verantwortliche Aufgabe, zu schauen, dass alle gesehen werden.

Gerade das ist ein Teil unseres Faches, weil wir uns ja auch mit Menschen beschäftigen, denen es schwerfällt – auch aus Krankheitsgründen –, ihre eigenen Bedürfnisse hörbar zu machen. Ich denke, wir müssen diesen Menschen eine Plattform bieten, auf der sie sich artikulieren können.
Ich finde den Begriff Plattform schön. Wir müssen Räume und Plattformen schaffen, wo Menschen für sich selbst sprechen können. Zum Beispiel Menschen mit Suchtkrankheiten. Diese gehören zu der Gruppe von Menschen, die sicherlich am stärksten diskriminiert sind. Es geht dann oft um die Zuschreibung von Schuld. Für diese Menschen ist es dann häufig sehr schwer, sich zu äußern, weil da so viel Scham und Selbstvorwürfe sind. Aber wir dürfen auch nicht den Fehler machen, dass wir stattdessen das Wort ergreifen und für die Betroffenen sprechen, sondern wir müssen Menschen ermutigen, selbst für sich zu sprechen.

Das ist aber eine ziemliche Gratwanderung ... Die Notwendigkeit und die Sinnhaftigkeit von Forschung mit betroffenen Menschen und ihren Angehörigen ist sehr deutlich geworden. Was sind wichtige Themen?
Da kann ich leider nur eine Auswahl treffen. Aus meiner Perspektive sind es die sozialen Risikofaktoren und wie man diesen am besten begegnet. Da gibt es ja bereits viele Erkenntnisse. Was wir haben ist eher ein Umsetzungsproblem. Es geht oft eher darum, eine gute Kindheit zu ermöglichen, da muss man dann in Bildung, in Familienhilfe und in Strukturen investieren, die Familien entlasten. Aber nicht aus der Psychiatrie heraus, sondern aus der Politik heraus. Insofern wäre es sehr wichtig, dass das Deutsche Zentrum auch Handlungsimpulse und Erkenntnisse in die Politik gibt. Ich glaube, in der Versorgung sind es eher die Schnittstellenprobleme. Zum Beispiel die Schnittstelle zwischen dem Suchthilfesystem und der Psychiatrie. Das sind ja teilweise unabhängige, aber doch überlappende Systeme. Wo Menschen mit mehreren Krankheiten und Doppeldiagnosen manchmal nicht optimal behandelt werden und die Psychotherapiebedarfe von Menschen mit komplexen Störungen oft nicht gedeckt werden. Es gibt die Drehtürpatienten, die oft mit schweren Persönlichkeitsstörungen auf den Akutstationen kreisen. Die niemals eine längerfristige Psychotherapie bekommen, weil sie zu instabil sind. Da muss man Angebote schaffen. Da geht es natürlich um psychotherapeutische Bedarfe, die aber nicht gut – oder nur in Einzelfällen gut gedeckt werden können. Bei den schwer psychisch Kranken muss man noch viel an der Versorgung verbessern. Aber sie sehen schon, das sind für mich sehr praktische Versorgungsthemen, die im Vordergrund stehen.

Sie haben einen Forschungsbegriff, der kein einseitiger ist und nur eine Richtung beschreibt: Forscher finden etwas heraus, was dann andere nutzen oder nicht, sondern dass es ein Wechselspiel gibt zwischen dem, was die gesamte Gesellschaft braucht, was die Betroffenen brauchen, was die Politik braucht. Wie kann man das umsetzen?
Auch aus der biologischen Grundlagenforschung kommen ja immer wieder gute Impulse. Am Ende würde es sich aber wirklich daran entscheiden, was dem Patienten hilft, was Anwendungsregel wird. Anwendungsregeln wird es aber immer nur in einem interdisziplinären Kontext geben, wo man vernetzt mit verschiedenen Perspektiven arbeitet. Und wo man an der einen Stelle etwas verändern kann. Das schließt aber die anderen Perspektiven nicht aus. Wenn ich eine neue kluge ambulante Versorgungsstruktur aufbaue mit niedrigschwelligen Onlineangeboten zum Beispiel. Das bedeutet aber nicht, dass sich nicht auch gleichzeitig

Sozialpädagogen um die Integration kümmern müssen oder Psychiater um die richtigen Medikamente oder um Psychotherapie. Ich erwarte gar keine Revolution. Ich erwarte ganz viele Verbesserungen, die von ganz verschiedenen Seiten kommen können. Aber immer vernetzt an einem Ziel arbeiten.

Partizipative Forschung ist ja auch gar nicht etwas Besonderes. Wenn ich Ihnen zuhöre, habe ich den Eindruck, dass die Bedürfnisse von Menschen mit psychischen Erkrankungen und ihrer Art, damit umzugehen, eng verbunden sind mit der Forschung, die Sie beschreiben. Das kann man dann gar nicht voneinander trennen. Gibt es überhaupt eine nicht partizipative Forschung?
Die hätte jedenfalls eine große Schwäche. Diese Forschung würde Gefahr laufen, dass sie den Wert bestimmter Erkenntnisse überhaupt nicht sieht, und bestimmte Fragen erst gar nicht stellt. Und dass sie dann auch Schwierigkeiten damit hat, dass ihre Ergebnisse umgesetzt werden. Allerdings ist partizipative Forschung auch ein sehr breiter Begriff. Man kann Partizipation an der Generierung von Wissen, an der Formulierung von Forschungsfragestellungen oder bei der Umsetzung der Ergebnisse verwirklichen. Partizipation ist an verschiedenen Stellen sinnvoll – und wahrscheinlich oft auch unterschiedlich sinnvoll. Es gibt sicher einzelne Forschungsschritte, die auch ohne Partizipation sinnvoll gegangen werden können. Aber einen ganzen Forschungsprozess ohne Partizipation kann ich mir eigentlich nicht sinnvoll vorstellen.

Was ist Ihre Vision von einer Psychiatrie, die auch zukunftsfähig ist, die in der Lage ist, Herausforderungen der Zukunft zu bewältigen?
Da will ich gar nicht in Strukturen, sondern eher in Eigenschaften sprechen. Sie muss bescheiden sein, sie muss engagiert und multidisziplinär sein. Das ist das Spannende an der Psychiatrie. Und das ist auch das, was zufrieden macht, was die Arbeit attraktiv macht. Wenn man in einem guten Team arbeitet und von vielen Perspektiven profitiert, dann ist das ja auch eine Erweiterung des eigenen Horizonts. Die Vision ist also dann, eine sich immer wieder selbst erfindende oder neu erfindende Psychiatrie, die offen ist für die Fragen, die an sie herangetragen werden, offen ist für die Mitarbeiter, die dort tätig sind, die nah an den Problemen dran ist, die es gibt. Also nicht im Elfenbeinturm, sondern im Austausch.

Gibt es eine Chance, das aus der Vision einer Realität wird?
Persönlich würde ich sagen: Dafür lebe ich, dafür arbeite ich. Und ich bin da tatsächlich optimistisch. Das ist ein Weg, der unmittelbar Erfolg bringt, der ganz viele positive Rückkopplungen produziert. Aber gleichzeitig wird er von ganz unterschiedlichen Seiten gefährdet. Wenn wir zu wenig Ressourcen haben, dann wird es schwierig. Wenn wir zu wenig Menschen haben, die in der Psychiatrie arbeiten, dann wird es schwierig, diese Offenheit mitzubringen, die Patienten angemessen einzubeziehen in die Arbeit. Es ist eine Riesenaufgabe, solche Mangelsituationen gut zu lösen, und da wird uns noch viel Kreativität abverlangt werden, damit das Fach auch anziehend bleibt für künftige Mitarbeiter. Aber diese Anziehungskraft liegt ja direkt in der Qualität der Arbeit, die wir leisten. Ich glaube, man muss immer darauf achten, dass alle Berufsgruppen diese Multidisziplinarität auch als Möglichkeit und als große Chance für das Fach sehen. Für das gemeinsame Fach. Es wäre es nicht gut, wenn eine Berufsgruppe versucht, sich auf Kosten der anderen Berufsgruppen zu profilieren.

Flexibilität der Versorgung – Grundlagen für ein psychosoziales Gesundheitssystem

»Ein Schiff im Hafen ist sicher.
Aber dafür werden Schiffe nicht gebaut.«
John Augustus Shedd

Anreize statt Sanktionen

In den Wirtschaftswissenschaften ist der »Kobra-Effekt« bestens bekannt: Dieser Effekt wurde ursprünglich an einer Situation aus der Zeit der britischen Kolonialherrschaft in Indien beschrieben. Damals herrschte im Land eine Schlangenplage. Da sich die britischen Kolonialherren vor Schlangen fürchteten, setzten sie ein Kopfgeld auf Kobras aus. So beabsichtigten sie, die Anzahl der Schlangen zu reduzieren. Ein findiger Inder entwickelte daraufhin ein Geschäftsmodell. Kobras wurden gezüchtet, um sie anschließend zu töten und das Kopfgeld zu kassieren. Als die Masche aufflog, wurde die Prämie aufgehoben. Die Züchter ließen alle Schlangen frei – und die Plage wurde noch schlimmer (SIEBERT 2001).

Dieses Beispiel erscheint nur auf den ersten Blick dem Gesundheitswesen fremd. Auf den zweiten Blick sind die Parallelen evident: Der erhöhte Bedarf an Patientenbehandlungen führt zu immer mehr Betten in den Krankenhäusern, da die stationäre Behandlung am besten bezahlt wird. Der Versuch, diesen Effekt durch Begrenzung der Finanzierung stationärer Behandlung – und damit deren Dauer – zu reduzieren, führt zur ökonomischen Notwendigkeit von mehr Betten.

Solche Anreizprinzipien führen also in die falsche Richtung. Dagegen sind wirksame Anreize für eine umfassende Gesundheitsförderung dringend erforderlich. Obwohl wir wissen, welche Anreizsysteme wirksam wären, werden sie bisher gesundheitspolitisch kaum unterstützt. Bei den in vielen Fällen episodisch oder chronifiziert verlaufenden psychischen Erkrankungen brauchen wir finanzielle und personelle Anreize für eine sekundäre (Verhinderung erneuter Krankheitsepisoden) und tertiäre Prävention (Verminderung der Folgen psychischer Erkrankungen). Im aktuellen psychiatrischen Gesundheitssystem – und weit darüber hinaus – ist jedoch das Bett die Währung. Nur mit einer stationären Behandlung lassen sich ausreichend hohe Erlöse erzielen.

Nur mit einer höheren Zahl von Betten, die möglichst lange belegt sind, ist es für Krankenhäuser möglich, ihr jeweils für die Aufrechterhaltung der Versorgungsqualität benötigtes Budget zu realisieren. Insofern dürfte es kaum verwundern, dass die Zahl der Betten im psychiatrischen Versorgungssystem in den letzten Jahren wieder angestiegen ist.

Die Verlegung einer Patientin oder eines Patienten in eine tagesklinische Versorgung (wenn die fachlichen Voraussetzungen dafür erfüllt sind) oder gar eine Entlassung (wenn eine stationäre Behandlung nicht mehr erforderlich ist) wird im bisherigen Finanzierungssystem nicht nur nicht unterstützt, sondern bestraft. In einer tagesklinischen Behandlung sind insgesamt nur etwa zwei Drittel der Erlöse im Vergleich zu einer vollstationären Behandlung möglich, obwohl der erforderliche therapeutische Aufwand kaum geringer ist. In ambulanten Tätigkeitsfeldern sind Möglichkeiten, die Behandlung adäquat zu refinanzieren, kaum gegeben. Anreize dazu, einen Patienten genauso viel und an genau dem Ort zu behandeln, wie es seinem Befinden entspricht, sind damit praktisch nicht gegeben. Im Gegenteil wird hier psychiatrisch sinnvolles Verhalten im Sinn der Patienten finanziell sanktioniert – mit der Folge, dass Anpassungen der Versorgung an die verbesserten Möglichkeiten der psychiatrischen Behandlung nicht erfolgen. Gleichzeitig wird es aber auch im Rahmen der aktuellen pauschalierten Systeme massiv sanktioniert, wenn ein hoher Aufnahmedruck entsteht und damit die mit den Krankenkassen vereinbarten Obergrenzen der Belegung überschritten werden.

Durch die Regelungen der Richtlinie für die Personalbemessung in der Psychiatrie und Psychosomatik (PPP-RL) hat sich die Situation noch deutlich verschärft. Diese gibt konkrete Regelungen nur für den voll- und teilstationären Bereich vor, während der gesamte Bereich der ambulanten Behandlung bei der Personalbemessung außen vor bleibt.

Diese Beispiele ließen sich – auch bezogen auf andere Behandlungsbereiche – beliebig ausweiten. Deshalb sind finanzielle Anreize dringend dafür erforderlich, dass Leistungsträger nicht primär auf die Erlangung kurzfristiger ökonomischer Folgen ausgerichtet sind – was bedeuten könnte, dass schwere Erkrankungen nicht oder nur unzureichend behandelt werden –, sondern dass eine stärker am volkswirtschaftlichen und damit gesellschaftlichen Interesse orientierte nachhaltige Strategie gewählt wird. Der Erhalt bzw. die Wiederherstellung der Gesundheit muss das Ziel der Versorgung sein – und die Erreichung dieses Ziels muss zu einer adäquaten Finanzierung für die jeweiligen Leistungserbringer führen (DEISTER 2011a; DEISTER u. a. 2012).

Koordination und Steuerung

Schon im Bericht der Psychiatrie-Enquête von 1975 wurde die fehlende verbindliche und strukturierte Kooperation der Leistungserbringer als Defizit beschrieben. Auch der Sachverständigenrat zur Begutachtung im Gesundheitswesen hat sich 2018 umfassend mit der Frage der Koordination und Steuerung im Gesundheitswesen befasst. Insbesondere für die psychiatrische Versorgung hat er konkrete Vorschläge gemacht, die als äußerst zielführend angesehen werden können (Sachverständigenrat zur Begutachtung im Gesundheitswesen 2018). Als zentrales Kriterium für die Angemessenheit seiner Steuerungsvorschläge hat der Rat die Bedarfsgerechtigkeit zugrunde gelegt.

Zur Grundproblematik hat er ausgeführt:
»Der Stellenwert einer Koordination gesundheitlicher Versorgung nimmt aufgrund der zunehmenden Komplexität von Erkrankungen und deren Behandlungsverläufen zu. [...] Einer bedarfsgerechten sektorenübergreifenden Versorgung steht in erster Linie die starke Abschottung der einzelnen Leistungssektoren entgegen. Vor allem Kliniken und Praxen, zwischen denen eine unsichtbare, aber sehr folgenreiche Mauer verläuft, arbeiten in Deutschland eher nebeneinander als im Interesse des Patienten miteinander. [...] Der Stellenwert einer Koordination gesundheitlicher Versorgung nimmt aufgrund der zunehmenden Komplexität von Erkrankungen und deren Behandlungsverläufen zu. Dieser Herausforderung wird die Regelversorgung in Deutschland kaum gerecht.«

Im Hinblick auf die sektorenübergreifende Bedarfsplanung und Versorgung empfiehlt der Rat deshalb:
- die Angebotskapazitätsplanung für den ambulanten und den stationären Sektor zu einem wirksamen Steuerungsinstrument weiterzuentwickeln und eine stärker verzahnte und bedarfsgerechtere Planung zu erreichen,
- die sektorenübergreifende Planungs- und Sicherstellungsverantwortung an regionale Gremien zu übertragen, die durch einzurichtende Geschäftsstellen unterstützt werden,
- die regionale Morbidität auf Grundlage einer soliden Datenbasis in der Planung stärker zu berücksichtigen und eine prospektive Planungskomponente, die demografische Veränderungen und den medizinisch-technischen Fortschritt adressiert, einzuführen,

- die Datenverfügbarkeit und die Vergleichbarkeit im ambulanten und im stationären Sektor, insbesondere im Hinblick auf die Diagnosedaten, zu verbessern sowie den Zugang zu und die wissenschaftliche Nutzung von stationären Daten nach § 301 SGB V in Verbindung mit ambulanten Daten nach § 295 SGB V sicherzustellen,
- den Bedarf weniger an festen Kapazitätsgrößen wie Arztsitzen und Bettenzahlen zu orientieren, sondern stärker an den zu erbringenden Leistungen auszurichten,
- zeitlich begrenzte Leistungsaufträge an Krankenhäuser zu vergeben sowie bei Bedarf die Möglichkeiten zur Erbringung ambulanter Leistungen in Krankenhäusern – etwa im Rahmen klinikgestützter Gesundheitszentren – zu verbessern,
- die regionale Bedarfsplanung anhand verschiedener Parameter wie Wartezeiten und Wegezeiten oder spezifischer, politisch festgelegter Versorgungsziele sowie der Ergebnisse einer – noch weiterzuentwickelnden – sektorenübergreifenden Qualitätssicherung kontinuierlich zu evaluieren,
- mögliche Fehlanreize bei einer sektorenübergreifenden Bedarfsplanung durch Einführung einer sektorenübergreifenden Vergütungsstruktur im Sinne »gleicher Preis für gleiche Leistung« frühzeitig zu adressieren.
- In einem ersten Schritt kann dazu ein Katalog von hybriden Leistungen definiert werden, die im ambulanten und im stationären Sektor in gleicher Höhe abgerechnet werden können. Dazu bedarf es einer stärkeren Zusammenarbeit des Instituts des Bewertungsausschusses und des Instituts für das Entgeltsystem im Krankenhaus, die das generelle Ziel verfolgt, ein sektorenübergreifendes Vergütungssystem unabhängig vom Ort der Leistungserbringung zu definieren. Dabei könnten für bestimmte Indikationen sektorenübergreifende Fallpauschalen definiert werden.
- Weiterhin könnte die Versorgung von Patienten mit ambulanten und stationären Episoden in Zukunft über diagnosebezogene Leistungskomplexpauschalen vergütet und die Vergütung auf entsprechende Leistungserbringer aufgeteilt werden.

Seit der Veröffentlichung des Berichtes, die nun auch schon einige Jahre zurückliegt, hat sich jedoch keine relevante Veränderung in die skizzierte Richtung ergeben.

Gestufte Versorgung

Begrenzte Ressourcen im Gesundheitswesen einerseits und eine weiterhin steigende Inanspruchnahme psychiatrischer Leistungen andererseits erfordern eine möglichst effiziente Verteilung und Zuordnung finanzieller und personeller Mittel. Nur ein gestuftes Vorgehen innerhalb eines vernetzten Hilfesystems kann diese Kriterien erfüllen. Gestufte und vernetzte Versorgungsmodelle gehen vom Bedarf der Patientinnen und Patienten aus und bieten gezielte Entscheidungsunterstützung durch Leitlinien und Versorgungspfade, bei denen die verschiedenen Therapieangebote strukturiert und koordiniert durch eine verbindliche und effektive Aufgabenteilung der verschiedenen Leistungserbringer definiert werden.

Die DGPPN (2018) hat das Konzept einer gestuften Versorgung (Stepped Care) vorgelegt. Dies basiert unter anderem auf einem Projekt des Innovationsfonds, das unter der Bezeichnung »RECOVER« in Hamburg und Itzehoe umgesetzt wurde (LAMBERT u. a. 2013, 2017). Durch dieses Modell sollen Hilfen je nach Bedarf der betroffenen Menschen und nach Schweregrad der Störung möglichst passgenau und verbindlich zugeordnet werden (LAMBERT u. a. 2019). RECOVER beinhaltet eine schweregradgestufte, evidenzbasierte und sektorenübergreifend koordinierte Versorgung, die gemeinsam von den Beteiligten in der Region geplant, umgesetzt und gesteuert wird. Bisherige Ergebnisse sprechen dafür, dass es mithilfe einer solchen Versorgungsstruktur gelingt, einen verbesserten Zugang bei gleichbleibend hohem Qualitätsstandard, eine Reduktion gesundheitlicher und persönlicher Risiken sowie eine nachweisbare Kosteneffizienz zu erreichen.

Gemäß dem Konzept der gestuften Versorgung sollen Diagnostik und Therapien niederschwellig ansetzen, möglichst ohne Wartezeiten verfügbar sein und eine kontinuierliche Betreuung gewährleisten. Die Intensität der Behandlung muss im Verlauf der Erkrankung dem individuellen Bedarf der Patienten und Patientinnen kontinuierlich angepasst werden. Aus diesem Grund ist ein Netzwerk von multiprofessionellen Leistungserbringern und eine Betreuung am Wohnort bzw. in der Gemeinde anzustreben. Dabei soll die regionale Verantwortung aller Leistungserbringer einer Region in einem Netzwerkverbund zusammengefasst werden.

Aufgabe des regionalen Netzwerkes ist es, die Leistungsinhalte der Therapie- und Betreuungsangebote gemäß dem individuellen Bedarf festzulegen. Intensität, Dauer und Umfang der jeweiligen Maßnahme müssen am Schweregrad und Verlauf der Erkrankungen ausgerichtet werden. Die durch die multiprofessionellen Leistungserbringer zu übernehmenden Aufgaben sind verbindlich festzulegen. Dabei beschreiben die Modulangebote einen Versorgungspfad, der bei geringem Bedarf Selbsthilfe- und Beratungsangebote vorsieht und bei steigendem Bedarf zunehmend intensive und komplexe ambulante sowie auf der letzten Stufe stationäre medizinische und psychosoziale Interventionen bereithält. Der Zugang in das vernetzte Versorgungssystem sollte über ein Diagnostik- und Krisenangebot erfolgen, das niederschwellig und zeitnah aufgesucht werden kann. Dies kann in Praxen niedergelassener Fachärzte oder ärztlicher und psychologischer Psychotherapeuten sowie in psychiatrisch-psychotherapeutischen Kliniken und Krankenhausabteilungen oder eigens eingerichteten Diagnostik- und Kriseninterventionszentren angeboten werden. Dort sollte nach einer diagnostischen Einschätzung der Behandlungsbedarf abgeklärt, notfalls eine Krisenintervention angeboten oder bei psychosozialen Krisen mit geringem Belastungserleben und geringem Bedarf auf Beratungsstellen, Coaching oder internetbasierte Selbstmanagementangebote verwiesen werden.

Sobald die Diagnose und ein weitergehender Therapiebedarf festgestellt wurden, kann durch den Facharzt oder Psychotherapeuten die weitere Behandlung übernommen werden. Je nach Schwere, Behandlungserfolg und Verlauf wechseln die Patienten in die jeweilige Stufe des Versorgungsmodells und erhalten ggf. zusätzliche Behandlungsmodule wie ambulante Pflege oder ambulante Soziotherapie bis hin zur stationären Aufnahme. Da der Hilfebedarf im zeitlichen Verlauf stark fluktuieren kann, sollte auch eine Herabstufung auf eine niedrigere Stufe bzw. das Aussetzen von Leistungen jederzeit möglich sein. Zur Sicherung der Teilhabe in den Bereichen Wohnen, Arbeit und Freizeit werden Betreuungsangebote seitens der gemeindepsychiatrischen Leistungserbringer, sofern nötig, hinzugefügt. Als Ergänzung der Versorgung können bei geeigneten Patientengruppen zusätzlich internetbasierte Therapieformen eingesetzt werden. Phasenspezifische intensive Behandlungsmodule bei schwer erkrankten Patientinnen und Patienten sollten insbesondere für somatische und psychotherapeutische Interventionen diagnosespezifisch sein.

Zum Gelingen eines solchen regionalen Netzwerks trägt eine effiziente Systemsteuerung bei. Zur Qualitätssicherung sollten die Netzwerke regelmäßige Qualitätszirkel durchführen, in denen die strukturellen Abläufe evaluiert und Fallbesprechungen durchgeführt werden. Die Koordination der Mitglieder könnte durch gemeinsame IT-Plattformen erleichtert werden, die Terminabsprachen und den Austausch von Informationen und Unterlagen ermöglichen (DGPPN 2018).

Flexibilisierung der Versorgung

Von Beginn der Diskussion über die Gestaltung der regionalen Versorgung in der Psychiatrie und Psychotherapie an stand das Verhältnis zwischen ambulanter und stationärer Versorgung im Mittelpunkt. Während zunächst in fast allen Psychiatrieplänen das Prinzip »ambulant *vor* stationär« propagiert wurde, hat sich dies später zu dem Prinzip »ambulant *statt* stationär« verschärft. In den letzten zwei Jahrzehnten wurde eher dem Prinzip »ambulant *und* stationär« – und damit der Ausrichtung an den jeweiligen Patientenbedarf – der Vorzug gegeben. Letztlich hat diese Diskussion zu einer Verfestigung der Begriffe beigetragen. Der Begriff der »ambulanten Versorgung« wurde schließlich weitgehend mit der Behandlung durch niedergelassene Ärztinnen und Ärzte gleichgesetzt. Stationäre Behandlung war und ist in diesen Konzepten ebenso ausschließlich die Domäne der psychiatrisch-psychotherapeutischen Krankenhäuser.

Im Rahmen der Weiterentwicklung sozialpsychiatrischer und gemeindenaher Konzepte der psychiatrischen Versorgung wurde in den letzten zwei Jahrzehnten jedoch zunehmend stärker über Konzepte nachgedacht und diskutiert, die versuchen, den traditionellen Unterschied – und häufig auch den scheinbaren Gegensatz – zwischen ambulanter und stationärer Behandlung aufzulösen. Konzepte der sektorenübergreifenden Versorgung, in denen versucht wird, aufsuchende Behandlung, ambulante Behandlung in den Praxen niedergelassener Ärzte, ambulante Behandlung durch Krankenhäuser sowie tagesklinische und vollstationäre Behandlung inhaltlich und organisatorisch funktional miteinander zu verbinden.

Die Zukunft psychiatrisch-psychotherapeutischer Kliniken wird sich daran entscheiden, wie gut es ihnen gelingt, ein an den Bedürfnissen der Patienten und Patientinnen umfassendes und flexibles Behandlungsangebot vorzuhalten und gezielt umzusetzen. Die Zukunft aller Angebote in einer Region wird sich daran entscheiden, inwieweit es ihnen gelingt, für ihre Patientinnen und Patienten ein flexibles Behandlungsangebot anzubieten oder in Zusammenarbeit mit anderen Leistungserbringern zu organisieren. Das gilt auch für die Krankenhäuser. Schon heute ist das Angebot der psychiatrisch-psychotherapeutischen Kliniken viel mehr als nur stationäre oder tagesklinische Versorgung. Nur durch ein weiter ausgebautes flexibles und umfassendes Angebot psychiatrisch-psychotherapeutischer Hilfe und Versorgung können Krankenhäuser ihre Aufgaben im regionalen psychosozialen Versorgungssystem ausfüllen.

ABBILDUNG 13 Struktur des psychosozialen Gesundheitssystems in der Region im zeitlichen Verlauf

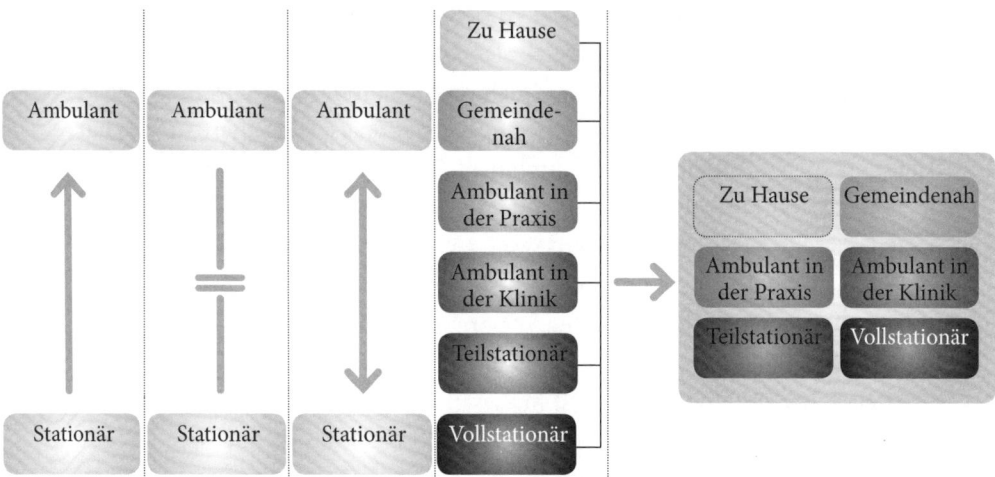

Dabei ist es nicht das Ziel, andere Patienten zu behandeln, sondern die bisher stationär im Krankenhaus behandelten Patienten anders zu behandeln. Das Versorgungsangebot im und durch das Krankenhaus kann von Zuhause-Behandlung (bzw. Stationsäquivalente Behandlung) über (Instituts-)Ambulanzen, gemischte ambulant-tagesklinische Angebote, Akut-Tagesklinik bis hin zu verschiedenen Intensitäten stationärer Behandlung reichen. Die Qualität der Versorgung muss in allen Sektoren und Settings der Versorgung (im und durch das Krankenhaus) in gleicher Weise sichergestellt werden. Dafür müssen insbesondere gleiche Qualitätskriterien definiert und deren Erfüllung adäquat finanziert werden. Die Finanzierung der Versorgung muss sich von traditionell gewachsenen Strukturen lösen und zukünftig dem Prinzip der Sicherstellung einer settingunabhängigen Versorgung und Qualität folgen. Die bestehenden Modellprojekte bieten eine wissenschaftlich abgesicherte empirische Evidenz für die Prinzipien der Finanzierung. Die Prinzipien der Recoveryorientierung und der regionalen Verantwortung müssen den Maßstab für alle Angebote in der Region bilden. Aufsuchende Hilfen wie Zuhause-Behandlung, die Einrichtung von Teams des Assertive Community Treatments (ACT) und von Crisis-Intervention-Teams müssen ein zentraler Bestandteil der Versorgung werden. Die rechtlichen und organisatorischen Rahmenbedingungen müssen in einer

Weise umgestaltet werden, die zum einen wirksame ökonomische Anreize für die Umgestaltung der Versorgung geben und zum anderen die kontinuierliche Beziehungsgestaltung ermöglichen.

Aufsuchende Behandlung

Ein integraler Bestandteil jedes Versorgungssystems in der Region muss die Möglichkeit sein, Patientinnen und Patienten in ihrem gewohnten Umfeld aufzusuchen und bei Bedarf auch dort zu behandeln. Dazu haben sich in den letzten Jahren verschiedene Versorgungs- und Finanzierungskonzepte entwickelt. Formen des Home Treatments werden schon seit geraumer Zeit in den verschiedenen modellhaften, innovativen Versorgungsmethoden eingesetzt, eine sozialrechtliche Grundlage haben sie jedoch erst 2018 durch die »Stationsäquivalente Behandlung« (StäB) erlangt.

Der Paragraf 39 Abs. 1 SGB V definiert inzwischen Krankenhausbehandlung als eine Behandlung, die »stationsäquivalent, teilstationär, vor- und nachstationär sowie ambulant« erbracht wird. Die Behandlung zu Hause oder in einer Wohneinrichtung wird damit auf die gleiche Stufe wie die anderen Formen der Krankenhausbehandlung gehoben – was aber leider noch nicht bedeutet, dass ein grundsätzlicher Anspruch auf die Durchführung der Behandlung bzw. deren Finanzierung erfolgt. Der Paragraf 115 d SGB V bestimmt im Absatz 1 diesbezüglich:

»Psychiatrische Krankenhäuser mit regionaler Versorgungsverpflichtung sowie Allgemeinkrankenhäuser mit selbstständigen, fachärztlich geleiteten psychiatrischen Abteilungen mit regionaler Versorgungsverpflichtung können in medizinisch geeigneten Fällen, wenn eine Indikation für eine stationäre psychiatrische Behandlung vorliegt, anstelle einer vollstationären Behandlung eine stationsäquivalente psychiatrische Behandlung im häuslichen Umfeld erbringen. Der Krankenhausträger stellt sicher, dass die erforderlichen Ärzte und nichtärztlichen Fachkräfte und die notwendigen Einrichtungen für eine stationsäquivalente Behandlung bei Bedarf zur Verfügung stehen. In geeigneten Fällen, insbesondere wenn dies der Behandlungskontinuität dient oder aus Gründen der Wohnortnähe sachgerecht ist, kann das Krankenhaus an der ambulanten psychiatrischen Versorgung teilnehmende Leistungserbringer oder ein anderes zur Erbringung der stationsäquivalenten Behandlung berechtigtes Krankenhaus mit der Durchführung von Teilen der Behandlung beauftragen.«

Die Kostenträger sowie die Krankenhäuser haben darauf basierend Regeln für die Umsetzung dieser Behandlung und deren Abrechnung vereinbart. Diese haben sich jedoch als insgesamt wenig flexibel erwiesen. Insbesondere die Verpflichtung, die Leistungen täglich erbringen zu müssen – und das nur für Patienten, die die grundsätzliche Indikation für einen stationäre Behandlung aufweisen –, begrenzen den praktischen Einsatz deutlich. Die vereinbarte Finanzierung ist bisher noch nicht geeignet, die mit diesem Behandlungsinstrument verbundenen Chancen umfassend zu nutzen.

Die inzwischen in den Kliniken eingerichteten Strukturen und Abläufe sowie die Diagnosegruppen, für die stationsäquivalente Behandlung eingesetzt wird, zeigen eine hohe Heterogenität. Erste Studien zur Stationsäquivalenten Behandlung zeigen eine hohe Akzeptanz und Behandlungszufriedenheit bei den betroffenen Patientinnen und Patienten. Inwieweit es gelingen kann, bisher stationäre Behandlungen in größerer Zahl durch Behandlungen im häuslichen Umfeld zu ersetzen oder wenigstens zu ergänzen, ist aktuell noch nicht abschließend zu beurteilen (BAUMGARDT u. a. 2020; LÄNGLE 2018; LÄNGLE u. a. 2020; RASCHMANN u. a. 2022). Wirtschaftlich betrachtet erfordert die Einführung von StäB eine ausreichende Anschubfinanzierung und zusätzliche Ausstattung, insbesondere auch im IT-Bereich. Eine abschließende wirtschaftliche Bewertung dieses Angebots ist aber aufgrund der noch kurzen Zeit der Anwendung dieser neuen Versorgungsform noch nicht möglich (GOTTLOB u. a. 2022). Es erscheint aber grundsätzlich gesundheitspolitisch äußerst relevant, das gesamte Spektrum der therapeutischen Möglichkeiten im und durch das Krankenhaus einzusetzen, um zu verhindern, dass Patientinnen und Patienten in einem Setting behandelt werden müssen, das sie nicht oder nicht mehr benötigen – nur weil andere Angebote nicht flächendeckend verfügbar oder finanzierbar sind.

Digitalisierung

Die Möglichkeiten der Digitalisierung sind geeignet, die Psychiatrie und Psychotherapie ganz grundsätzlich zu verändern. Sie werden in jedem Fall ein integraler Bestandteil einer Psychiatrie und Psychotherapie der Zukunft sein. In vielen Fällen sind sie dies bereits heute. Auf den ersten Blick mag es befremdlich erscheinen, gerade in einem Fach, in dem die therapeutische Beziehungsgestaltung eine so zentrale Rolle einnimmt, ein rein technisches Prinzip zwischen Patienten und Therapeuten einzufügen. Allerdings ist es unzweifelhaft, dass es uns aus verschiedenen Gründen nicht immer gelingt – bzw. gelingen kann – alle Menschen, die dies wünschen und benötigen, in einen direkten therapeutischen Kontakt zu bringen. Internetbasierte Interventionen bieten auch deshalb eine gute Möglichkeit, solche Defizite in der Versorgung zu verringern. Dabei können sie in vielfältiger Weise eingesetzt werden und zum Beispiel eine orts- und zeitlich ungebundene Möglichkeit zur Überbrückung von Wartezeiten auf eine Psychotherapie oder für unterstützende Kurzkontakte bieten. Sie können zudem als Ergänzung zur konventionellen Psychotherapie von Angesicht zu Angesicht eingesetzt werden (KLEIN u. a. 2016; KNAEVELSRUD u. a. 2017).

Gerade Personen aus Regionen mit unzureichender psychotherapeutischer Infrastruktur, Personen mit alters- oder krankheitsbedingten Mobilitätseinschränkungen oder auch Menschen, die aus Scham oder Angst vor sozialer Stigmatisierung keine direkte psychotherapeutische Behandlung aufsuchen, können von diesen Angeboten profitieren. Insofern erscheinen digitale Angebote als eine Komplettierung der vernetzten psychiatrisch-psychotherapeutischen Angebote in einer Region sinnvoll. Nicht besonders betont werden muss sicherlich, dass gerade in Situationen wie der Corona-Pandemie diese Möglichkeiten verstärkt genutzt wurden – oft waren sie tatsächlich die einzige Möglichkeit, Psychotherapie oder andere psychiatrische Unterstützungen in Anspruch nehmen zu können. In diesem Zusammenhang wurden dann auch die bis dahin unzureichenden Möglichkeiten einer adäquaten Abrechnung deutlich verbessert.

Die Einsatzbereiche sind umfassend: Sie reichen von der bereits heute nicht selten genutzten Möglichkeit, Wartezeiten bis zu einer Face-to-Face-Therapie sinnvoll zu überbrücken, über die Ergänzung und Unterstützung bereits bestehender therapeutischer Angebote, den Einsatz in der Nachsorge und bis hin zu Möglichkeiten, durch spezifische digitale Gesundheitsanwendungen (DiGa) niedrigschwellige diagnostische und therapeutische Angebote zu machen. Auch der Einsatz rein digitaler Dokumentationssysteme ist unter das Thema der Digitalisierung in der Psychiatrie und Psychotherapie zu rechnen. Verbunden werden können diese Angebote durch elektronische Plattformen, die die organisatorische Kommunikation, die Vermittlung von Wissen und die therapeutische Kommunikation zwischen allen Beteiligten des regional vernetzten Versorgungssystems ermöglichen und sicherstellen.

Zur Frage der Zukunftsfähigkeit digitaler Angebote gehört natürlich auch das Wissen um die Begrenzungen und Limitierungen, die mit deren Einsatz verbunden sein müssen (Datenschutz). Dabei zeigt sich, dass gerade hier die Grenzen zwischen therapeutischen Ansätzen im engeren Sinn und Maßnahmen zur Beratung oder zum Coaching noch fließender sind als beim Einsatz anderer therapeutischer Methoden. In jedem Fall muss sichergestellt werden, dass die ärztlich-psychologische Diagnostik, Therapieplanung und Therapieüberwachung nicht durch elektronische Systeme – welcher Art auch immer – ersetzt werden kann. Der zumindest zeitweise erforderliche persönliche therapeutische Kontakt dient der Sicherheit der Patientinnen und Patienten und nimmt auch beträchtlichen positiven Einfluss auf die Wirksamkeit der Interventionen.

»Jeder soll eine bedarfsgerechte Versorgung bekommen« – Iris Hauth

Dr. med. Iris Hauth, geboren 1958, ist seit 1998 Chefärztin der Klinik für Psychiatrie, Psychotherapie und Psychosomatik des Alexianer St.-Joseph-Krankenhauses Berlin-Weißensee, seit 2007 Ärztliche Direktorin und seit 2008 auch Geschäftsführerin der Alexianer St.-Joseph-Berlin-Weißensee GmbH. Sie hat Medizin in Bochum und Lübeck studiert und die Facharztausbildungen für Psychiatrie und Psychotherapie, Psychosomatik und Neurologie absolviert. 2015 und 2016 war sie Präsidentin der Deutschen Gesellschaft für Psychiatrie und Psychotherapie, Psychosomatik und Nervenheilkunde (DGPPN) und ist dort weiterhin Mitglied im Vorstand. In weiteren Verbänden ist sie verantwortlich tätig.

Frau Hauth, wie sind Sie in die Beschäftigung mit Menschen mit psychischen Erkrankungen gekommen?
Das hat in der Tat einen sehr biografischen Hintergrund, und zwar hatte meine Mutter eine schwere Asthmaerkrankung, und als ich in der Pubertät war, habe ich das sehr nah miterlebt. Viele wären da sicher zurückgeschreckt, denn das war wirklich ziemlich bedrohlich. Aber ich bin nah bei ihr geblieben und habe gesehen, dass diese Nähe half. Das war für mich eine sehr große Prägung, mich für Medizin zu interessieren und mit diesem Dabeisein eine hohe Bedeutung zu geben, dem Aushalten *und* dem Helfen. Zunächst wollte ich zwar eher Psychologie studieren, aber dann bin ich doch zur Medizin gekommen. Ich wollte mich ein bisschen breiter aufstellen. Ich bin heute auch Psychosomatikerin. Medizinische Hilfe, verbunden mit der persönlichen Beziehung, um den Patienten und Patientinnen Sicherheit geben, das war das Wichtigste für mich.

Das verbinden mit unserer Arbeit viele, die in diesem Fach arbeiten. Es war Ihnen aber klar, dass Sie das von der medizinischen Seite her machen wollten und nicht allein von der psychologischen?
Das hatte natürlich etwas mit der Erkrankung meiner Mutter zu tun. Deshalb habe ich auch länger in der Psychosomatik gearbeitet, weil dort die Verbindung

zwischen körperlichen und seelischen Problemen besonders deutlich ist. Dieser Zusammenhang hat mich immer interessiert.

Wie würden Sie Ihre Art definieren, psychiatrisch-psychotherapeutisch zu arbeiten?
Im Mittelpunkt steht natürlich einerseits die Medizin. Dazu gehört es, eine umfassende Diagnostik zu machen. Das meint eine psychiatrisch-psychotherapeutische Diagnostik, aber auch eine somatische Diagnostik, um dann andererseits natürlich ein individuelles, an den Leitlinien orientiertes Therapieprogramm aufzustellen und auch die Gespräche im Sinne einer Einzelpsychotherapie zu führen – immer an einen medizinischen Prozess gebunden: also Diagnostik und davon abgeleitet die Therapie. Das ist das Spannende an der Psychiatrie, dass man auf der einen Seite den biologischen Hintergrund sehen muss, also Medikamente oder auch Elektrokrampftherapie, auf der anderen Seite aber auch die Psychotherapie im Vordergrund steht, das Gespräch, die Beziehung, die Begleitung. Hinzu kommt der Kontext des Sozialen, der Familie, der Umgebung, des Arbeitgebers, eingebettet in die sozialräumliche Situation auf dem Land oder in der Stadt. Wir haben also die drei Bereiche des Psychologischen, Sozialen und Biologischen. Das macht das Fach so spannend.

Jeder Mensch ist eigentlich immer wieder ein Abenteuer, weil jedes Störungsbild in einer persönlichen Biografie, einem individuellen Menschen, erlebt wird, um immer wieder detektivisch und empathisch einen neuen Prozess, einen neuen Weg aus der Krise zu finden.

Bei mir ist das verbunden mit einer christlichen Haltung, in jedem Menschen ein Individuum zu sehen, auch wenn es noch so schwierig ist, zu erkennen, dass dort ein gesundes Ich vor uns steht, an dem man andocken kann, mit dem man eine Beziehung aufbauen kann. Das hat mit unserem Beziehungsangebot zu tun, mit Respekt und mit Wertschätzung.

Ohne eine empathische und vertrauensvolle Beziehung geht in unserem Fach gar nichts. Das ist unser hauptsächliches Instrument, bei allen guten therapeutischen Möglichkeiten, die es heute gibt.

Wenn Sie sich zurückerinnern, was Sie vor ungefähr zehn Jahren erwartet haben bezüglich der weiteren Entwicklung, was hätten Sie gesagt, was bis dahin eingetreten sein soll?
Ich formuliere das mal um: Ich habe damals das Gleiche gesagt wie heute, aber leider ist davon nicht viel eingetreten. Als die Integrierte Versorgung 2004 herauskam, habe ich gedacht, dass es ganz wichtig ist, die Sektorengrenzen

zu nivellieren, sodass es eine Zusammenarbeit sektorübergreifend gibt. Beziehungskontinuität über die Sektorengrenzen hin. Da haben wir nur wenig erreicht. Es sind nur wenige Verträge entstanden in der Integrierten Versorgung, und die meisten hatten auch keinen Bestand. Dinge, die wir immer noch beklagen, haben wir auch schon vor zehn Jahren beklagt. Wir haben uns immer wieder gewünscht, sektorübergreifend flexibler behandeln zu können. Bis auf wenige Modellprojekte ist da kaum etwas entstanden.

Was ist passiert, warum ist das nicht eingetreten? Was hat uns daran gehindert?
Ich glaube einerseits, dass das fragmentierte Versorgungssystem, bei dem ja Interessen dahinterstehen, auch unterschiedliche Finanzierungswege, Finanzierungswerte und unterschiedliche Sozialgesetzgebungsbücher, immer wieder dazu führt, dass jeder, der in einem Sektor Leistungen anbietet, versucht, das ökonomisch möglichst gut zu optimieren, um die Ressourcen zu erhalten und zu erweitern. Auch meine persönlichen Erfahrungen hier in Berlin sind so. In der Beschreibung der Prozesse ging es oft gut, aber wenn es darauf ankam, wie bekommen wir das hin in der Finanzierung und der Steuerung, dann wurde es nichts, weil die Partialinteressen, die verfestigt sind, auch durch die fraktionierten Systeme, vieles verhindern. Im Krankenhaus ist das jetzt noch mal schwieriger geworden, weil hier die falschen Anreize gesetzt werden. In der Pauschalierung gibt es keinerlei Motivation, etwas zu ändern, sondern es wird eher versucht, das eigene System zu optimieren.

Schauen wir in die Zukunft: Was ist Ihre persönliche Vision und was brauchen wir dazu – und woran kann es auch scheitern?
Wenn man es als große Vision formuliert, dann sollte jeder Mensch in Deutschland an jedem Ort eine bedarfsgerechte Versorgung für seine psychische Krise und seine psychische Erkrankung bekommen. Davon abgeleitet ist es aber natürlich unterschiedlich, ob man auf dem Land oder in der Stadt wohnt. Grundsätzlich sollte es so sein, dass es ein niederschwelliges System gibt für jeden, der in eine Krise kommt, sodass es schnell geklärt werden kann, wo es hingeht. Ist es eine Krise oder ist es schon eine Erkrankung?

Damit wären wir schon bei dem Modell der gestuften Versorgung, nämlich genau hinzuschauen, wer was braucht, wenn auch inklusive dessen, dass man manchmal Wünsche nach Leistungen nicht erfüllen kann. Wir müssen da sicherlich Kriterien einführen, dass nicht jede Krise, egal on Berufskrise oder Ehekrise, zu einer therapeutischen Behandlung führt, sondern es müssen die

Patienten bedarfsgerecht in das System eingeschleust werden – oder eben auch nicht. Es sollte ruhig eine zweite Sicht geben, vielleicht auch von jemandem, der unabhängig vom Gesundheitssystem ist, der die Kriterien überprüft. Ich glaube, dass wir auf die Dauer den hohen Bedarf, der entsteht, nicht decken können, wenn wir nicht genau hinschauen, wer was braucht und wer was nicht braucht.

Weil wir auch Verantwortung haben im Umgang mit den ja immer auch endlichen Ressourcen?
Die Schwierigkeit gibt es natürlich immer. Ich nehme einmal das Beispiel, dass jemand unbedingt eine Wirbeloperation will, und ein Arzt sagt, dass man das aber auch eher konservativ behandeln könne. Na ja, dann wird eben die Indikation zur Operation nicht gestellt. Bei uns ist es viel schwieriger, zu sagen, dass wir die Indikation nicht stellen, wenn jemand nach unseren Diagnosesystemen eine Erkrankung hat. Die ganzen subsyndromalen Situationen, die auch zu Leid führen, aber noch keine Erkrankung sind, bei denen ist es viel schwieriger, Grenzen zu setzen. Ich bin aber der festen Überzeugung, dass wir das tun müssen. Die Menschen, die dann die Kriterien nicht erfüllen, sollten lieber ein Coaching machen, sollten lieber zur Selbsthilfegruppe gehen oder Gesundheitsförderung oder Eheberatung erhalten, jedenfalls etwas, was nicht aus dem Gesundheitssystem finanziert wird.

Sehen Sie irgendeine Chance, dass aus der Vision eine Realität wird? Wird das kommen?
So lange wir dieses fragmentierte System haben, also Kliniken, Kassenärztliche Vereinigung, Eingliederungshilfe, und diese Systeme nicht vom Gesetzgeber und der Politik gezwungen werden, etwas zusammen zu machen, sehe ich keine Chance. Ich glaube, dass bei aller Freiheitlichkeit und bei unserer liberalen autonomen Haltung auf Dauer eine echte Steuerung kommen muss. Und die muss vom Gesetzgeber vorgegeben werden.

Lassen Sie uns einen großen Schritt machen zu einem spezifischen Thema: digitale Veränderungen im System, digitale Transformation, E-Health in allen seinen Spielarten. Sie haben sich intensiv damit befasst. Können Sie einen Überblick geben, was von diesem ganzen Thema Teil der Zukunft sein wird? Nehmen wir einmal an, dass es gut läuft.
Mich stört, dass E-Health immer so ein großer Topf ist, der nicht differenziert wird. Ich möchte erst einmal in die verschiedenen Bereiche differenzieren. Es geht zunächst um eine Prozessoptimierung des Versorgungsprozesses. Dazu zählen die elektronische Patientenakte oder auch elektronische Rezepte. Ich

denke, dass ebenso die elektronische Patientenakte, wenn sie gut läuft, für den Patienten von Vorteil sein kann, weil er alle Befunde zusammen hat, weil er selbst Einblick bekommt, weil er selbstbewusst damit umgehen kann, denn im fraktionierten System entstehen Informationslücken, die so vielleicht geschlossen werden können.

Wenn wir aber zu dem therapeutischen Nutzen von E-Health-Tools kommen, so müssen wir noch einmal unterscheiden zwischen dem, was mehr auf der ärztlichen Seite zu sehen ist, und den anderen Ansätzen. Auf der einen Seite finde ich jene telemedizinischen Dinge sehr spannend, die sich schon entwickelt haben, also telemedizinische Befundung von einem Radiologen in einer Klinik oder auch ein telemedizinisches psychiatrisches Konzil in einer weit entfernten Klinik, in die kein Konsiliararzt kommt.

Nun zu den therapeutischen Apps: Die Videosprechstunde ist ja auch eine Möglichkeit, die es zulässt, in unterversorgten Regionen ein Angebot zu machen. Zum Beispiel sitzen in Berlin fünfzig psychologische Psychotherapeuten und versorgen per Videosprechstunde im Flächenland Mecklenburg-Vorpommern die Patientinnen und Patienten. Erfreulicherweise hat das durch die Pandemie einen großen Auftrieb erhalten. Das wird von den Patienten auch akzeptiert, wenn der Kontakt und die Beziehung stehen und wenn eine Diagnostik vorher umfänglich gemacht worden ist.

Dann kommen wir zu den digitalen Anwendungen in der Psychotherapie: Meistens sind es kognitiv-verhaltenstherapeutische Ansätze; ganz selten gibt es auch welche mit tiefenpsychologischem Hintergrund. Ich denke, dass diese digitalen Angebote Vorteile haben, und zwar nicht nur als Ersatz, weil kein Therapeut da ist, sondern durchaus auch als alleinige Therapie – natürlich ebenfalls eingebunden in eine gründliche Diagnostik, die möglichst vis-à-vis stattfinden sollte und möglichst somatische Diagnostik einschließt. Die besten Wirksamkeitsergebnisse, das zeigen auch Studien, hat das sogenannte »Blended Care«, indem es neben den digitalen Anwendungen, die die Patienten selbstständig durchführen, regelmäßig Kontakte mit den Therapeuten stattfinden. Das verbessert die Haltequote und damit die Wirksamkeit.

Für die Patienten kann das Vorteile haben, zum Beispiel für diejenigen, die es gar nicht schaffen können, nachmittags in Therapie zu gehen. Ich finde, man kann die Patienten dann mehr empowern, selbstständiger machen, weil sie etwas selbstständig tun können, wenn auch mit einem Feedback des Therapeuten.

Da sehe ich jedenfalls große Möglichkeiten in der Entwicklung. Ebenso in der Nachsorge oder zur Integration am Arbeitsplatz.

Aber schauen wir noch mal über Erkrankungen hinaus. Wir beklagen immer, dass es zu wenig Prävention und Gesundheitsförderung auch im psychischen Bereich gibt. Das halte ich für ein Feld, das noch weiter ausgebaut werden kann. Digitale Anwendungen also nicht nur für die körperliche Fitness, sondern auch für die Unterstützung gesundheitsförderlichen Verhaltens in Bezug auf die eigene Psyche, also für den vorbeugenden und präventiven Charakter.

Natürlich gibt es noch viele andere Dinge. Ich habe gerade Virtual-Reality-Brillen gesehen, also Techniken, mit denen man sehr effizient Angststörungen und Phobien bearbeiten kann. Im Moment gibt es auch Entwicklungen, Virtual Reality bei Suchterkrankungen zur Reduktion des Craving einzusetzen. Es gibt viele technische Möglichkeiten, die wir jetzt noch nicht so vollständig absehen können, die aber eine Unterstützung der Therapie bieten können und Patienten stärker mit einbeziehen.

Ich höre immer wieder, dass die digitalen Gesundheitsanwendungen, die DiGAs, die Wartezeiten auf einen Psychotherapieplatz verkürzen und Lücken in unserem Versorgungssystem füllen können. Sie ersetzen nicht die persönlichen Gespräche mit Psychiatern, ärztlichen und psychologischen Psychotherapeuten, sondern dienen als Ergänzung für jene Patienten, die digital-affin und bereit sind, sich auf eine solche Therapie einzulassen.

Sie haben damit ein breites Feld aufgemacht ...
Der Einsatz von digitalen Anwendungen sollte immer nach umfassender Aufklärung gemeinsam mit den Patienten entschieden werden. Wichtig ist auch, dass die digitalen Anwendungen den Nachweis ihrer Wirksamkeit erbracht haben und in das Register des Bundesinstituts für Arzneimittel und Medizinprodukte gelistet sind. Nur diese digitalen Anwendungen werden von den Krankenkassen übernommen. Für die Zukunft sehe ich aber noch weitere Chancen der Digitalisierung in der Versorgung von psychisch erkrankten Menschen, beispielsweise Internetplattformen, die sektorübergreifend von Kliniken und ambulanten Leistungserbringern genutzt werden können und die Dokumentation und Kommunikation schnittstellenfrei verbessern. Auf diesen Plattformen kann es Chat-Möglichkeiten der Patienten untereinander, aber auch im Kontakt mit ihren Behandelnden geben. Integrieren in die Plattform ließen sich auch DiGAs, ebenso die Möglichkeit einer Videosprechstunde. Durch solche

digitalen Plattformen könnte die lang gewünschte sektorübergreifende Versorgung gefördert werden, die Kommunikation der Patienten mit ihren Therapeuten und die Kommunikation der Patienten untereinander.

Es hat sich aber auch gezeigt, dass dabei viele Probleme auftreten können. Werden wir eines Morgens aufwachen und unsere App sagt uns: Geh' in Behandlung ... und sie die Behandlung gleich noch mitliefert. Wird das passieren?
Da zeichnen Sie jetzt das Schreckensbild einer absolut technologisierten Welt. Entscheidend ist, dass die innovativen Chancen der digitalen Welt integriert werden in unser Versorgungssystem und zur Verbesserung von Diagnostik und Therapie beitragen. Dann kann künstliche Intelligenz mit dem Zugriff auf eine enorme Datenmenge die Frühdiagnostik und Diagnostik verbessern, Monitoringsysteme Krisen rechtzeitig sichtbar machen, Telemedizin und digitale Anwendungen die Behandlung intensivieren und die Ressourcen, die wir für die Versorgung von psychisch erkrankten Menschen haben, verbreitern. Eine wirkliche Optimierung der Versorgung bedarf jedoch einer stetigen Reflexion über Chancen und Risiken und einer Einbettung in das vorhandene Versorgungssystem. Dabei sind die digitalen Innovationen immer nur Tools, die wir als Professionelle zur Optimierung lernen und einsetzen sollten.

Und last but noch least wünschen sich Menschen in psychischen Krisen Einfühlung, Verstandenwerden und Begleitung von qualifizierten Psychiatern und Psychologen.

Wir reden ja viel darüber, was gute Psychiatrie ist. Wird es eine bessere Psychiatrie werden, wenn wir – auch unter Beachtung der Grenzen – das mit einbeziehen, was Sie geschildert haben?
Eine andere Psychiatrie, ja. Vielleicht eine, die den Bedarf individuell unterstützt und die Ressourcen schont, aber gleichzeitig mit Risiken und Grenzen umzugehen weiß. Auch in Deutschland ist es so, dass Menschen, die nativ mit diesen technischen Möglichkeiten groß geworden sind, andere Bedürfnisse haben. Das kann man nicht mit Psychoedukation mit Papier und Bleistift machen. Es wird eine andere Psychiatrie werden und wir müssen uns auf die neuen Medien einstellen, weil die jungen Generationen damit groß geworden sind, sie nutzt und auch bevorzugt.

Das Krankenhaus der Zukunft – Welche Rolle spielt es im Gesundheitssystem?

»Die Anstalt als solche heilt die Kranken nicht. [...]
Sie, die Anstalt, birgt die Gefahr, dass der Kranke dem
normalen Leben zu sehr entfremdet wird, und auch die
Angehörigen sich an die Anstalt gewöhnen.«
Eugen Bleuler

Was eigentlich würde passieren, wenn es im Gesundheitssystem möglich wäre, Budgets von Krankenhäusern daran auszurichten, ob es ihnen gelingt, Gesundheit für die Einwohner in der Region zu schaffen? Das System wäre dann nicht mehr ausgerichtet an der Zahl der Behandlungstage, der behandelten »Fälle« oder gar der belegten Betten. Was, wenn es gelingen würde, die *zu erfüllende Aufgabe* zum Maßstab für die Finanzierung zu machen?

Noch sind Krankenhäuser weit von diesen Zielen entfernt. Sie werden sich aber grundlegend verändern müssen, um mit der Entwicklung der Versorgung in der Region standhalten zu können und ihre zukünftige Rolle in der Versorgung von Menschen mit psychischen Erkrankungen zu finden. Damit eine solche Veränderung jedoch stattfinden kann, müssen sich die Rahmenbedingungen für Krankenhäuser verändern. Und verändern müssen sich auch die bestehenden Strukturen, die internen Abläufe, vor allem aber die Personalbesetzung.

Die heutigen Strukturen sind traditionell gewachsen

Die heutige Struktur der Krankenhausversorgung resultiert häufig noch aus dem Ende des 19. Jahrhunderts. Damals befand sich das Fachgebiet der Psychiatrie inhaltlich und konzeptionell im Anfangsstadium. Im Vordergrund stand die Vorstellung, dass Menschen mit psychischen Erkrankungen in erster Linie ein heilsames Milieu außerhalb des alltäglichen Lebens- und Arbeitsumfelds benötigten. Weitgehend geografisch und damit auch sozial isolierte psychiatrische Großkrankenhäuser abseits der großen Städte waren die heute noch in einigen Regionen sichtbare Konsequenz.

Zu Beginn des 20. Jahrhunderts gab es die ersten Bestrebungen hin zu differenzierteren Versorgungsformen, die auch den Gedanken der Gemeindenähe umfassten. Die Zeit des Nationalsozialismus führte zu einem dramatischen Rückschlag für alle Bestrebungen, die Würde und das Leben von Menschen mit psychischen Erkrankungen zu schützen – mit negativen Folgen auch für die Versorgungsstrukturen in den ersten Jahrzehnten nach 1945. Psychiatrische Großkrankenhäuser mit häufig deutlich mehr als 1.000 Betten und einer äußerst geringen Personalausstattung führten zu durchschnittlichen Verweildauern, die um 250 Tage pro »Fall« lagen.

Grundsätzliche Veränderungen begannen erst in den 1970er-Jahren mit der Psychiatrie-Enquête und der in der Folge schnell zunehmenden Zahl psychiatrischer und psychotherapeutischer Kliniken an Allgemeinkrankenhäusern. Dies blieb auch auf die Fachkliniken nicht ohne Veränderungsdruck, der dort strukturelle Anpassungen bewirkte. Die 1991 eingeführte Psychiatrie-Personalverordnung (Psych-PV) hat erstmalig verbindliche Personalstandards für Krankenhäuser vorgegeben und zu einer deutlichen Zunahme fachlicher Kompetenz geführt. Es wurden weitgehend flächendeckend Tageskliniken und Institutsambulanzen eingeführt. Heute erfolgt die psychiatrische Krankenhausversorgung in etwa zu gleichen Teilen in fachlich spezialisierten Kliniken einerseits und in psychiatrischen Kliniken an Allgemeinkrankenhäusern (einschließlich den Universitätskliniken) andererseits (DEISTER 2017b; ZIEGLER & DEISTER 2017).

Zukünftige Herausforderungen für das Krankenhausmanagement

Das ganz grundsätzliche Spannungs- (und häufig auch Konflikt-)Feld besteht für psychiatrische Krankenhäuser in den teilweise widersprüchlichen gesellschaftlichen und politischen Erwartungen an die Qualität der Behandlung einerseits und der Effektivität von Maßnahmen der Sicherung andererseits. Krankenhäuser für Psychiatrie und Psychotherapie haben in der Regel einen Versorgungsauftrag für eine definierte Region. Im Vordergrund dieses Auftrags muss immer die medizinisch-psychiatrische Versorgungsnotwendigkeit stehen. Weitere Spannungsfelder bestehen zwischen ethischen und ökonomischen Anforderungen, zwischen Verteilungsgerechtigkeit und Begrenztheit der Ressourcen, zwischen Fürsorge und Partizipation, zwischen der Qualität der Leistungserbringung und der Effizienz des Ressourceneinsatzes.

Die erforderliche und von den Krankenhäusern erwartete Qualität der Versorgung steht weiterhin im Mittelpunkt. Mehr noch als in anderen Fächern der Medizin gibt es in der Psychiatrie und Psychotherapie jedoch Unsicherheiten darüber, was genau unter der erforderlichen Qualität zu verstehen ist. In den Leitlinien der Fachgesellschaften werden Standards insbesondere für die Diagnose- und Behandlungsprozesse vorgegeben. Bei der Krankenhausbehandlung geht es aber zusätzlich auch um die erforderliche Ergebnisqualität.

Eine besondere Herausforderung stellt das zukünftige Personalmanagement dar. Hier stehen auf der einen Seite die Anforderungen, die sich aus der Richtlinie zur Personalbemessung des Gemeinsamen Bundesausschusses und den erforderlichen Nachweisen ergeben. Auf der anderen Seite steht dagegen ein zunehmender Fachkräftemangel, insbesondere im pflegerischen und im ärztlichen Bereich (SCHNEIDER 2017). Krankenhäuser werden bei der Personalgewinnung neue Wege gehen müssen. Es hat sich dabei gezeigt, dass die Attraktivität von Krankenhäusern als Arbeitgeber für Bewerberinnen und Bewerber in ganz besonderer Weise von Angeboten zu einer eng am Patienten ausgerichteten und settingübergreifenden Versorgung abhängig sein kann. Denn es hat sich auch gezeigt, dass Mitarbeiterinnen und Mitarbeiter aller Berufsgruppen ein großes Interesse daran haben, sich auch längerfristig um Patientinnen und Patienten kümmern zu können – sei es stationär, teilstationär oder ambulant. Auch die Möglichkeiten zu einer umfassenden Aus- und Weiterbildung für die jeweilige Berufsgruppe müssen einen hohen Stellenwert einnehmen.

Die Finanzierung steht ebenfalls im Zentrum der zukünftigen Entwicklung von Krankenhäusern. Wichtig ist dabei, inwieweit strukturelle Besonderheiten der Region und der Institution die Budgets der jeweiligen Einrichtung beeinflussen können. Es muss im jeweiligen Budget ein Anreiz gesetzt werden, um den in der Region bestehenden Aufgaben sowohl quantitativ als auch qualitativ gerecht zu werden. Veränderungen der Angebote nach Art und Menge müssen im Rahmen neuer Finanzierungsformen besser in den Budgets abgebildet werden. Die seit 2003 durchgeführten Modellprojekte in der Form von »Regionalen Psychiatrie-Budgets« bzw. Modellprojekten nach § 64b SGB V haben zeigen können, dass es im Rahmen settingübergreifender Entgelte sowie einer über mehrere Jahre festgeschriebenen und nur an der Zahl der Menschen ausgerichteten Finanzierungssystematik zu einer umfassenden Verschiebung von bisher stationär erbrachten Leistungen in die tagesklinischen, ambulant durch das Krankenhaus erbrachten sowie die stationsäquivalenten Leistungen kommt. Die Steuerung der Behandlungsform vor Ort führt also in Verbindung mit der Verringerung des bisher bestehenden Misstrauensaufwands zu Vorteilen in der effizienten Nutzung der vorhandenen Ressourcen.

Erfolgsfaktoren für die Zukunft

Krankenhäuser sollten sich als integraler – und häufig auch zentraler – Bestandteil eines vernetzten psychosozialen Gesundheitssystems in der Region betrachten, der spezifische Aufgaben in der Versorgung übernimmt und dabei die individuellen Bedürfnisse der im und durch das Krankenhaus behandelten Patientinnen und Patienten in den Vordergrund stellt. Aus diesen grundsätzlichen Anforderungen ergeben sich als spezifische Herausforderungen die Handlungsfelder der Autonomie des Patienten, der individualisierten Versorgung, der flexiblen und settingübergreifenden Angebote sowie die Regionalisierung und Übernahme regionaler Verantwortung (DEISTER 2017a).

Die Beachtung und Wertschätzung der Autonomie der Patientinnen und Patienten sowie deren verantwortliche Einbeziehung in diagnostische, therapeutische und rehabilitative Maßnahmen ist eine der wesentlichen Grundlagen für eine zeitgemäße und erfolgreiche psychiatrisch-psychotherapeutische Behandlung im Krankenhaus. Die möglichst weitgehende Vermeidung von Zwangsmaßnahmen durch strukturelle, personelle und organisatorische Vorkehrungen ist dabei eine wesentliche Herausforderung. Dies führt auch zu Veränderungen der Haltungen und Einstellungen bei den Mitarbeiterinnen und Mitarbeitern. Eine in vielen Bereichen der Behandlung unterstützende Funktion ergibt sich aus dem Einsatz von Menschen, die eine eigene Erfahrung mit psychischen Erkrankungen mitbringen (Peers bzw. Genesungsbegleiter).

Die geforderte Ausrichtung am individuellen Bedürfnis der Patientinnen und Patienten beinhaltet auch die Sicherstellung einer möglichst langfristigen Behandlungs- und damit Beziehungskonstanz über verschiedene Behandlungssettings hinweg. Diese Struktur der Behandlung stellt durchaus hohe Anforderungen an die jeweiligen Behandlungsteams und jeden einzelnen Mitarbeitenden. Settingübergreifendes Arbeiten wird grundsätzliche Veränderungen sowohl organisatorischer Abläufe als auch räumlicher Strukturen und baulicher Maßnahmen nach sich ziehen. In inhaltlicher Hinsicht wird sich das Prinzip der Individualisierung in störungs- und patientenspezifischen Therapiekonzepten auswirken. In besonderer Weise wird sich dies jedoch in der Berücksichtigung von Empowerment und Recovery als den wesentlichen therapeutischen Prinzipien abbilden.

Die Flexibilität der Behandlungsformen bildet sich ebenfalls in der Frage ab, ob setting- bzw. sektorübergreifende Versorgungsformen an die jeweiligen Bedürfnisse von Patientinnen und Patienten angepasst werden können. Erforderlich sind geeignete Mechanismen der Steuerung von Behandlung innerhalb und außerhalb des Krankenhauses, unter anderem mit den Prinzipien von Case Management. Im Idealfall entsteht ein flexibel an den Bedürfnissen der Patienten orientierter Diagnose- und Behandlungsprozess, der geeignet ist, die Verweildauer im Krankenhaus auf das notwendige Ausmaß zu beschränken und den Anschluss daran sicherzustellen.

ABBILDUNG 14 Erfolgsfaktoren für das Krankenhaus

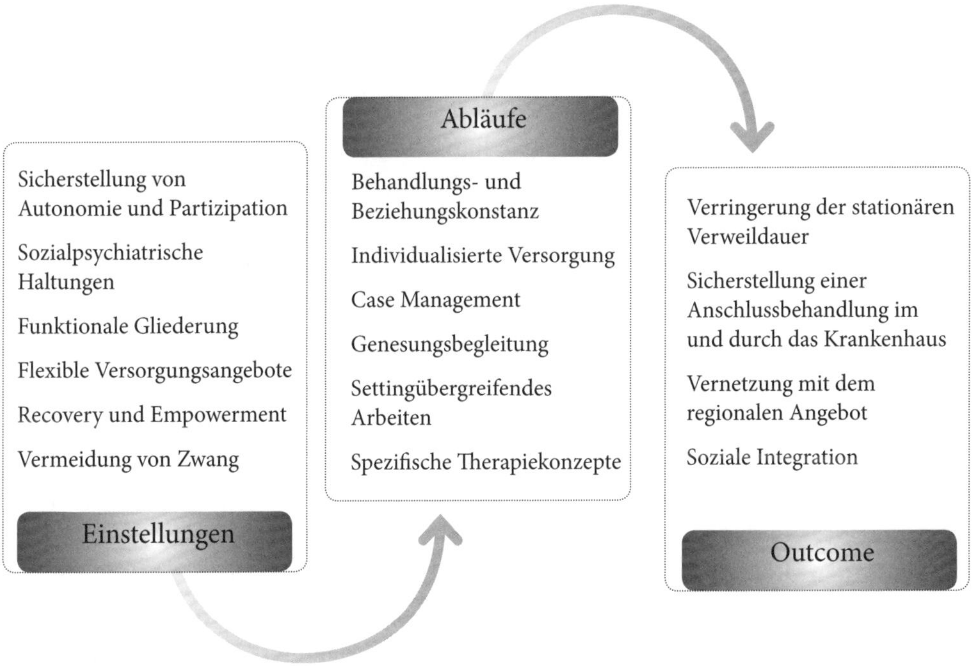

Einstellungen
- Sicherstellung von Autonomie und Partizipation
- Sozialpsychiatrische Haltungen
- Funktionale Gliederung
- Flexible Versorgungsangebote
- Recovery und Empowerment
- Vermeidung von Zwang

Abläufe
- Behandlungs- und Beziehungskonstanz
- Individualisierte Versorgung
- Case Management
- Genesungsbegleitung
- Settingübergreifendes Arbeiten
- Spezifische Therapiekonzepte

Outcome
- Verringerung der stationären Verweildauer
- Sicherstellung einer Anschlussbehandlung im und durch das Krankenhaus
- Vernetzung mit dem regionalen Angebot
- Soziale Integration

Modellprojekte nach § 64 b SGB V und Regionale Psychiatrie-Budgets

*»Wir wollen keine anderen Patienten behandeln –
wir wollen unsere Patienten anders behandeln.«
Grundsatz der Regionalen Psychiatrie-Budgets*

Modellprojekte in der Form regionaler Budgets gibt es in Deutschland inzwischen seit 2003. Beginnend in Schleswig-Holstein, gibt es aktuell in neun Bundesländern und 22 Regionen Modellprojekte nach den Kriterien des § 64 b SGB V. Es handelt sich dabei um Modellprojekte, die gemeinsam zwischen den Kostenträgern und den Leistungserbringern vereinbart wurden. Etwa die Hälfte dieser Modellprojekte umfasst jeweils alle erwachsenen Einwohner einer Region und alle psychischen Erkrankungen (ohne forensisch-psychiatrische Patienten). Insgesamt haben die Regionen mit Modellprojekten in Deutschland zwischen sechs und sieben Millionen Einwohner.

Die Kernelemente von Modellprojekten nach § 64 b SGB V bestehen in der Möglichkeit, dass regionale psychiatrische Kliniken unabhängig vom Behandlungssetting (zu Hause, ambulant in der Klinik, tagesklinisch oder vollstationär) behandeln können. Der einzige Maßstab für die Vereinbarung und für die Realisierung des jeweiligen Krankenhausbudgets besteht in der Behandlung einer vereinbarten Zahl von Menschen innerhalb eines Jahres. Somit erfolgt die Steuerung der Versorgung grundsätzlich vor Ort und vor allem orientiert am jeweils konkreten Bedarf des Betroffenen. Fallzahlen, Behandlungstage oder Abrechnungsquartale spielen als Bezugsgrößen bei der Budgetermittlung keine Rolle mehr (DEISTER 2011 b; DEISTER & MICHELS 2021; DEISTER & WILMS 2014).

In den jeweiligen Regionen erhält die zuständige Klinik jährlich ein pauschales Budget, mit dem sie die psychiatrische und psychotherapeutische Versorgung aller Patienten in der Region sicherstellen muss, die stationär eingewiesen, als Notfall aufgenommen werden owder die die Voraussetzungen zur Behandlung in einer Institutsambulanz erfüllen. Die jährliche Pauschale, die meist anhand der Einnahmen der Klinik vor Einführung des Modells kalkuliert wurde, wird entsprechend der Grundlohnsummenentwicklung jährlich fortgeschrieben. Die Behandlung der Patientinnen und Patienten wird dabei weiterhin zwar über die klassischen Parameter wie Behandlungstage und Behandlungsepisoden abgerechnet, jedoch werden die gezahlten Beträge als Abschlag auf das festgelegte Budget betrachtet. Am Jahresende eventuell erreichte Mehr- oder Mindererlöse werden vollständig ausgeglichen.

Die pauschalierte Finanzierung umfasst dabei nicht die gesamte psychiatrische Versorgung eines Versicherten, sondern nur jenes Leistungsspektrum, das in und durch ein Krankenhaus geleistet wird. Die ambulante Behandlung durch niedergelassene Fachärztinnen und Fachärzte sowie die gemeindebasierte Versorgung wird durch das Regionale Budget nicht erfasst. Die Realisierung der Budgetpauschale ist an das Erreichen eines Budgetziels gekoppelt. Um das Budgetziel zu erreichen, muss die Klinik jährlich annäherungsweise so viele Patienten behandeln wie im Jahr vor der Einführung. Dabei ist es für die Realisierung des Budgets nicht entscheidend, in welchem Setting diese behandelt werden. Besteht bei einem Patienten mehrmals im Jahr der Bedarf für eine Behandlung, muss dieser Bedarf auch durch das Krankenhaus gedeckt werden, ohne dass dadurch zusätzliche Einnahmen generiert werden können. Damit setzt das Regionale Budget keine Anreize zu einer Fallzahlausweitung oder Verweildauererhöhung, sondern verfolgt einen personenbezogenen Ansatz, der die Leistungsanbieter motiviert, die Patienten so zu behandeln, dass durch die bestmögliche Behandlung eine langfristige Beschwerdefreiheit erreicht wird, denn durch die Vermeidung von Wiederaufnahmen ergeben sich nicht nur für die Patientinnen und Patienten große Vorteile, sondern auch für die Leistungserbringer.

Als wesentlicher Schritt zum Abbau sogenannter Misstrauensaufwendungen wurde vereinbart, Kontrollen durch den zuständigen Medizinischen Dienst bezüglich der Verweildauer auszusetzen. Dies konnte vor allem aufgrund des veränderten Anreizsystems mit den Kostenträgern verhandelt werden, ginge doch eine unangemessen lange Verweildauer in der Vergütungssystematik des Regionalen Budgets letztlich allein auf Kosten des Leistungserbringers.

Das Regionale Budget verpflichtet aber die Leistungsanbieter nicht nur zur Sicherstellung der psychiatrischen Versorgung, sondern auch zur Behandlung einer bestimmten Zahl von Patienten. Wenn diese Patientenzahl um 6 Prozent über- oder unterschritten wird, muss das Budget neu verhandelt werden. Es ist somit einerseits für die Klinik nicht attraktiv, deutlich weniger Personen zu behandeln als im Budgetziel festgelegt sind, andererseits ist es für die Klinik aber auch kein finanzielles Risiko, wenn in einem Jahr sehr viel mehr Personen psychiatrisch versorgt werden müssen.

Die hier beschriebenen Modellprojekte sind inzwischen wissenschaftlich umfassend sowohl gesundheitsökonomisch als auch fachlich beschrieben, untersucht und validiert worden (Deister & Michels 2021; Indefrey u. a. 2020; König u. a. 2013; Roick u. a. 2008). Dabei haben sich die Prinzipien der settingunabhängigen Behandlung, der langfristigen Beziehungskonstanz zwischen Patienten und Therapeuten, der langfristigen Planbarkeit sowie insbesondere die für Leistungserbringer und Leistungsträger gesetzten ökonomischen Anreize für die Versorgung bewährt. Von Beginn der Modellprojekte an war es ein klares und auch so formuliertes gesundheitspolitisches Ziel, zu prüfen, ob diese Versorgungsform auch in die Regelversorgung von Menschen mit psychischen Erkrankungen überführt werden kann. Diesem Ziel dienten die gemeinsam zwischen den Leistungserbringern und Kostenträgern vereinbarten fachlichen Rahmenbedingungen der Projekte, aber auch deren umfassende wissenschaftliche Evaluation. Um eine Chance zu haben, in die Regelversorgung übernommen zu werden, müssen Modellprojekte wissenschaftlich belegen, welche langfristigen strukturellen, ökonomischen und inhaltlichen Effekte mit ihnen verbunden sind und wie diese sich von den bisherigen Versorgungsformen unterscheiden (BAUM u. a. 2020; INDEFREY u. a. 2020; KÖNIG u. a. 2013)

Im am längsten laufenden Modellprojekt im Kreis Steinburg in Schleswig-Holstein sind nach 18 Jahren im Wesentlichen folgende Veränderungen eingetreten (DEISTER & MICHELS 2021):

- stabile Zahlen von behandelten Patienten über den gesamten Zeitraum bei unveränderter regionaler Verteilung,
- Reduktion der vollstationären Behandlungstage und der individuellen Verweildauer im Krankenhaus in allen wesentlichen Diagnosegruppen, in einigen Gruppen auf weniger als die Hälfte,
- Verdoppelung der Behandlungstage im teilstationären Bereich,
- massive Zunahme der Zahl der im und durch das Krankenhaus ambulant behandelten Patienten,
- unveränderte psychopathologische Behandlungsqualität bei verbesserter sozialer Integration,
- deutliche Zunahme der Behandlungs- und Beziehungskonstanz durch veränderte Organisation der Behandlung,
- Möglichkeit zu neuen Behandlungsformen wie Verstärkung systemischer und familientherapeutischer Angebote,
- unveränderte Kostensituation über fast zwei Jahrzehnte hinweg bei steigenden Kosten außerhalb der Modellprojekte.

»Wir müssen Psychiatrie sichtbarer machen« – Gerald Gaß

Dr. Gerald Gaß (Jahrgang 1963), Diplom-Volkswirt und Diplom-Soziologe, leitete von 2008 bis 2021 als Geschäftsführer das »Landeskrankenhaus« in Andernach, das mit insgesamt 17 Standorten und 4.000 Beschäftigten über rund 2.200 Betten verfügt. Zuvor war er Abteilungsleiter im Bereich »Gesundheit« des rheinland-pfälzischen Sozialministeriums. Von 2018 bis Ende 2020 war Gerald Gaß Präsident der Deutschen Krankenhausgesellschaft (DKG) in Berlin. Seit dem 2021 ist er Vorstandsvorsitzender der Deutschen Krankenhausgesellschaft.

Herr Gaß, wie sind Sie persönlich zu dem Thema Psychiatrie und Psychotherapie gekommen?
Aus persönlichem Erleben war ich früher eigentlich nicht mit dem Thema der psychischen Erkrankungen konfrontiert. Manchmal ist das ja so, dass man durch den Kontakt im Privatleben sensibilisiert wird – das war bei mir nicht der Fall. Ich bin vor vielen Jahren in das Sozialministerium in Rheinland-Pfalz gekommen und habe dort die Gesundheitsabteilung geleitet. In der Tat bin ich damals erstmals intensiver mit dem Thema »Psychiatrie« in Kontakt gekommen. Zu meiner Abteilung gehörte auch das Psychiatrie-Referat. Im Umgang mit den Mitarbeitern dort habe ich erfahren, wie besonders und anders der Umgang mit psychischen Erkrankungen ist. Das galt natürlich sehr stark auch für das Thema »Maßregelvollzug«. Das ist ja politisch auch besonders sensibel. Ich gehörte dann zum Aufsichtsrat der großen Landeskrankenhäuser im Land. Ich hatte viele Jahre die Möglichkeit, mich von dieser Seite an die Psychiatrie heranzuarbeiten.

Sie haben also als Geschäftsführer psychiatrische Kliniken geleitet. Ist es schwierig, mit Menschen, die in der Psychiatrie und Psychotherapie arbeiten, zusammenzuarbeiten?
Das ist sicherlich ganz anders, als wenn sie somatische Krankenhäuser führen. Ich durfte ja das Landeskrankenhaus als Geschäftsführer übernehmen, das ist ein großer Träger mit einer großen Bandbreite. Von der geriatrischen Tagesstätte bis zum Maßregelvollzug. Wir hatten auch somatische Bereiche und Kliniken. Diejenigen, die in der Psychiatrie gearbeitet haben und sich dort engagiert haben, haben ihre Aufgabe in einer besonderen Weise wahrgenommen. Wahrnehmbar für mich war zum Beispiel, dass es da einen größeren Teamgedanken

gab. Ich habe es so empfunden, dass die Berufsgruppen dort viel enger zusammengearbeitet haben und damit auch eine durchgängigere Betrachtung der Patientenschicksale und der Behandlungsverläufe hatten. Das liegt natürlich daran, dass man in der Psychiatrie als große Fachklinik einen umfassenden Versorgungsauftrag hat, der ja stark in den ambulanten Bereich hineinwirkt.

Man hat zudem sehr viel Anknüpfungspunkte zu den komplementären Anbietern. Der gesamte psychiatrische Prozess und der ganze Ablauf werden in psychiatrischen Kliniken viel umfassender betrachtet als dies in somatischen Krankenhäusern der Fall ist, in denen der Patient meist akut kommt und nur einige Tage dort bleibt. In der Psychiatrie ist das ganz anders. In unserer Klinik am Hauptsitz des Trägers war ein klassisches Fachkrankenhaus mit Langzeitpflegebereichen, in denen man ganz direkt und unmittelbar immer wieder mit einzelnen Menschen, die dort seit Jahrzehnten gelebt haben, in Kontakt gekommen ist. Ich kann sagen, als ich dann nach 13 Jahren die Klinik verlassen habe, gab es doch auch einige der Bewohner, die mir sehr ans Herz gewachsen waren. Ich habe das bei vielen, mit denen ich zusammenarbeiten durfte in dieser Zeit, so erlebt, dass durch den kontinuierlichen Kontakt, den man mit vielen psychisch Erkrankten hatte, ein anderer Blick auf die Patientinnen und Patienten entstanden ist, als wenn es nur eine kurze Episode der Behandlung ist.

Es gibt ja manchmal das Problem, dass man im medizinischen Bereich etwas eigenartig angesehen wird, wenn man in der Psychiatrie arbeitet. Es gibt die Vorstellung, man verändere sich durch die Arbeit. Kennen Sie das auch, dass jemand Sie gefragt hat, warum Sie ausgerechnet in diesem Bereich arbeiten?

Die ganzen Scherze, die es über die Psychiatrie gibt, kennen wir alle. Ich habe keine direkte Ablehnung erlebt, aber was ich schon glaube und erlebt habe, ist, dass diejenigen, die sich für die Psychiatrie entschieden haben, dieses Fach und ihren Beruf mit einer anderen Intention ausüben, als dass wahrscheinlich bei somatischen Fachleuten der Fall ist. Ob es jetzt Medizin oder Pflege ist, ich glaube, es ist bei beiden so. In der Regel entscheidet man sich bewusst dafür, in einem solchen Bereich zu arbeiten. Viele haben vorher schon entsprechende Erfahrung. Man hat eine andere Nähe zu den Patientinnen und Patienten. Da entsteht eine andere Form der Beziehung.

Ich habe lange überlegt, was das eigentlich ist, was wir tun. Ich sage heute, dass es um die Beziehung zu den Menschen geht, um die therapeutisch gestaltete Beziehung. Können Sie das nachvollziehen?

Ja, auf jeden Fall. Ich habe es auch so erlebt, dass man anders als in somatischen Fächern vielfach im Verlauf des Behandlungsprozesses immer wieder auch neue Zugänge versucht hat zu schaffen. Der standardisierte Weg, der vielleicht bei einem Beinbruch oder bei einem Blinddarm angebracht erscheint, ist im Bereich der Psychiatrie durch eine größere Nähe gekennzeichnet. Man muss immer wieder neu ansetzen, man weiß am Anfang oft noch nicht genau, welche Form der Behandlung im weiteren Verlauf erfolgreich ist. Es gibt Höhen und Tiefen in der Behandlung. Die Beziehungsgestaltung ist die ganz wesentliche Hilfe für Menschen mit psychischen Erkrankungen. Die psychisch Erkrankten müssen ein ganz anderes Vertrauensverhältnis zu ihren Therapeutinnen und Therapeuten entwickeln, als dies in der Somatik notwendigerweise der Fall ist.

Wenn man Sie vor zehn Jahren gefragt hätte, was Sie von der Psychiatrie in zehn Jahren, also von der Psychiatrie heute, erwarten: Was hätten Sie gesagt und was davon ist eingetreten?
Ich habe damals in meiner Zeit als Geschäftsführer mit großem Interesse verfolgt, was in Regionalen Budgets passiert ist. Dass man den Versuch unternommen hat, durch eine Umstellung der Finanzierungsmodelle und durch mehr Flexibilität im Handeln und im Behandlungsprozess, im Einsatz der Methoden, den Mitarbeitern mehr Spielraum dafür einzuräumen, was gut und sinnvoll erscheint, zu tun. Ebenso das Home Treatment. Das habe ich mit Bewunderung beobachtet und habe mir sehr gewünscht, dass diese guten Erfahrungen, die ja vor zehn Jahren schon gemacht wurden, viel schneller in Deutschland aufgegriffen würden.

Ich habe eigentlich immer daran geglaubt, dass die Psychiatrie dafür viel bessere Voraussetzungen hat, als dies in der somatischen Medizin möglich ist, weil es in der Somatik viel mehr Wettbewerb zwischen den Krankenhausstandorten gibt. Auch in der Psychiatrie gibt es natürlich Wettbewerb, aber der ist nicht so ausgeprägt. Diesen Weg weiterzugehen habe ich mir gewünscht und schließlich sehr bedauert, dass wir eher einen umgekehrten Weg erlebt haben. Natürlich gab es die 64b-Modelle, aber es gab ausgehend vom Gemeinsamen Bundesausschuss auch immer mehr Regulierung, die uns Zeit gekostet hat, auch für bürokratische Vorgaben und die Einhaltung von Regulierungen. Da muss man sich wirklich fragen, ob das im Sinne der Patientinnen und Patienten ist.

Was wir hier in Berlin oft erleben, ist, dass man glaubt, den Kliniken die Regeln vorgeben zu müssen, damit sie gute Arbeit leisten. Nur hat das in den

Kliniken ein umgekehrtes Ergebnis erzeugt: Je mehr wir Vorgaben gemacht haben, desto schwieriger war das Ergebnis für Patientinnen und Patienten. Die PPP-RL und die Frage zum Beispiel, wie viele psychiatrische Tageskliniken ich unter diesen Bedingungen noch aufrechterhalten kann, ist ja eklatant.

Ein Regionales Budget war meine persönliche Vision auch für unsere Klinik. Ich habe mir natürlich gewünscht, dass der Gesetzgeber die positiven Elemente der Regionalbudgets erkennt. Man denkt ja immer, so ein Geschäftsführer freut sich über wirtschaftliche Freiheit. Es ging aber immer darum, das Geld, das wir haben, so einzusetzen, dass es vor Ort richtig verwendet wird. Man kann mehr erreichen, wenn man die Verantwortung stärker an Entscheider vor Ort überträgt. Ich bin sehr davon überzeugt, dass die Leute mit großer Sachkenntnis an ihre Arbeit herangehen und immer wieder die leitliniengerechten Prozesse anstreben und umsetzen. Aber dort, wo anderes notwendig ist, muss man auch den Spielraum haben, ganz andere Wege gehen zu können. Das hätte ich mir gewünscht.

Und eines noch habe ich mir sehr gewünscht, nämlich dass der Maßregelvollzug nicht immer weiter wächst, sondern dass wir es als Gesellschaft möglich machen, dass die Menschen seltener in eine solche geschlossene Einrichtung kommen und der Weg zurück leichter fällt. Leider ist eher das Gegenteil eingetreten.

Nun ist es ja tatsächlich so, dass die ersten Regionalen Budgets vor fast zwanzig Jahren begonnen haben, aber sie sind immer noch nicht in der Regelversorgung. Sie waren Präsident der Deutschen Krankenhausgesellschaft und sind jetzt Vorstandsvorsitzender. Sie sind sehr nah an politischen Entscheidungsprozessen. Haben Sie eine Idee, was wir gemeinsam tun können, um die Politik auf diesen Weg zu bringen – oder ist es überhaupt die Aufgabe der Politik, solche innovativen Versorgungsformen zum Teil einer Regelversorgung zu machen?

Zum einen auf jeden Fall Psychiatrie sichtbar zu machen. Wenn in Berlin über Krankenhäuser gesprochen wird, dann reden wir meistens nur über somatische Krankenhäuser. Es steht nicht viel im Koalitionsvertrag über die psychiatrische Versorgung. Man muss sie in der Interessenvertretung noch stärker sichtbar und erlebbar machen. Bevor ich in diese Verantwortlichkeiten gekommen bin, habe ich auch nicht gewusst, mit welchen Herausforderungen die Psychiatrie zu tun hat. Das ist oft auch so, dass die Gesellschaft noch zu wenig darüber weiß, was möglich ist im Bereich der psychiatrischen Versorgung. Der Psychiatrie ein Gesicht geben, darstellen, was Psychiatrie eigentlich kann – das ist eine der Aufgaben. Ich erinnere mich auch an Aussagen von Kostenträgervertretern, die über psychiatrische Einrichtungen gesagt haben: Wenn ihr aufhört, den ganzen Tag mit den Patienten nur Kaffee zu trinken, dann kümmern wir uns auch um bessere Bezahlung. Das ist natürlich absolut überspitzt, aber das ist ja leider oft das Denken.

Das Zweite ist, was ich die ganze Zeit im politischen Lobbyismus gelernt habe: Man überzeugt Politik am Ende nur durch Fakten und Vertrauen. Wir müssen deutlich machen, welches Potenzial gute psychiatrische Versorgung gesamtgesellschaftlich und wirtschaftlich hat. Ich glaube, wir müssen an der einen oder anderen Stelle auch noch etwas mutiger auf die Politik zugehen, bis hin zu Zielvereinbarungen beispielsweise. Zu sagen, die Fachkliniken wären in der Lage, wenn man ihnen die entsprechenden Rahmenbedingungen gibt, ihre Betten um x Prozent in den nächsten Jahren zu reduzieren, sofern wir die Möglichkeit bekommen, bestimmte Dinge auch ambulant oder teilstationär zu organisieren. Das war das, was ich in meiner Zeit als Geschäftsführer versucht habe, aber das war nicht wirklich erfolgreich. Wir hatten es mit Kostenträgern zu tun, die eher kurzfristig gedacht haben.

Ich habe im Rahmen eines politischen Gespräches über den Koalitionsvertrag gesprochen. Darin steht ja, dass eine große Aufklärungskampagne starten soll. Dabei formulierte jemand die Aussage: Vielleicht brauchen wir diese Aufklärungskampagnen weniger für die Öffentlichkeit, sondern mehr für die Gesundheitspolitik ...

Ich glaube jedenfalls auch nicht, dass die nachweisbaren Erfolge der schon länger laufenden Regionalbudgetmodelle der Politik so präsent sind. Da haben wir noch Potenzial. Das ist am Ende des Tages ja auch eine Chance. Das muss man positiv sehen.

Man erlebt es immer wieder, gerade wenn man mit den Menschen spricht, die im ambulanten oder im gemeindenahen Bereich arbeiten, dass es auch große Ängste vor Krankenhäusern gibt. Da herrscht die Vorstellung, die Krankenhäuser seien auf dem Weg, alles zu dominieren, und es gibt sehr große Vorbehalte, wenn das Portfolio erweitert werde im Sinne der Flexibilisierung der Möglichkeiten des Krankenhauses.

Zunächst einmal ist meine Wahrnehmung die gewesen, dass wir große Lücken im Bereich der ambulanten Versorgung hatten, und ich nie den Eindruck hatte, dass, selbst wenn wir als Krankenhaus zusätzliche Angebote gemacht hätten, deswegen den Niedergelassenen wirklich etwas weggenommen worden wäre, sondern mein Eindruck war eher, dass wir Lücken gefüllt haben, die objektiv vorhanden waren. Auch die Kontinuität und die Schnelligkeit, ein Behandlungsangebot machen zu können, ist im ambulanten Bereich oft nicht vorhanden. Ich nehme das auch wahr, was Sie beschreiben, diese Sorge – deshalb auch die Abwehrhaltung, die man vielfach erlebt. Tatsächlich habe ich es immer anders empfunden. Ich glaube, man muss aufeinander zugehen. Krankenhäuser haben auch objektiv das Problem, dass sie gar nicht mehr die Fachkräfte finden, die sie bräuchten, um ein umfassendes Angebot zu machen. Deswegen wäre es wahrscheinlich gut, wenn man den Krankenhäusern und den Niedergelassenen die Möglichkeit einräumen würde, in einer Art und Weise zusammenzuarbeiten, die vielleicht heute aus unterschiedlichen Gründen gar nicht möglich ist. Wir haben unterschiedliche Abrechnungsbedingungen, unterschiedliche Zulassungsverfahren etc. Wenn wir einen freiberuflichen Arzt im Krankenhaus beschäftigen wollen, dann gibt es viele Restriktionen. Ich glaube, das ist ein ziemlich dickes Brett.

Meine Meinung ist, solche Probleme lassen sich eher vor Ort und in einer konkreten Zusammenarbeit lösen, wenn man den Spielraum bekommt, als dass man die großen Würfe von oben macht, denn dann sind die Widerstände erheblich.

Deswegen: Wenn es möglich wäre, den Leistungsanbietern und den Akteuren, die in einer Region tätig sind, ambulant und stationär, weitgehende Spielräume einzuräumen, um Zusammenarbeit zu gestalten, dann kann daraus etwas entstehen. Voraussetzung ist allerdings, dass man vertrauensvoll damit umgeht. Das ist auch an die Krankenhausvertreter gerichtet. Man darf nicht die heimliche Strategie verfolgen, alles zu vereinnahmen, was ohnehin überhaupt nicht sinnvoll wäre. Also, ehrliche Partnerschaft bitte! Das ist, glaube ich, wichtig. Ich habe es im somatischen Bereich erlebt, in dem wir in einer ländlichen Region ein Gesundheitszentrum betrieben haben. Wenn man vertrauensvoll solche Projekte zusammen plant und auch erkennen lässt, dass man bereit ist, etwas abzugeben, um diese Zusammenarbeit erfolgreich für alle werden zu lassen, dann kann das am ehesten gelingen.

Also wenn ich Sie richtig verstehe, können Sie sich durchaus vorstellen, dass in einem Zeitraum X, vielleicht gar nicht so weit entfernt, tatsächlich das Krankenhaus in der Region nicht primär die Funktion hat, Betten zu haben und Patienten hineinzulegen, sondern ein integraler Bestandteil und auch ein zentraler Bestandteil einer Gesundheitsversorgung in der Region wird?

Absolut. Aus vielerlei Hinsicht. Man muss sich das mal vor Augen führen, gerade in der Psychiatrie, dass Krankenhäuser eng mit den komplementären Einrichtungen zusammenarbeiten, ob das Wohneinrichtungen sind, Tagesstätten, Pflegeeinrichtungen. Teilweise sind sie ja selbst auch Anbieter dieser Leistungen. Die niedergelassenen Ärztinnen und Ärzte waren zuerst oft Mitarbeiterinnen und Mitarbeiter dieser Krankenhäuser und haben sich erst später niedergelassen. Es gibt einen sehr viel kontinuierlicheren Patientenaustausch, als das in der Somatik der Fall ist. Die Voraussetzung für eine enge Zusammenarbeit ist in jedem Fall gegeben.

Krankenhäuser sind natürlich auch die Orte, an denen sehr viel mehr Interdisziplinarität gelebt werden kann und wo es sehr viel Erfahrungsaustausch gibt. Ein Austausch, von dem ich mir wünschen würde, dass auch die Niedergelassenen und die ambulanten Anbieter dort stärker mit einbezogen werden, aber nicht durch eine Einbahnstraße. Auch die Krankenhäuser können damit gut eingebunden werden. Also, da ist aus meiner Sicht erstens viel Potenzial und zweitens sind Krankenhäuser die idealen Standorte dafür. Das sage ich nicht, weil ich Chef der Krankenhausgesellschaft bin. Es spricht einfach ganz viel dafür, über die Ausbildung und Weiterbildung bis hin zum Mittelpunkt des Versorgungsgeschehens.

Was wir brauchen: die Regionale Verantwortung

*»Nicht zusätzliche Patienten bringen mehr Geld
in das Versorgungssystem, sondern die effizienter genutzten
Mittel können für eine Verbesserung der Gesundheitsförderung
in der Region eingesetzt werden.«*
Prinzip der Regionalen Budgets

Das Konzept der Regionalen Verantwortung verbindet die wesentlichen Anforderungen, die an eine qualitätsorientierte, koordinierte, wirtschaftliche und verantwortungsbewusste Versorgung von Menschen mit psychischen Erkrankungen in einer definierten Region gestellt werden. Dabei erfolgen alle Behandlungsentscheidungen orientiert an den Bedürfnissen und dem Bedarf der Menschen durch alle Beteiligten vor Ort. Das Konzept der Regionalen Verantwortung ist geeignet, eine integrative Versorgung sicherzustellen. Es erfordert die strukturelle und funktionale Vernetzung der jeweils vorhandenen Angebote der Region. Nur wenn die Übergänge zwischen den verschiedenen Versorgungsebenen und Versorgungsformen, Behandlungssettings und Hilfestrukturen verlässlich und stabil sind, wird die für einen anhaltenden Therapieerfolg erforderliche Behandlungs- und Beziehungskontinuität sichergestellt werden können.

Eine vernetzte Struktur erfordert von jedem einzelnen daran Beteiligten und von dem Netzwerk als Ganzem die Übernahme konkreter Verantwortung für den Behandlungserfolg. Diese Verantwortung richtet sich in erster Linie an den von einer psychischen Erkrankung betroffenen Menschen und ihren Angehörigen aus, aber auch an der Gesellschaft, die die für die Versorgung erforderlichen Ressourcen zur Verfügung stellt (DEISTER & WILMS 2014).

Die Region als Rahmen

Der Region kommt als Planungs-, Versorgungs- und Kooperationsrahmen bei psychischen Erkrankungen eine herausragende Bedeutung zu. Für die betroffenen Menschen stellt der Bezug zur Region, in der sie leben, einen notwendigen und sinnvollen Rahmen für die Teilhabe an der Gesellschaft dar. Dabei können zum einen regionale Besonderheiten, zum Beispiel der Grad der Urbanisierung oder demografische und soziale Faktoren, psychische Störungen in ihrer Häufigkeit, in ihrer Ausprägung und in ihrem Verlauf relevant beeinflussen. Zum anderen stellen an der Region und am Lebensumfeld des Patienten orientierte gemeindenahe Versorgungsformen auch diejenigen Angebote sicher, die den Patienten am intensivsten langfristig unterstützen und stabilisieren können (DEISTER 2019 a).

ABBILDUNG 15 Regionale Verantwortung

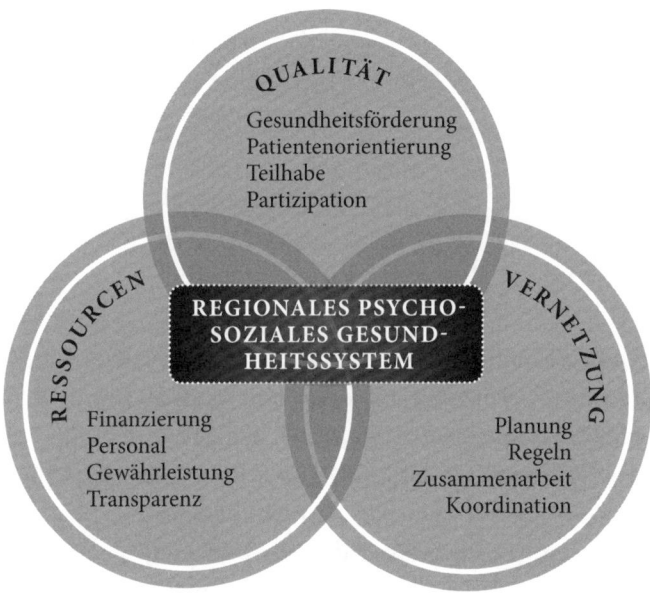

Die letzten Jahrzehnte haben zunehmend Forschungsergebnisse dahin gehend erbracht, soziale Interaktionen in ihren Auswirkungen auf die Psyche des Menschen zu verstehen. Auch die wechselseitigen Zusammenhänge zwischen ökonomischen Bedingungen und der sozialen Integration von Menschen mit psychischen Erkrankungen werden zunehmend Gegenstand der Forschung (KUHN & SASS 2017). In der Zusammenschau der verfügbaren Ergebnisse zeigt sich die Notwendigkeit einer an der Region und an einer spezifischen sozialen und epidemiologischen Situation orientierten Planung von Hilfe- und Versorgungssystemen. Dies sollte nicht in erster Linie – wie bei der bestehenden Bedarfsplanung – an den zur Verfügung stehenden Versorgungsressourcen und Strukturen, sondern stärker an funktionalen Aspekten der sektor- und settingübergreifenden Organisation ausgerichtet sein, um dem individuellen Bedürfnis und dem Bedarf von Menschen besser entsprechen zu können.

Sowohl der Versorgungsbedarf als auch die Versorgungsstruktur weisen in Deutschland erhebliche regionale Unterschiede auf. Diese Unterschiede bilden sich bisher nicht durchgehend in der Kostenstruktur bzw. in der Finanzierung ab. Die Zahl der innerhalb eines Jahres aufgetretenen Behandlungsepisoden, die Verweildauer in einem bestimmten Behandlungssetting und die Diagnosestruktur sind nicht ausreichend geeignet, den Versorgungsbedarf innerhalb einer Region zu beschreiben, da dieser in der Regel stärker von den gewachsenen Strukturen in den jeweiligen Behandlungsinstitutionen abhängig ist als von einem tatsächlichen Bedarf. Vergleichbar zwischen verschiedenen Regionen erscheint jedoch die jeweils zu bewältigende Aufgabe und die dabei zu erreichende Ergebnisqualität, wenn dafür jeweils definierte Qualitätsparameter zugrunde gelegt werden.

Ausrichtung der Finanzierung an der Aufgabe

Versorgungskonzepte, die sich an der Größe und der Struktur einer Region und deren Einwohner orientieren und diese zum Maßstab für die Bemessung der einzusetzenden Ressourcen machen, geben neue Anreize für die Leistungserbringer und erfordern gleichzeitig die Entwicklung geeigneter Steuerungssysteme. Solche populationsorientierten Ansätze können aber nur dann langfristig stabil sein, wenn sie die Gesamtheit aller psychischen Krankheitsbilder und gleichzeitig ein möglichst großes Spektrum an Behandlungsangeboten umfassen. Die bisher bestehenden und seit fast zwei Jahrzehnten bewährten Modellprojekte einer innovativen Versorgungsstruktur haben zeigen können, dass die Orientierung auf die zu bewältigende Aufgabe – also die Schaffung und der Erhalt von psychischer Gesundheit sowohl als Parameter der Ressourcenzuteilung als auch als Qualitätskriterium geeignet ist.

Die an der Größe und Struktur der jeweiligen Population ausgerichtete Finanzierung der Versorgung führt dabei zu einer auch langfristig stabilen Kostenstruktur. Dafür ist es erforderlich, dass das jeweils vereinbarte Budget unabhängig von dem genutzten Behandlungssetting ist – also aufsuchende, ambulante, teilstationäre, stationäre oder gemeindenahe Behandlung – und die Verantwortung für erneute Behandlungsphasen sowohl in inhaltlicher als auch in ökonomischer Hinsicht innerhalb des regionalen Systems erfolgen muss. Ein solches Prinzip der Gewährleistung der Qualität einer Behandlung ist dann umsetzbar, wenn die dafür potenziell erforderlichen Kosten einerseits von Beginn an in den Budgets »eingepreist« sind und andererseits eventuell eingesparte Kosten nicht aus der Finanzierung herausgenommen werden, sondern im System bleiben und dort für die Gesundheitsförderung in der Region verwendet werden können. Durch diesen impliziten Steuerungsmechanismus gelingt es, die Kosten stabil zu halten und die Qualität der Versorgung zu sichern (DEISTER & MICHELS 2021).

Verantwortliche Vernetzung der Angebote

Ein wesentliches Ziel der Planung von Versorgung im regionalen Umfeld ist die Vernetzung bestehender Angebote auf den verschiedenen Versorgungsebenen. In zahlreichen, wenn nicht sogar in der deutlichen Mehrzahl der Regionen in Deutschland bestehen bereits seit längerer Zeit umfassende und insgesamt auch ausreichende Behandlungs- und Hilfeangebote, die in der Lage sind, die wesentlichen Bedürfnisse der Menschen mit psychischen Erkrankungen zu befriedigen. In den vorhandenen Einrichtungen, die stationär, ambulant, im bestehenden psychosozialen Umfeld der Menschen oder auch aufsuchend arbeiten, wird eine umfassende psychosoziale Gesundheitsförderung geleistet.

Die grundsätzliche Problematik für das regionale Versorgungssystem besteht jedoch meist darin, dass diese Angebote allenfalls eine geringe Vernetzung aufweisen. Zwar gibt es regelhaft Strukturen der Zusammenarbeit auf kommunaler Ebene – etwa in Gemeindepsychiatrischen Verbünden –, diese stellen jedoch nur einen eher unverbindlichen Zusammenschluss der beteiligten Institutionen dar. Gerade in Krisensituationen – wie einer Corona-Pandemie – hat sich gezeigt, dass zur Sicherstellung einer umfassenden Versorgung mehr gegenseitige Kenntnis der jeweiligen Angebote und vor allem mehr Übernahme von Verantwortung der einzelnen beteiligten Institutionen für die Funktionalität des regionalen Gesamtsystems erforderlich sind.

In auf die Region bezogenen Versorgungssystemen übernehmen die Leistungserbringer gemeinsam sehr konkret die Verantwortung für mögliche Morbiditätssteigerungen und auch für die damit verbundenen Kostenrisiken. Dies erscheint nur dann ökonomisch tragfähig, wenn es gleichzeitig möglich ist, über die Art und den Umfang der jeweils eingesetzten Behandlungsmaßnahmen vor Ort zu entscheiden und dabei ausschließlich medizinische und psychotherapeutische Kriterien für die Notwendigkeit zugrunde zu legen. An den Schnittstellen zwischen den einzelnen Behandlungsarten dürfen keine bürokratischen Hürden bestehen bleiben, die medizinisch und therapeutisch sinnvolle Maßnahmen verzögern oder sogar verhindern.

Verantwortung für die Ressourcen

Grundsätzlich sind die in einer Region zur Verfügung stehenden personellen und finanziellen Ressourcen für die Behandlung und Unterstützung von Menschen mit psychischen Erkrankungen begrenzt – und nicht selten unzureichend. Umso mehr ist es erforderlich, innerhalb des Versorgungssystems Regeln für die Verteilung der Mittel zu finden. Ziel eines integrativen und kooperativen regionalen Finanzierungssystems ist die möglichst effiziente Nutzung der Ressourcen für die Schaffung von Gesundheit sowie die möglichst weitgehende Stabilität der Gesundheitsausgaben. Es erscheint dafür erforderlich, dass die vorhandenen Mittel innerhalb des regionalen Systems nach dem Maß der Leistungsbereitschaft und der damit verbundenen Übernahme von Verantwortung für den Erfolg des gesamten Systems aufgeteilt werden und dass dafür verbindliche Qualitätsindikatoren vereinbart werden. Eine umfassende Transparenz in Bezug auf die Kostenträger ist dabei unabdingbar.

Sowohl die Ressourcen zur Finanzierung der erforderlichen Hilfe- und Behandlungsstruktur als auch die Zahl der für diese Aufgabe erforderlichen Fachkräfte sind begrenzt. Eine relevante Ausweitung der zur Verfügung stehenden Ressourcen wäre zwar wünschenswert, scheint aber aufgrund gesundheitspolitischer Weichenstellungen und des zunehmenden Fachkräftemangels nicht realistisch zu sein. Umso wichtiger ist es, dass die zur Verfügung stehenden Mittel möglichst ungeschmälert der Patientenversorgung zugutekommen. Die Leistungsträger in der Region sollten sich in der Verpflichtung sehen, diese Mittel möglichst so einzusetzen, dass daraus eine umfassende Gesundheitsförderung resultiert. Die politisch Verantwortlichen, die Kostenträger und die Leistungserbringer sind gefordert, die begrenzten Ressourcen nach gesundheitspolitischen Zielsetzungen, den Vorgaben einer umfassenden Gesundheitsplanung und -förderung einzusetzen sowie dafür innovative Versorgungsmodelle zu entwickeln bzw. in die Regelversorgung zu überführen.

Insbesondere bei der Entwicklung neuer Versorgungsformen muss darauf geachtet werden, dass der Ressourceneinsatz möglichst effizient (also mit adäquater Struktur- und Prozessqualität) und effektiv (bezogen auf die Ergebnisqualität) erfolgt. Es müssen die für die jeweiligen Patienten und Patientinnen angemessenen, wirksamen und notwendigen Behandlungsformen eingesetzt werden können. Die Wahl eines Behandlungssettings, die nicht aus therapeutischen Gründen erfolgt, sondern die allein durch die Notwendigkeit bestimmt ist, vereinbarte Budgets zu realisieren, muss vermieden werden. Gleichzeitig müssen jedoch auch finanzielle und personelle Möglichkeiten gegeben sein, um einen zunehmenden Bedarf an finanziellen Mitteln durch den medizinischen Fortschritt, eine dadurch entstehende Weiterentwicklung der Behandlungsmöglichkeiten, die demografische Entwicklung sowie die Veränderungen des Diagnosespektrums flexibel zu berücksichtigen.

»Wir müssen die Wende schaffen« – Nils Greve

Nils Greve ist Diplom-Psychologe, Facharzt für Psychiatrie und Psychotherapie und systemischer Lehrtherapeut. Er ist seit vier Jahrzehnten klinisch in Langenfeld und Solingen tätig. Bis 2016 war er langjähriger Vorsitzender des Psychosozialen Trägervereins Solingen. Aktuell ist er Vorsitzender des Dachverbands Gemeindepsychiatrie und Leiter des vom Innovationsfonds geförderten GBV-Projektes. Er engagiert sich insbesondere für das Konzept der Gemeindepsychiatrischen Basisversorgung (GBV) und für das Konzept des Offenen Dialogs.

Herr Greve, was ist Ihr Bezug zu Menschen mit psychischen Erkrankungen?
Ich verstehe mich auch als Angehöriger. Meine Mutter hat eine Psychose erlebt, als ich gerade neun Jahre alt war. Das hat mein Verständnis von psychischen Erkrankungen sehr geprägt – insbesondere als ich etwas später erfahren habe, dass sie eine ausgedehnte Psychotherapie gemacht hat und wieder richtig gesund geworden ist. Das hat mich nachhaltig beeinflusst. Auch in Bezug auf den Umgang mit Menschen mit psychischen Erkrankungen.

Wie hat das Ihren Zugang zur Psychiatrie geprägt?
Ich glaube, es ist wichtig zu erwähnen, dass ich ursprünglich Psychologe und Psychotherapeut werden wollte. Ich bin dann aber auf die Idee gekommen, dass es sinnvoll ist, das auch mit Medizin zu verbinden. Ich habe zwar mein ganzes Berufsleben unter der Bezeichnung »Arzt« verbracht – aber immer Wert darauf gelegt, ebenso Diplom-Psychologe zu sein und Psychotherapie zu betreiben. Mein Verständnis der Entwicklungsmöglichkeiten von Menschen ist sehr von psychologischen Vorstellungen geleitet.

Das ist eine sehr spannende Kombination. Ist das Fach Psychiatrie aus Ihrer Sicht denn überhaupt geeignet, Menschen mit psychischen Erkrankungen eine Perspektive zu geben?

Na ja, wir haben ja kein anderes Fach. Aber ich habe nie aufgehört, mir einige grundlegende Veränderungen zu wünschen. Ich glaube, dann könnten wir noch besser helfen.

Wenn Sie vor zehn Jahren gefragt worden wären, was Sie für die Psychiatrie in zehn Jahren erwarten, also heute, was hätten Sie gesagt?
Ich habe vor zehn Jahren mal einen Aufsatz geschrieben, in dem ich behauptet habe, der Höhepunkt der pharmakologischen Dominanz sei überschritten. Ich hätte nicht erwartet, dass die medizinischen Formen der psychiatrischen Behandlung wieder so in den Vordergrund treten, wie ich das aktuell wahrnehme. Ich finde, dass der Fortschritt bei Psychopharmaka in den letzten Jahren sehr geringfügig war, sodass Pharmafirmen ja auch schon die Lust daran verloren haben. Dass wir jetzt über Tiefenstimulation oder Ketamin reden, dass wir wieder stärker von den medizinischen Eingriffsmöglichkeiten bestimmt sind als vor zehn Jahren – das hätte ich nicht erwartet.

Haben Sie eine Idee, was die Hintergründe sind, dass es so gekommen ist? Sind das gesellschaftliche Rahmenbedingungen – oder woran kann es liegen?
Ich glaube, das liegt an den wirtschaftlichen Interessen. Ich kann es jedenfalls den Leitlinien oder Fachdiskussionen nicht entnehmen. Die Medizin und damit auch die Psychiatrie ist ja stärker von Marktinteressen beeinflusst, als das vor zehn oder zwanzig Jahren absehbar war. Dazu gehört auch, dass wir nach meinem Eindruck mit den digitalen Anwendungen immer noch etwas leichtfertig umgehen. Dabei muss eigentlich auf ebenso viel Schutz und Kontrolle Wert gelegt werden wie bei Medikamenten. Ich bin in die Psychiatrie gekommen in einer Zeit, in der die sozialpsychiatrische Bewegung ganz vorne war und erhebliche Reformen mitbewegen konnte. Ich habe den Eindruck, dass die Psychotherapie lange Zeit eher am Rande lag, das ist besser geworden, aber immer noch – finde ich – zu wenig.

Ich sehe das ähnlich. Ich habe übrigens bisher auf die Frage, ob das eingetreten ist, was wir vor zehn Jahren erwartet haben, eigentlich noch nie ein »Ja« bekommen. Haben Sie eine Idee, warum die Konzepte, die es ja gibt, sich nicht so richtig durchsetzen können?
Wir haben im Moment die Situation, dass den Akteuren – also den Kostenträgern und den Leistungserbringern – relativ viel Gestaltungsspielraum gegeben wird, so zum Beispiel in der sogenannten Selbstverwaltung im Gesundheits-

wesen. Ich habe sowohl für den Bereich der Eingliederungshilfe als auch im kassenfinanzierten Bereich den Eindruck, dass die Partialinteressen zu viel Gewicht haben und die gesetzliche Gestaltung nicht ausreichend ist. Man könnte ja im Rahmen der Gesetzgebung vieles zusammenbringen. Das Bundesteilhabegesetz ist leider ein Beispiel dafür, wie Chancen vertan werden.

Die »verpassten Chancen« sind sicherlich ein großes Thema ...
Ich könnte es auch so sagen: Viele haben den Begriff der Steuerung immer wieder in den Mittelpunkt gestellt. Es fehlt dabei eindeutig an *intelligenter* Steuerung. Peter Kruckenberg hat mal gesagt, dass komplexe Systeme auch eine komplexe Steuerung brauchen.

Komplex ist das System eindeutig, aber gezielt gesteuert wird es kaum. Haben Sie eine Vision davon – eine Idee – wie die Psychiatrie in der Zukunft aussehen wird?
Wir müssten die Wende schaffen: hin zur ambulantbasierten Komplexsteuerung von dazu berechtigten multiprofessionellen Teams, und zwar unter Einschluss aller Hilfen, die Menschen mit psychischen Erkrankungen benötigen können. Wie wir das gesetzgeberisch und in der Praxis verwirklichen wollen, das ist ein anderer Punkt, aber das ist die Vision, die auch viele andere haben und die ich teile.

Halten Sie diese Vision für in irgendeiner Form realistisch?
Ich kann mir vorstellen, dass das realistisch wird, wenn man die betriebswirtschaftlichen und finanziellen Partialinteressen der Beteiligten in irgendeiner Form berücksichtigen und einbringen kann. Das wäre für mich die Hauptbedingung. Auf der Seite der Leistungserbringer sehe ich drei große Gruppen, nämlich den Krankenhausbereich, den KV-Bereich und die gemeindepsychiatrischen Vereine. Da diese ja in unterschiedlichen Regionen jeweils sehr stark sind, müsste man das so machen, dass die, die das in der jeweiligen Region können, diese Teams aufstellen. Also nicht so, dass es *einem* Sektor vorbehalten ist, der dann versucht, sich so breit wie möglich zu machen, sondern diejenigen, die es können, werden in der Region ausfindig gemacht und bekommen die Chance, ihren Teil darin umzusetzen.

Wie kann man es schaffen, dass das auch geschieht?
Wenn man es beschleunigen wollte, bedürfte es erheblicher gesetzgeberischer Eingriffe. Der Gesetzgeber müsste sich zu sehr viel mehr Durchschlagskraft aufraffen. Ich glaube, dass es einen Sinn hätte, wenn man den Psychiatriedia-

log in der nächsten Legislatur auf andere Füße stellen könnte, wenn man von vornherein den Auftrag rechtskreisübergreifend verstehen würde. Es gab die Diskussion über eine neue Enquêtekommission. Diese Diskussion war geprägt von der unglaublichen Durchschlagswirkung der damaligen Enquête. Aber alle waren sich einig, dass das kein Instrument für heute ist. Ich glaube hingegen, dass eine ähnliche Gruppe, die ähnlich unabhängig darüber noch einmal gemeinsam nachdenken könnte, durchaus eine Chance hätte.

Also eine trialogische Expertenkommission?
Ja, trialogisch im Sinne von »Betroffenen, Angehörigen und Professionellen«, trialogisch auch im Sinne von »Gesetzgeber, Ministerien und Akteuren«, ebenso trialogisch im Sinne von drei »Kontinenten«, also ambulant, gemeindepsychiatrisch, in der Klinik.

Man könnte jetzt natürlich fragen, was wir alles brauchen, damit es funktioniert. Ich frage aber einmal umgekehrt: Was könnte richtig schieflaufen, damit es nun gar nicht funktioniert? Gibt es eine Sorge neben der Vision?
Wir könnten aufgrund partieller und durchschlagskräftiger Interessen die Errungenschaften der Gemeindepsychiatrie und die Errungenschaften der Psychotherapie verspielen. Ich finde, dass das medizinische Paradigma aktuell zu eindeutig dominiert. Es ist ja nicht das Problem der medizinischen Behandlung, dass sie schlecht oder unnütz wäre, aber wenn sie zu einseitig dominiert, dann führt das nicht zu guten Ergebnissen. Das ist eine Entwicklung, die ich momentan für durchaus denkbar halte.

Herr Greve, Sie sind seit Jahren Vorsitzender des Dachverbandes Gemeindepsychiatrie, einer Gruppe, die für den »Kontinent« der Gemeindepsychiatrie sehr viele Kompetenzen hat. Wie sieht es mit der Forderung nach einer Berücksichtigung der Bedürfnisse und des Bedarfs von Menschen, die an einer psychischen Erkrankung leiden, aus? Gibt es Konzepte des Dachverbandes, die diesen Aspekt besonders berücksichtigen?
Meine Vorstellung, welche Konzepte hier hilfreich sind, läuft auf drei Konzepte hinaus: Das eine Konzept ist das Recoverykonzept, das meiner Meinung nach sehr gut beschreibt, was ein Ziel einer sehr guten Hilfe sein sollte, nämlich eine zufriedenstellende und selbst gestaltete Lebensführung – als Alternative zur symptomorientierten Behandlung. Das zweite Konzept ist das, was wir als sozialpsychiatrische Kernkompetenz bezeichnen würden, also lebensweltorientierte, aufsuchende, alltagspragmatische und inklusive Arbeit. Das dritte

Konzept wäre für mich das des Offenen Dialogs als eine Möglichkeit, wie wir in einer kooperationsfördernden und respektvollen Art miteinander umgehen und zusammenarbeiten können. Zur Kernkompetenz gehört natürlich auch der Trialog, also die regelhafte Einbeziehung aller Beteiligten, auch der Angehörigen, der Freunde etc.

Viele reden von Patientenorientierung, aber nicht jeder, der das sagt, tut das auch. Welche Chancen gibt es mit Ihren genannten Konzepten, tatsächlich Patientenorientierung umzusetzen?

Wenn man von den räumlichen und sozialen Orten ausgeht, in denen die Menschen leben, denen wir helfen wollen, und wenn man ausgeht von ihren Bedürfnissen – auch im Unterschied zum Hilfe*bedarf* – und man in trialogischer Zusammenarbeit alles versucht zu respektieren, was Menschen denken, also in der meist vorhandenen Polyphonie und Heterogenität, wenn die professionellen Hilfen aller Rechtskreise so flexibel sind, dass sie wenig Anforderungen und wenig unnötige Schwellen formulieren und sich darauf einstellen, was vor Ort gebraucht wird, *dann* könnte ich mir vorstellen, dass wir uns dem annähern. Insbesondere glaube ich, man müsste noch einmal hervorheben, dass die meisten Hilfen, mit denen wir arbeiten, eigene Spielregeln mitbringen. Tabletten müssen eingenommen werden, Stationsregeln müssen eingehalten werden, Hilfepläne müssen ausgefüllt werden, psychotherapeutische Termine müssen eingehalten werden etc. Das sind alles Klippen, an denen Menschen scheitern können. Und davon gibt es viele.

Verändern solche Projekte den Blick auf das Fach und auf die Menschen, auf das, was wir am Anfang besprochen haben, also auf Ihren persönlichen Blick?

Schwer zu sagen. Was mich in den letzten Jahren beschäftigt, ist, dass man die partiellen Kompetenzen der drei »Kontinente« und aller Beteiligten mehr würdigen und zusammenführen müsste. Kliniken mit ihren sehr ausdifferenzierten und leitliniengerechten Behandlungen und Patientenpfaden haben eine Kompetenz, die die meisten Niedergelassenen deutlich weniger haben und die Gemeindepsychiatrie nur in Ansätzen. Die Niedergelassenen sind Langzeitbegleiter und langfristig vor Ort und leichter zugänglich. Sie haben eine Kompetenz für eine Basisversorgung. Die Psychotherapeuten haben ihre eigenen, sehr ausdifferenzierten Kompetenzen. Und die Sozialpsychiatrie hat den gemeindepsychiatrischen Bezug, den Blick auf den Alltag, aufs Pragmatische, hat mehr Vernetzungskompetenz als die anderen. Das wäre eine Kompetenz, die wir einbringen könnten. Wenn man in diesem Sinne respektvoll miteinander umgeht, bei aller Würdigung betriebswirtschaftlicher Interessen, dann kommt ein ganzheitliches Bild dabei heraus, womit man Menschen helfen kann.

Ich persönlich erlebe gerade im Zusammenhang mit Home Treatment, dass sich der Blick auf die Menschen insofern ändert, dass sich auch die Rollen verändern. Wenn ich bei einem Patienten zu Hause bin, bin ich Gast bei ihm. Ich werde mich dort immer anders verhalten, als wenn ich einen Patienten in der Klinik sehe, insbesondere im Rahmen eines unfreiwilligen Aufenthaltes.

Meine oberflächliche Kenntnis von Kliniken mit »Stationsäquivalenter Behandlung« geht ungefähr in folgende Richtung: Die bringen ihr ganzes Gepäck an Behandlungen mit und lernen dann die Welt kennen, in der die gemeindepsychiatrischen Leistungserbringer seit vierzig Jahren zu Hause sind. Sie sehen dann auch, wie ist es, wenn man Gast ist. Ich habe das gelernt, als ich aus der Langenfelder Klinik, in der ich früher war, nach Solingen gekommen bin und Hausbesuche gemacht habe. Dabei habe ich gemerkt, dass das ein sehr großer Unterschied ist. Das, was wir »Augenhöhe« nennen, ist viel leichter darstellbar, wenn man zu den Menschen hingeht, als wenn man sie unseren Institutionen unterwirft.

Noch mal zum Begriff der Steuerung. Niemand lässt sich ja gerne steuern. Es erscheint als etwas Fremdbestimmtes. Wir wissen aus vielen Systemen, die fremdgesteuert werden, dass sie nicht gut funktionieren. Wie können wir es hinbekommen, ein Angebot vor Ort, das dem Bedürfnis und dem Bedarf des Patienten entspricht, so zu steuern, dass es wirtschaftlich effizient und therapeutisch effektiv ist?

Ich würde gern erst mal danach fragen, wessen Aufgabe eine solche Gestaltung ist. Ich meine, es wäre Aufgabe des Bundes und der Länder, mit Gesetzgebung, Administration und Richtlinien etc. wirksame Rahmenbedingungen zu schaffen. Was das lokale System angeht, wäre es Aufgabe der Kommunen. Was den einzelnen Menschen betrifft, wird es schwierig werden. Da wird man genauer bestimmen müssen, was »Steuerung« heißt. Wenn Steuerung so etwas ist wie »Ermittlung und Initiieren« passgenauer Hilfen und Koordination dieser Hilfen meint und man auf die Idee verzichtet, einer müsse der Bestimmer sein, dann kann das gelingen. Das »Bestimmen« müsste man mal einen Augenblick nach hinten stellen, weil das besonders schwierig wäre, man müsste erst mal nur sagen, dass es einen Koordinations- und Moderationsauftrag einschließlich des Ingangbringens aller Hilfen gibt. Das Wort »Steuerung« ist in der Tat ein heikles Wort. Man bekommt sofort das Gefühl, man könnte gesteuert werden. Das sehe ich auch als problematisch an.

Es hat zum Beispiel der Sachverständigenrat für die Begutachtung im Gesundheitswesen in seinem Gutachten viele verschiedene Formen von Steuerung vorgestellt. Dabei könnte man auch daran denken, dass es eher implizite Steuerungsmechanismen gibt, zum Beispiel Qualität. Ist das denkbar?
Denkbar natürlich. Und möglicherweise auch leichter erreichbar, als wir denken, aber natürlich auch begrenzt in den Auswirkungen und Möglichkeiten. Wenn ich mir vorstelle, wer alles Steuerungsfunktionen hat, dann sind das ja ziemlich viele. Das fängt bei den gesetzlichen Rahmenbedingungen an, dann kommt deren Ausgestaltung durch die Vereinbarungen mit den Kostenträgern, die erheblich mitsteuern, dann gibt es Klienten, die eigentlich die obersten Steuerer sein sollten in unseren idealtypischen Beschreibungen, aber die haben manchmal gesetzliche Betreuer, die schon wieder etwas anderes denken. Dann gibt es die Psychotherapeuten, die Angehörigen und manchmal auch Arbeitgeber, die ein berechtigtes Interesse daran haben, mitzusteuern. Wir werden sicherlich niemanden dazu privilegieren können, allein und für alle anderen zu steuern. Es wird immer um so etwas wie Zusammenwirken gehen und um das Moderieren von Prozessen. Immerhin könnte es aber in Gesetzen und Richtlinien Rahmenbedingungen geben, die vorschreiben, was geht und was nicht geht, und nach denen sich alle Beteiligten zu richten haben.

Gibt es noch mehr, was wichtig ist für die Versorgung in einer Region?
Ja, gibt es. Es wäre wahrscheinlich gut, sich mehr Gedanken darüber zu machen, wie Patienten und Angehörige und deren Selbsthilfeorganisation stärker Einfluss nehmen könnten und sollten. Wir haben zum Beispiel ein Problem, wenn es um Richtlinien und Gesetze geht. Wir müssen klären, wer die legitimen Vertreter der Betroffenen und deren Angehörigen sind. Das ist ein weitgehend ungelöstes Problem, denn es sind in beiden Bereichen immer nur kleine Gruppen, die tatsächlich diese Vertretung übernehmen, die Bundesverbände zum Beispiel. Deren Rolle sollte man stärken. Deren Stimmrecht im Gemeinsamen Bundesausschuss wäre ein wichtiger Punkt, aber ebenso zum Beispiel ihre obligate Beteiligung an Verhandlungen, die die Eingliederungshilfe betreffen, gerne auch mit Sitz und Stimmrecht. Solche Dinge, glaube ich, sollten wir mehr fördern.

In die gleiche Richtung geht, dass wir den Beruf der Genesungsbegleiter noch sehr viel stärker fördern könnten. Bis hin zu »Recovery Colleges« und ähnlichen Möglichkeiten. Dazu würde gehören, dass diese Tätigkeit den Status eines ordentlichen Berufs bekommt, einschließlich tariflicher Eingruppierung und Aufstiegs- und sonstiger Möglichkeiten.

Mich beschäftigt noch ein weiterer Gedanke. Ich war vorübergehend auch bei EUCOMS engagiert, dem Zusammenschluss der europäischen Mental Health Providers. Ich habe da vor allem kennengelernt, wie die Niederlande ihr Versorgungssystem verändern. Mein Eindruck ist, dass es so, wie die aufgestellt sind, dort die Möglichkeit gibt, dass berechtigte Instanzen etwas beschließen, was tatsächlich auch umgesetzt wird, zum Beispiel die Einführung von FACT-Teams – also Teams zur flexiblen nachgehenden und aufsuchenden Behandlung. Die gab es dann tatsächlich einige Jahre später flächendeckend. Die Entscheidungs- und Veränderungsprozesse der deutschen Psychiatriereform sind im Vergleich dazu entsetzlich träge.

Über die Zukunft – und über Psychiatrie

*»Wo kämen wir hin, wenn jeder sagte,
wo kämen wir hin – und keiner ginge, um zu sehen,
wohin wir kämen, wenn wir gingen.«*
Kurt Marti

Die Zukunft würde vielleicht auch ohne die Psychiatrie in ihrer heutigen Form auskommen – die Psychiatrie aber kann es sich nicht leisten, keine Zukunft zu haben, weil es um Menschen geht, die auch in der Zukunft kompetente Hilfe, Unterstützung und Behandlung benötigen. Es fragt sich also, wie diese Zukunft der Psychiatrie aussehen muss. Wie muss ein regionales psychosoziales Gesundheitssystem gestaltet sein, das über »Versorgung« hinausgeht und gleichzeitig an den Bedürfnissen und dem Bedarf der betroffenen Menschen orientiert ist? Und wie kommen wir dahin? Haben wir eine Vision davon?

Einige Antworten auf diese Fragen finden sich in diesem Buch. Und es finden sich auch Konzepte zur Umsetzung dieser Ziele.

Die Psychiatrie kann nur eine Zukunft haben, wenn Menschen Verantwortung dafür übernehmen, diese Zukunft zu gestalten. Verantwortung in der Gesellschaft, in der Politik, im Gesundheitswesen, in der Wissenschaft, im Fach der Psychiatrie selbst. Menschen mit psychischen Erkrankungen sind unzweifelhaft Teil der Gesellschaft und psychische Erkrankungen sind etwas, was jeden Menschen betreffen kann – aber dies scheint noch nicht allen bewusst zu sein. In unserer Gesellschaft muss es zu einem grundlegenden Wandel der Einstellungen gegenüber den von psychischer Erkrankung betroffenen Menschen kommen. Wir alle werden uns entscheiden müssen, was wir zur Verfügung stellen wollen, um Menschen mit psychischen Erkrankungen und ihren vielfältigen Bedürfnissen gerecht zu werden. Das hat schon die Psychiatrie-Enquête vor fast einem halben Jahrhundert gefordert. Wirklich erfüllt ist diese Forderung bis heute nicht.

Die notwendige Übernahme von Verantwortung darf sich aber nicht darin beschränken, dass lediglich mehr finanzielle Mittel zur Verfügung gestellt werden, ohne dass die rechtlichen Rahmenbedingungen und die organisatorischen Strukturen deutlich verbessert werden. Wir brauchen ein umfassendes System von durchdachten und koordinierten wissenschaftlichen, politischen und gesellschaftlichen Maßnahmen. Dazu brauchen wir eine klare Entscheidung der Gesellschaft für eine grundlegende Veränderung. Um allen in der Gesellschaft eine solche Entscheidung zu ermöglichen, braucht es gezielte Maßnahmen, die das Wissen über psychische Erkrankungen und den Umgang damit verbessern und ebenso ein Wissen darüber, wo und in welcher Form Stigmatisierung und Diskriminierung heute auftreten. Strukturelle Stigmatisierung und Diskriminierung müssen gezielt abgebaut werden.

In der aktuellen Gesundheitspolitik wird durchaus erkannt, dass Aufklärung und Information der Bevölkerung über psychische Erkrankungen äußerst wichtige Ziele sind. Das Erreichen dieser Ziele setzt jedoch mehr voraus als einzelne, zeitlich begrenzte Kampagnen, so groß angelegt sie auch sein mögen. Wir brauchen ein breites und trialogisches gesellschaftliches Bündnis, das von allen Beteiligten getragen und unterstützt wird. Die Erfahrungen von Menschen, die eine psychische Erkrankung erlitten haben oder noch erleiden, und die Erfahrungen von Angehörigen sind dabei nicht nur unverzichtbar – sie stellen einen der wesentlichen Wirkfaktoren bei der Reduktion von Stigmatisierung dar. Auch die Rolle der Medien muss diskutiert werden. Diese tragen einerseits dazu bei, dass unzutreffende und gefährliche Vorurteile entstehen und aufrechterhalten werden, wenn unkritisch und reflexhaft psychische Erkrankungen als scheinbare Erklärungen für auffälliges oder sogar kriminelles Verhalten instrumentalisiert werden. Andererseits stellen die Medien eben auch ein unverzichtbares Medium zur Vermittlung differenzierten Wissens über psychische Erkrankungen dar. Zahlreiche Beispiele belegen zwar, was sich hier in den letzten Jahren positiv entwickelt hat, aber es bleibt noch viel zu tun, damit sich dauerhaft etwas ändert.

Die Psychiatrie kann nur eine Zukunft haben, wenn sie ernsthaft versucht, soziale Gerechtigkeit zu leben und diese für ihre Patientinnen und Patienten einzufordern. Der Begriff der sozialen Gerechtigkeit erscheint vielleicht im Zusammenhang mit einer medizinischen Fachdisziplin etwas zu groß zu sein, aber soziale Gerechtigkeit mit ihren unterschiedlichen Aspekten ist ein unverzichtbarer Bestandteil einer Ethik für die Psychiatrie. Sie steht gleichberechtigt neben Fragen der Sorge für die Patientinnen und Patienten und der Verhinderung von Schaden, neben der Beachtung der unveräußerlichen Menschenrechte sowie der Autonomie und Partizipation der Patienten. Schon oft wurde ausgedrückt, dass eine Psychiatrie ihren Ansprüchen nur gerecht werden kann, wenn sie eine soziale Psychiatrie ist. Wir wissen inzwischen zu viel über die Zusammenhänge zwischen sozialer (Un-)Gerechtigkeit und psychischen Erkrankungen, als dieses Wissen ausblenden zu dürfen. Gerade im Sinne einer primären Prävention psychischer Probleme und Erkrankungen ist das Bemühen um soziale Gerechtigkeit auch eine wirksame Intervention für unsere Patientinnen und Patienten.

Die soziale Gerechtigkeit in unserem Gesundheitssystem ist sehr eng verbunden mit der Frage nach der gerechten Ressourcenverteilung. Das gilt insbesondere in einer Zeit, in der wir uns der Begrenzung von Ressourcen bewusster denn je sind. Gerade in einem Gesundheitssystem, das einerseits von Unter- und Fehlversorgung geprägt ist, in dem es aber andererseits auch viele Beispiele für Überversorgung gibt, ist eine gerechte Ressourcenallokation unverzichtbar. Eine (meist implizite) Rationierung, die nicht Ausdruck einer konkreten gesellschaftlichen Entscheidung ist und die darauf setzt, dass Menschen mit psychischen Erkrankungen häufig nicht in der Lage sind, die Erfüllung ihrer Bedürfnisse wirksam einzufordern, ist der falsche Weg.

Die Psychiatrie kann eine Zukunft haben, wenn *Gesundheits*förderung finanziert wird, denn Psychiatrie ist – wie auch die meisten anderen Bereiche in unserem Gesundheitssystem – noch viel zu oft nur ein »Reparaturbetrieb«, der erst dann tätig wird, wenn schon Weichen in eine falsche Richtung gestellt sind und es nur noch um Begrenzung von Schaden geht. Das liegt jedoch meist nicht daran, dass uns das Wissen über eine wirksame Gesundheitsförderung fehlen würde, sondern allzu oft an falschen ökonomischen und strukturellen Anreizen. Allzu oft müssen wir uns an einem Begriff von »Leistung« als Grundlage der Finanzierung ausrichten, der dem psychiatrischen Handeln nicht angemessen ist. Die bestehenden ökonomischen Anreize führen nämlich dazu, dass Leistungen zum Teil auch unabhängig vom angestrebten oder vom erzielbaren therapeutischen Erfolg erbracht werden müssen, weil dies erforderlich erscheint (und oft auch erforderlich ist), um die für die Leistungserbringung notwendigen Budgets auch zu realisieren.

Aber worin besteht die Leistung, die wir unseren Patientinnen und Patienten, aber natürlich auch den Kostenträgern wirklich schulden? Wir schulden ihnen den Erhalt oder die möglichst weitgehende Wiederherstellung von Gesundheit. Gesundheit in einem Sinne, der es Menschen erlaubt, so zu leben, wie es ihren individuellen Bedürfnissen und Wünschen entspricht. Einschließlich einer verantwortlichen Teilhabe an gesellschaftlichen Strukturen und Prozessen. Das beschreiben und fordern alle aktuellen Leitlinien der Psychiatrie. Wir müssen also Gesundheit finanzieren und nicht etwa Betten, Behandlungstage oder gar »Fälle«.

Die Psychiatrie wird dann eine Zukunft haben, wenn es uns gelingt, das Gesundheitssystem auf die Bedürfnisse der betroffenen Menschen auszurichten. Das ist bisher allenfalls ansatzweise der Fall. Noch häufig sind Institutionen und Abläufe in traditionell gewachsenen Strukturen verhaftet. Die in den letzten zwei Jahrzehnten entwickelten innovativen regionalen Versorgungsformen sind nicht in erster Linie als Modelle von Finanzierung zu sehen, sondern haben zeigen können, dass es fachlich *und* organisatorisch möglich ist, die Bedürfnisse von Menschen mit psychischen Erkrankungen zum Maßstab einer zukunftsfähigen psychiatrischen Gesundheitsstruktur zu machen. Die Erfahrungen dieser Modelle zu ignorieren und diesen den Zugang zu einem regelhaften Finanzierungssystem zu verwehren, führt uns in die falsche Richtung. Zumal diese Modellprojekte zeigen konnten, dass eine wissenschaftlich gesicherte Qualität mit einer langfristigen Stabilisierung von Kosten vereinbar ist. Modellprojekte haben eben auch zeigen können, dass es sich lohnt, frühzeitig in Maßnahmen der Erhaltung von Gesundheit zu investieren. Dies führt nämlich (auch) zu einer relevanten und überproportionalen Einsparung von Kosten im weiteren Verlauf. Nur dass diese Erkenntnis sich in unserem hochgradig fragmentierten – ja gespaltenen – Finanzierungssystem nicht beweisen kann.

Die Psychiatrie wird dann eine Zukunft haben, wenn es gelingt, die Bereitschaft zum Engagement für Menschen mit psychischen Erkrankungen zu nutzen und die Tätigkeit in diesem Fach wieder attraktiv zu machen. Menschen, die sich für eine Tätigkeit in diesem Fachgebiet engagieren und begeistern wollen, brauchen verfügbare Zeit für therapeutisch gestaltete Beziehungen. Für Beziehungen zwischen allen Beteiligten und für die Möglichkeit, diese therapeutisch zu nutzen. Dies ist *der* zentrale Bestandteil von Qualität, eine Qualität, die zu Recht von uns allen eingefordert wird. Die Realisierung dieser Forderung nach Zeit für die Menschen muss der zentrale Aspekt der Personalbemessung – und damit der Finanzierung – im ambulanten und stationären Bereich sein. Hier sind erweiterte gesellschaftliche und politische Rahmenbedingungen dringend erforderlich. Nur so wird es uns gelingen können, in der Zukunft eine wirklich an den Bedürfnissen der Menschen ausgerichtete Psychiatrie zu realisieren.

Die Psychiatrie wird wirklich eine Zukunft haben, wenn sie eine psychosoziale Medizin im umfassenden Sinn ist. Die Psychiatrie ist seit jeher ein Fach, in dem psychologische, soziale und medizinische Aspekte eng miteinander verbunden sind – und das auch nur im Zusammenspiel dieser drei Faktoren wirksam sein *kann*. Diese psychologische, soziale und medizinische Sicht auf den Menschen macht ihre Identität aus. Nicht immer wurde das so gesehen und oft noch weniger gelebt. Wir neigen in dieser Hinsicht zu einer scheinbaren Trennung von Biologie und Psychologie, Soziologie und Philosophie. Viel zu lange wurde eine scheinbare Dichotomie zwischen »Biologismus« und »sozialer Ideologie« gepflegt. Wir können und dürfen uns das nicht mehr leisten. Natürlich kann man auch trefflich darüber streiten, in welchem tatsächlichen Zusammenhang und in welcher Wertigkeit diese drei Aspekte zueinander stehen – wichtig allerdings ist, dass wir diese Aspekte in Bezug auf die betroffenen Menschen sinnvoll und vor allem wirksam miteinander verbinden. Denn heute wissen wir: Die Psychiatrie muss sich weiterentwickeln zu einer psychosozialen Medizin im umfassenden Sinn, die den Menschen in seiner gesamten persönlichen und sozialen Existenz betrachtet, unterstützt, fördert und ggf. behandelt. Wir brauchen Konzepte, Organisationen und vor allem Menschen, die »Empowerment« ernst nehmen und »Recovery« fördern. Darin besteht der erforderliche Paradigmenwechsel.

Brauchen wir eine Vision von einer Psychiatrie der Zukunft? Sicherlich ja. Noch viel mehr aber brauchen wir Menschen aus allen Bereichen, die bereit sind, sich für diese Zukunft zu engagieren. So kann Psychiatrie eine Zukunft haben. So *wird* Psychiatrie eine Zukunft haben. Wir müssen dafür aber etwas tun. Jetzt!

Literatur

ACHATZ, J. & KNOEPFFLER, N. (2014): Menschenwürde als Grundlage einer Ethik in der Psychiatrie. In: *Psychiatrische Praxis,* 41, S 1, S 81–S85 (https://doi.org/10.1055/s-0034-1370005).

ADLI, M. & DENGLER, F. (2017): Stress and the city: Warum Städte uns krank machen. Und warum sie trotzdem gut für uns sind. München.

ADORJAN, K. & FALKAI, P. (2019): Recovery in der Behandlung der Schizophrenie: Vision oder Realität? In: *Der Neurologe & Psychiater,* 20, 6, S. 84–92.

AfD (2017): Kurzprogramm. In: https://afd.de/wp-content/uploads/sites/111/2017/01/2016-06-20_afd-kurzfassung_grundsatzprogramm_webversion.pdf.

AMERING, M. & SCHMOLKE, M. (2009): Recovery in mental health: Reshaping scientific and clinical responsibilities. In: https://doi.org/10.1002/9780470743171.

AMERING, M. & SCHMOLKE, M. (2012): Recovery: Das Ende der Unheilbarkeit. Köln.

ANGERMEYER, M. C.; MATSCHINGER, H.; CARTA, M. G. & SCHOMERUS, G. (2014): Changes in the perception of mental illness stigma in germany over the last two decades. In: *European Psychiatry,* 29, 6, S. 390–395.

ANGERMEYER, M. C.; MATSCHINGER, H. & SCHOMERUS, G. (2017): 50 Jahre psychiatrische Einstellungsforschung in Deutschland. In: *Psychiatrische Praxis,* 44, 7, 377–392.

AUGURZKY, B. (2020): Gewinne im Krankenhaus. In: KLAUBER, J.; GERAEDTS, M.; FRIEDRICH, J.; WASEM, J. & BEIVERS, A. (Hg.): Krankenhausreport 2020. Finanzierung und Vergütung am Scheideweg. Heidelberg, S. 185–204.

BAUM, F.; SCHOFFER, O.; NEUMANN, A. u. a. (2020): Effectiveness of global treatment budgets for patients with mental disorders – Claims data based meta-analysis of 13 controlled studies from germany. In: *Front Psychiatry,* 11 (http://doi 10.3389/fpsyt.2020.00131).

BAUMGARDT, J., SCHWARZ, J., VON PETER, S. u. a. (2020): Aufsuchende Krisenbehandlung mit teambasierter und integrierter Versorgung (AKtiV): Eine naturalistische multizentrische kontrollierte Studie zur Evaluierung stationsäquivalenter psychiatrischer Behandlung in Deutschland. In: *Nervenheilkunde*, 39, 11, S. 739–745.

BEAUCHAMP, T. L. & CHILDRESS, J. F. (2013): Principles of biomedical ethics. Oxford.

BECHDOLF, A.; MAIER, S.; KNOST, B. u. a. (2003): Psychologisches Frühinterventionsprogramm bei psychosefernen Prodromen. In: *Der Nervenarzt*, 74, 5, S. 436–439.

BERG-PEER, J. (2015): Aufopfern ist keine Lösung: Mut zu mehr Gelassenheit für Eltern psychisch erkrankter Kinder und Erwachsener. München.

BERNDT, C. (2017): Resilienz: Das Geheimnis der psychische Widerstandskraft. Was uns stark macht gegen Stress, Depressionen und Burn-out. München.

BERNDT, C. & PFENNIG, A. (2021): Resilienz in klinischen Populationen. In: *Nervenheilkunde*, 40, 4, S. 242–248.

BHUGRA, D.; TASMAN, A. & PATHARE, S. u. a. (2017): The WPA-Lancet psychiatry commission on the future of psychiatry. In: *The Lancet Psychiatry*, 4, 10, S. 775–818.

BRAKEMEIER, E.-L. & HERPERTZ, S. C. (2019): Innovative Psychotherapieforschung: Auf dem Weg zu einer evidenz- und prozessbasierten individualisierten und modularen Psychotherapie. In: *Der Nervenarzt*, 90, 11, S. 1125–1134.

BRIEGER, P. (2019): Psychiatrische Versorgung in Deutschland – ein Überblick. In: *Bundesgesundheitsblatt – Gesundheitsforschung – Gesundheitsschutz*, 62, 2, S. 121–127.

BRÜCKNER-BOZETTI, P.; DEISTER, A.; HAUTH, I. u. a. (Hg.) (2022): Personalbemessung in der Psychiatrie und Psychosomatik: Das Plattform-Modell. Berlin.

Bundesministerium für Arbeit und Soziales (2013): Teilhabebericht der Bundesregierung über die Lebenslagen von Menschen mit Beeinträchtigungen Teilhabe – Beeinträchtigung – Behinderung. Berlin.

Bundesministerium für Jugend, Familie, Frauen und Gesundheit (1988): Empfehlungen der Expertenkommission der Bundesregierung zur Reform der Versorgung im psychiatrischen und psychotherapeutischen, psychosomatischen Bereich auf der Grundlage des Modellprogramms Psychiatrie der Bundesregierung. Bundesminister für Jugend, Familie, Frauen und Gesundheit. In: https://books.google.de/books?id= wWXVMgAACAAJ.

Bundesverfassungsgericht (2018): Urteil des 2. Senats vom 24. Juli 2018. 2 BvR 309/15 – 2 BvR 502/16.

Bunz, M. & Mücke, H.-G. (2017): Klimawandel – physische und psychische Folgen. In: *Bundesgesundheitsblatt – Gesundheitsforschung – Gesundheitsschutz*, 60, 6, S. 632 – 639.

Burr, C. & Richter, D. (2016): Zwischen Offenheit und Ablehnung – Die Einstellung von Psychiatriepflegenden gegenüber dem Risikoverhalten ihrer Patienten: Eine qualitative Studie. In: *Psychiatrische Praxis*, 44, S. 348 – 355.

Cacioppo, J. T. & Decety, J. (2011): Social neuroscience: Challenges and opportunities in the study of complex behavior: Social neuroscience. In: *Annals of the New York Academy of Sciences*, 1224, 1, S. 162 – 173.

Deister, A. (2003): Milieutherapie. In: Möller, H. J.; Laux, G. & Kapfhammer, H. P. (Hg.) Psychiatrie und Psychotherapie (S. 798 – 805), Heidelberg.

Deister, A. (2011a): Pauschalierung als Basis für die Finanzierung psychiatrischer und psychotherapeutischer Versorgung. Zur Diskussion über ein neues Entgeltsystem in Deutschland. In: *PSY&PSY* ((??)), 11, S. 5 – 6.

Deister, A. (2011b): Vom Fall zum Menschen. Erfahrungen aus einem Regionalen Psychiatrie-Budget. In: *Gesundheitswesen*, 73, 2, S. 85 – 88.

Deister, A. (2017a): Das Krankenhaus der Zukunft. Eine gesundheitspolitische Herausforderung. In: Deister, A.; Pollmächer, T.; Falkai, P. & Erk, K. (Hg.): Krankenhausmanagement in Psychiatrie und Psychotherapie: Strategien, Konzepte und Methoden. Ort, S. 475 – 482.

Deister, A. (2017b): Krankenhäuser für Psychiatrie und Psychotherapie im gesellschaftlichen Kontext. In: Deister, A.; Pollmächer, T.; Falkai, P. & Erk, K. (Hg.): Krankenhausmanagement in Psychiatrie und Psychotherapie: Strategien, Konzepte und Methoden. Ort, S. 3 – 8.

Deister, A. (2017c): Ökonomische Rahmenbedingungen. In: Vollmann, J.; Gather, J. & Gieselmann, A (Hg.): Ethik in der Psychiatrie. Ein Praxisbuch. Köln, S. 96 – 104.

Deister, A. (2019a): Die Region als Kooperationsrahmen in der psychiatrischen Versorgung. In: *Bundesgesundheitsblatt – Gesundheitsforschung – Gesundheitsschutz*, 62, 2, S. 150 – 155.

Deister, A. (2019b): Personalbemessung und die Frage der Gerechtigkeit. In: *Psychiatrische Praxis*, 46, 8, 423 – 425.

Deister, A. (2022) Wir müssen etwas tun – es ist Zeit für einen Paradigmenwechsel. In: *Psychiatrische Praxis*, 49, 2, S. 174 – 176.

Deister, A.; Hauth, I.; Kölch, M. & Löhr, M. (2022): Personalbemessung in der psychiatrischen und psychosomatischen Versorgung. Personenorientiert. Bedarfsorientiert-Leitlinienbasiert. In: Brückner-Bozetti, P.; Deister, A.; Hauth, I. u. a. (Hg.) Personalbemessung in der Psychiatrie und Psychosomatik. Das Plattform-Modell. Berlin, S. 9–22.

Deister, A.; Heinze, M.; Kieser, C. u. a. (2012): Regionale Verantwortung. Basis für ein zukunftsfähiges Entgeltsystem für die Psychiatrie. In: *Kerbe*, S. 41–44.

Deister, A. & Michels, R. (2021): Vom Modell zur Regionalen Regelversorgung: Langfristige Effekte eines Regionalen Budgets. In: *Psychiatrische Praxis*, eFirst, http://doi: 10.1055/a-1492-1564

Deister, A. & Pollmächer, T. (2021): Das Plattform-Modell als ein innovativer Ansatz für eine zukunftsfähige Personalbemessung. In: Günther, S. & Krüger, R. (Hg.): Praxishandbuch zur Personalausstattung Psychiatrie und Psychosomatik-Richtlinie (PPP-RL) Rahmenbedingungen, Erfahrungen und Umsetzungshilfen. Heidelberg, S. 409–415.

Deister, A. & Wilms, B. (2014): Regionale Verantwortung übernehmen: Modellprojekte in Psychiatrie und Psychotherapie nach § 64b SGB V. Köln.

Deutscher Bundestag (1975): Bericht über die Lage der Psychiatrie in der Bundesrepublik Deutschland – Zur psychiatrischen und psychotherapeutisch/psychosomatischen Versorgung der Bevölkerung. In: *Drucksache*, 7, 4200, S. 7.

Deutscher Ethikrat (2016): Patientenwohl als ethischer Maßstab für das Krankenhaus. Stellungnahme. Deutscher Ethikrat. Berlin.

DGPPN (2014): Think Tank zur psychiatrischen Versorgung in Deutschland. Unveröffentlicht.

DGPPN (2018): DGPPN-Standpunkte für eine zukunftsfähige Psychiatrie. Versorgung, Forschung, Nachwuchs, Qualität. In: https://dgppn.de/_Resources/Persistent/11a14679d449d3abc76fdd61fb7ff6c428310f67/DGPPN_Standpunktepapier Prozent20web.pdf.

DGPPN (Hg.) (2019a): S3-Leitlinie Psychosoziale Therapien bei schweren psychischen Erkrankungen: S3-Praxisleitlinien in Psychiatrie und Psychotherapie. Heidelberg.

DGPPN (2019b): S3-Leitlinie Verhinderung von Zwang: Prävention und Therapie aggressiven Verhaltens bei Erwachsenen. 1. Update 2018 (Langversion), Stand: 10.09.2018). Heidelberg.

DGPPN. (2019 c): Zur Identität der Psychiatrie. In: https://dgppn.de/_Resources/Persistent/69402dc31a70bb4bde680a0a45d7ab74762ad3e8/20200616_PoPa_Identita ProzentCC Prozent88t Prozent2ofin.pdf.

DKG (2021): Positionen der Deutschen Krankenhausgesellschaft für die 20. Legislaturperiode des Deutschen Bundestags. In: https://dkgev.de/fileadmin/default/Mediapool/1_DKG/1.6_Positionen/DKG_Positionspapier_2021.pdf.

DÖRNER, K. (2014): Der gute Arzt. In: *Psychiatrische Praxis,* 41, 1, S. 16–18.

DZIOBEK, I.; BEA, M.; DRECHSEL, B. u. a. (2022): Die Beteiligung von Betroffenen und Angehörigen am Deutschen Zentrum für Psychische Gesundheit. In: *Der Nervenarzt,* 93, 3, S. 300–301.

FARONE, D. W. (2006): Schizophrenia, community integration, and recovery: Implications for social work practice. In: *Social Work in Mental Health,* 4, 4, S. 21–36.

FEGERT, J. M. (2020): Qualität als Maßstab. Brennpunkte in der psychiatrischen Versorgung. In: Aktion Psychisch Kranke (Hg.): Qualität als Maßstab. Brennpunkte der psychiatrischen Versorgung. Bonn, S. 27–35.

FINZEN, A. (2001): Psychose und Stigma: Stigmabewältigung – zum Umgang mit Vorurteilen und Schuldzuweisung. Köln.

FINZEN, A. (2017): Die Krankheit verstecken: Stigma und Stigmabewältigung bei psychischen Störungen. In: HAUTH, I.; FALKAI, P. & DEISTER, A. (Hg.): Psyche, Mensch, Gesellschaft. Psychiatrie und Psychotherapie in Deutschland: Forschung, Versorgung, Teilhabe. Medizinisch Wissenschaftliche Verlagsgesellschaft. Heidelberg, S. 191–198.

FINZEN, A. (2018): Normalität: Die ungezähmte Kategorie in Psychiatrie und Gesellschaft. Köln.

FISCHER, M. (1919): Die soziale Psychiatrie im Rahmen der sozialen Hygiene und allgemeinen Wohlfahrtspflege. In: *Allgemeine Zeitschrift für Psychiatrie und psychisch-gerichtliche Medicin,* 75, S. 529–548.

GAEBEL, W. (1999): Qualitätssicherung in der Psychiatrie. In: HELMCHEN, H.; HENN, F.; LAUTER, H. & SARTORIUS, N. (Hg.) Psychiatrie der Gegenwart 2. Allgemeine Psychiatrie. Heidelberg, S. 367–394.

Gemeinsamer Bundesausschuss (2022): https://www.g-ba.de/richtlinien/113/ (Zugriff am 24.06.2022).

GKV-SV (2021): Positionspapier des GKV-Spitzenverbandes für die 20. Legislaturperiode 2021–2025. In: https://.gkv-spitzenverband.de/

media/dokumente/service_1/publikationen/20210726_Positionspapier-20Legislaturperiode_barrierefrei.pdf.

GOTTLOB, M.; HOLZKE, M.; RASCHMANN, S. u. a. (2022): Stationsäquivalente Behandlung – Wie geht das? Umsetzungsstrategien aus acht psychiatrischen Fachkliniken und -abteilungen in Deutschland. In: *Psychiatrische Praxis,* 49, S. 188–197.

GROSSIMLINGHAUS, I.; HAUTH, I.; FALKAI, P. u. a. (2017): Aktuelle Empfehlungen der DGPPN für Schizophrenie-Qualitätsindikatoren. In: *Der Nervenarzt,* 88, S. 779–786.

GÜHNE, U. & RIEDEL-HELLER, S. (o. J.): Die Arbeitssituation von Menschen mit schweren psychischen Erkrankungen in Deutschland. Im Auftrag von Gesundheitsstadt Berlin e. V. und der Deutschen Gesellschaft für Psychiatrie und Psychotherapie, Psychosomatik und Nervenheilkunde (DGPPN). In: https://dgppn.de/_Resources/Persistent/ 6f086cca1fce87b992b2514621343930b0c398c5/Expertise_ Arbeitssituation_2015-09-14_fin.pdf.

GÜHNE, U.; STEIN, J.; SCHWARZBACH, M. & RIEDEL-HELLER, S. (2017): Der Stellenwert von Arbeit und beruflicher Beschäftigung in der Behandlung psychisch kranker Menschen: Ergebnisse einer qualitativen Studie. In: *Psychotherapie – Psychosomatik – Medizinische Psychologie,* 67, 11, S. 457–464 (https://doi.org/10.1055/s-0043-104855).

GÜHNE, U.; WEINMANN, S.; ARNOLD, K. u. a. (2012): Das Training sozialer Fertigkeiten bei schweren psychischen Erkrankungen – ist es wirksam? In: *Psychiatrische Praxis,* 39, 8, S. 371–380.

HÄFNER, H.; BECHDOLF, A.; KLOSTERKÖTTER, J. & MAURER, K. (2018): Psychosen: Früherkennung und Frühintervention: Der Praxisleitfaden. Stuttgart.

HAUTH, I. (2015): Strukturqualität und Behandlungsleitlinien in der stationären Versorgung. In: *Der Nervenarzt,* 86, 5, S. 523–524.

HAUTH, I. (2017): Versorgung neu gedacht. In: HAUTH, I.; FALKAI, P. & DEISTER, A. (Hg.): Psyche, Mensch, Gesellschaft. Psychiatrie und Psychotherapie in Deutschland: Forschung, Versorgung, Teilhabe. Berlin, S. 61–72.

HAUTH, I.; BRÜCKNER-BOZETTI, P. & DEISTER, A. u. a. (2022): Personalausstattung in stationären psychiatrischen Einrichtungen. Konzeptionelle Grundlagen des Plattform-Modells. In: BRÜCKNER-BOZETTI, P.; DEISTER, A.; HAUTH I. u. a. (Hg.): Personalbemessung in der Psychiatrie und Psychosomatik. Das Plattform-Modell. Berlin, S. 23–36.

Heinz, A. (2015): Der Begriff der psychischen Krankheit. Berlin.
Helmchen, H. (2021a): Zwangsmaßnahmen in der Psychiatrie: Praktische Konsequenzen ethischer Aspekte. In: *Der Nervenarzt,* 92, 3, S. 259–266.
Helmchen, H. (2021b): Nutzen und Risiken psychiatrischen Handelns und das Selbstbestimmungsrecht des Patienten. In: *Der Nervenarzt,* 92, 7, S. 686–693.
Hermer, M. & Röhrle, B. (Hg.): (2008): Handbuch der therapeutischen Beziehung. Tübingen.
Hinterhuber, H. (2016): Ethik in der Psychiatrie. In: Möller, H.-J.; Laux, G. & Kapfhammer, H.-P. (Hg.): Psychiatrie, Psychosomatik, Psychotherapie. Heidelberg, S. 1–25.
Hoff, P. (2014): Was darf die Psychiatrie? Zürich.
Hoffmann-Richter, U. & Bauer, M. (Hg.) (1997): Sozialpsychiatrie vor der Enquête. Bonn.
Holz, N. E. & Meyer-Lindenberg, A. (2019): Soziale Neurowissenschaften und deren Bedeutung für die Psychiatrie. In: *Der Nervenarzt,* 90, 11, S. 1109–1116.
Indefrey, S.; Braun, B.; von Peter, S. u. a. (2020): Implementation of a global treatment budget in psychiatric departments in germany – Results and critical factors for success from the staff perspective. In: *Frontiers in Psychiatry,* 11 (https://doi.org/10.3389/fpsyt.2020.00610).
Jäckel, D.; Baumgardt, J.; Helber-Böhlen, H. u. a. (2019): Veränderungen des Stationsklimas und der Arbeitszufriedenheit nach Einführung des Safewards-Modells auf zwei geschützten akutpsychiatrischen Stationen – eine multiperspektivische Evaluation. In: *Psychiatrische Praxis,* 46, 7, S. 369–375.
Jacobi, F. (2018): Psychische Störungen sind Volkskrankheiten. Befunde und Diskussionsbeiträge zu gesellschaftlicher Krankheitslast, Behandlungsbedarfen und der Rolle des »Zeitgeists« bei der Bewertung psychischer Gesundheit und Krankheit. Vortrag Forschungskolloquium der Psychologischen Hochschule Berlin am 6.11.2018.
Jacobi, F.; Höfler, M.; Strehle, J. u. a. (2014): Psychische Störungen in der Allgemeinbevölkerung: Studie zur Gesundheit Erwachsener in Deutschland und ihr Zusatzmodul Psychische Gesundheit (DEGS1-MH). In: *Der Nervenarzt,* 85, 1, S. 77–87.
Jacobi, F. & Müllender, S. (2017): Psychische Störungen als individuelles und gesellschaftliches Gesundheitsproblem. In: Hauth, I.; Falkai, P. &

DEISTER, A. (Hg.): Psyche, Mensch, Gesellschaft. Psychiatrie und Psychotherapie in Deutschland: Forschung, Versorgung, Teilhabe. Berlin, S. 1–11.

KBV (2021): Versorgung gemeinsam gestalten. In: https://kbv.de/media/sp/KBV-Positionspapier-GesundheitBrauchtPraxis-2021-Kurzversion.pdf.

KIESLER, D. & AUERBACH, S. (2006): Optimal matches of patient preferences for information, decision making, and interpersonal behavior: Evidence, models, and interventions. In: *Patient Education and Counseling*, 61, S. 319–341.

KLEIN, J. P.; GERLINGER, G.; KNAEVELSRUD, C. u. a. (2016): Internetbasierte Interventionen in der Behandlung psychischer Störungen: Überblick, Qualitätskriterien, Perspektiven. In: *Der Nervenarzt*, 87, 11, S. 1185–1193.

KLIMKE, A.; GODEMANN, F.; HAUTH, I. & DEISTER, A. (2015): Strukturqualität in psychiatrischen und psychotherapeutischen Kliniken. In: *Der Nervenarzt*, 86, 5, S. 525–533.

KLOSTERKÖTTER, J. (2013): Prävention psychotischer Störungen. In: *Der Nervenarzt*, 84, 11, S. 1299–1309.

KNAEVELSRUD, C.; KÜSTER, A. & ZAGORSCAK, P. (2017): E-Mental-Health. In: HAUTH, I.; FALKAI, P. & DEISTER, A. (Hg.) Psyche, Mensch, Gesellschaft. Psychiatrie und Psychotherapie in Deutschland: Forschung, Versorgung, Teilhabe. Berlin, S. 25–30.

KÖNIG, H.-H.; HEIDER, D.; RECHLIN, T. u. a. (2013): Wie wirkt das Regionale Psychiatriebudget (RPB) in einer Region mit initial niedriger Bettenmessziffer? In: *Psychiatrische Praxis*, 40, 8, S. 430–438.

KÖSTERS, M.; STAUDIGL, L.; PICCA, A.-C. u. a. (2016): Qualitätsindikatoren für die Behandlung von Menschen mit Schizophrenie – Ergebnisse einer Anwendungsstudie. In: *Psychiatrische Praxis*, 44, 3, S. 163–171.

KUHN, J. & SASS, A.-C. (2017): Gesundheit: Die Region im Fokus. In: *Bundesgesundheitsblatt – Gesundheitsforschung – Gesundheitsschutz*, 60, 12, S. 1317–1318.

KUMBIER, E.; HAACK, K. & STEINBERG, H. (2013): 50 Jahre Rodewischer Thesen – Zu den Anfängen sozialpsychiatrischer Reformen in der DDR. In: *Psychiatrische Praxis*, 40, 6, S. 313–320.

LAMBERT, M.; BOCK, T.; DAUBMANN, A. u. a. (2013): Integrierte Versorgung von Patienten mit psychotischen Erkrankungen nach dem Hamburger Modell: Teil 1. In: *Psychiatrische Praxis*, 41, 5, S. 257–265.

Lambert, M.; Karow, A.; Gallinat, J. & Deister, A (2017): Evidenzbasierte Implementierung von stationsäquivalenter Behandlung in Deutschland. In: *Psychiatrische Praxis,* 44, 2, S. 62–64.

Lambert, M.; Karow, A. & Gallinat, J. (2019): Versorgungsforschung in der Lebenswelt. In: *Der Nervenarzt,* 90, 11, S. 1093–1102.

Längle, G. (2018): Stationsäquivalente Behandlung (StäB) – Ein großer Schritt in die richtige Richtung – Pro. In: *Psychiatrische Praxis,* 45, 3, S. 122–123.

Längle, G.; Raschmann, S. & Holzke, M. (2020): Stationsäquivalente Behandlung: Rechtliche und organisatorische Rahmenbedingungen. In: *Nervenheilkunde,* 39, 11, S. 704–712.

Leidinger, F. (2021): Brave new psychiatry? Oder: Wohin führt die Künstliche Intelligenz die Psychiatrie? In: *Psychiatrische Praxis,* 48, 1, S. 11–15.

Leopold, K.; Nikolaides, A.; Bauer, M. u. a. (2015): Angebote zur Früherkennung von Psychosen und bipolaren Störungen in Deutschland: Bestandsaufnahme. In: *Der Nervenarzt,* 86, S. 352–358.

Link, B. & Phelan, J. C. (2001): Conceptualizing stigma. In: *Annual Review of Sociology,* 27, S. 363–385.

Löhr, M.; Schulz, M. & Nienaber, A. (2019): Safewards: Sicherheit durch Beziehung und Milieu. Köln.

Meyer-Lindenberg, A. (2017): Psychische Störungen: Herausforderung der Forschung. In: Hauth, I.; Falkai, P. & Deister, A. (Hg.) Psyche, Mensch, Gesellschaft. Psychiatrie und Psychotherapie in Deutschland: Forschung, Versorgung, Teilhabe. Medizinisch Wissenschaftliche Verlagsgesellschaft, Berlin, S. 75–84.

Meyer-Lindenberg, A. (2018): Künstliche Intelligenz in der Psychiatrie – ein Überblick. In: *Der Nervenarzt,* 89, 8, S. 861–868.

Moll, A.; Khayati, S. & Anton, W. (2021): Excellence-Handbuch Grundlagen und Anwendung des EFQM-Modells 2020. Kissing.

Müller, R. (2020): Die Finanzierung der Psychiatrie – eine Alternative abseits von PEPP. In: *Gesundheitsökonomie & Qualitätsmanagement,* 26, S. 51–58.

Munich Re (2020): Https://munichre.com/content/dam/munichre/contentlounge/website-pieces/documents/media-relations/2020-01-08-natcat-release-de.pdf (Zugriff 03.02.2022).

Naegler, H. & Wehkamp, K.-H. (2017): Medizin zwischen Patientenwohl und Ökonomisierung: Krankenhausärzte und Geschäftsführer im Interview. Berlin.

Payk, T. R. (2004): Antipsychiatrie. Eine vorläufige Bilanz. In: *Fortschritte der Neurologie, Psychiatrie,* 72, 9, S. 516–522.

Prins, S. (2005): »Jetzt endlich lebe ich richtig«: Geschichten, Glossen, Gedanken. Neumünster.

Raschmann, S.; Götz, E.; Hirschek, D. & Längle, G. (2022): StäB – Wie bewerten Patientinnen und Patienten die neue Behandlungsform? In: *Psychiatrische Praxis,* 49, 1, S. 46–50.

Richter, D.; Löbner, M.; Riedel-Heller, S. G. & Gühne, U. (2021): Was wissen wir über die Zusammenhänge von Urbanisierung und psychischen Erkrankungen? Ein systematischer Literaturüberblick. In: *Psychiatrische Praxis,* 48, 5, S. 231–241.

Riedel-Heller, S. (2017): Die Lebenswirklichkeit von Menschen mit psychischen Erkrankungen. In: Hauth, I.; Falkai, P. & Deister, A. (Hg.): Psyche, Mensch, Gesellschaft. Psychiatrie und Psychotherapie in Deutschland: Forschung, Versorgung, Teilhabe. Berlin, S. 175–184.

Robinson, E. J. & Henderson, C. (2019): Public knowledge, attitudes, social distance, and reporting contact with people with mental illness 2009–2017. In: *Psychological Medicine,* 49, 16, S. 2717–2726.

Roick, C., Heinrich, S., Deister, A. u. a. (2008): Das Regionale Psychiatrie-Budget: Kosten und Effekte eines neuen sektorübergreifenden Finanzierungsmodells für die psychiatrische Versorgung. In: *Psychiatrische Praxis,* 35, 6, S. 279–285.

Rommel, A.; Bretschneider, J. & Kroll, J. (2019): Inanspruchnahme psychiatrischer und psychotherapeutischer Leistungen – individuelle Determinanten und regionale Unterschiede. In: *Journal of Health Monitoring* (https://doi.org/10.17886/RKI-GBE-2017-111.2).

Rosemann, M. (2020): Qualitätsaspekte im Rahmen personenzentrierter Teilhabeleistungen. In: Aktion Psychisch Kranke (Hg.): Qualität als Maßstab. Brennpunkte der psychiatrischen Versorgung. Bonn, S. 36–40.

Rüsch, N.; Heland-Graef, M. & Berg-Peer, J. (2021): Das Stigma psychischer Erkrankung: Strategien gegen Ausgrenzung und Diskriminierung: wissenschaftsbasiertes Sachbuch. München.

Sachverständigenrat zur Begutachtung im Gesundheitswesen (2018): Bedarfsgerechte Steuerung der Gesundheitsversorgung: Gutachten 2018. In: https://svr-gesundheit.de/fileadmin/Gutachten/Gutachten_2018/Gutachten_2018.pdf (Zugriff am 24.06.2022).

Sass, H.; Maier, W.; Bormuth, M. u. a. (2019): Zur Identität der Psychiatrie: Positionspapier einer DGPPN-Task-Force zum Thema Identität. In: https://www.dgppn.de/_Resources/Persistent/69402dc31a70bb4bde-680a0a45d7ab74762ad3e8/20200616_PoPa_Identita%CC%88t%20fin.pdf (Zugriff am 24.06.2022).

Schmid, R.; Spiessl, H.; Vukovich, A. & Cording, C. (2003): Belastungen von Angehörigen und ihre Erwartungen an psychiatrische Institution. Literaturübersicht und eigene Ergebnisse. In: *Fortschritte der Neurologie, Psychiatrie*, 71, S. 118–128.

Schneider, F. (2017): Personalgewinnung. In: Deister, A.; Pollmächer, T.; Falkai, P. & Erk, K. (Hg.): Krankenhausmanagement in Psychiatrie und Psychotherapie: Strategien, Konzepte und Methoden. Berlin, S. 461–466.

Schnell, K. & Stein, M. (2021): Diagnostik und Therapie rund um die Uhr? Künstliche Intelligenz als Herausforderung und Chance für Psychiatrie und Psychotherapie. In: *Psychiatrische Praxis,* 48, 1, S. 5–10.

Schomerus, G. (2014): Ablehnung von Menschen mit schweren psychischen Erkrankungen. In: *Psychotherapeut,* 59, 3, S. 250–252.

Schomerus, G. & Angermeyer, M. (2011): Stigmatisierung psychisch Kranker. In: *Psychiatrie und Psychotherapie up2date,* 5, 6, S. 345–356.

Schomerus, G. & Riedel-Heller, S. (2020): Das Stigma psychischer Krankheit im Fokus. In: *Der Nervenarzt,* 91, 9, S. 777–778.

Schöne-Seifert, B. (2020): Placebos und Placeboide in der therapeutischen Praxis – begriffliche und ethische Überlegungen. In: *Der Nervenarzt,* 91, 8, S. 684–690.

Schrappe, M. (2015): Qualität 2030: Die umfassende Strategie für das Gesundheitswesen. In: http://search.ebscohost.com/login.aspx?direct=true&scope=site&db=nlebk&db=nlabk&AN=944427.

Sen, A. (2020): Die Idee der Gerechtigkeit. München.

Siebert, H. (2001): Der Kobra-Effekt: Wie man Irrwege der Wirtschaftspolitik vermeidet. München.

Speerforck, S. & Schomerus, G. (2020): Soziale Milieus: Ein relevantes Konzept für ein besseres Verständnis von Stigma und psychiatrischer Unterversorgung? In: *Der Nervenarzt,* 91, 9, S. 785–791.

Statistisches Bundesamt (2021): https://destatis.de/DE/Themen/Gesellschaft-Umwelt/Gesundheit/Todesursachen/Tabellen/suizide.html.

Steinert, T.; Hirsch, S. & Gerlinger, G. (2019): Verhinderung von Zwang: Praxisversion der S3-Leitlinie. Heidelberg.

Stiftung Deutsche Depressionshilfe (2017): https://deutsche-depressionshilfe.de/forschungszentrum/deutschland-barometer-depression/2017.

STOECKER, R. (2014): Philosophie der Menschenwürde und die Ethik der Psychiatrie. In: *Psychiatrische Praxis,* 41, 1, S. 19–25.

ver.di (2019): Versorgungsbarometer 2019. https://gesundheit-soziales.verdi.de/++file++5d70be88e999fb38604e0976/download/2019-09_Auswertung Prozent20Versorgungsbarometer Prozent20Psychiatrie_end.pdf.

VON PETER, S.; GLÜCK, R.; GÖPPERT, L. u. a. (2022): Wie erleben Nutzer*innen die Versorgung? Vom Mehrwert partizipativ-kollaborativer Forschung. In: *Psychiatrische Praxis,* 49, 1, S. 8–10.

Weltärztebund (2017): Deklaration von Genf. In: https://bundesaerztekammer.de/fileadmin/user_upload/downloads/pdf-Ordner/International/Deklaration_von_Genf_DE_2017.pdf.

WHO (2019) https://who.int/publications/i/item/special-initiative-for-mental-health-(2019–2023) (Zugriff am 24.06.2022).

ZIEGLER, B. & DEISTER, A. (2017): Krankenhäuser für Psychiatrie und Psychotherapie im unternehmerischen Kontext. In: DEISTER, A.; POLLMÄCHER, T.; FALKAI P. & ERK, K. (Hg.): Krankenhausmanagement in Psychiatrie und Psychotherapie: Strategien, Konzepte und Methoden. Berlin, S. 9–14.

Zur Sache: Psychiatrie

stellt Zusammenhänge her zwischen Wissenschaft, psychiatrischer Praxis, Gesellschaft und Politik – spannend aufbereitet mit hilfreichen Schlussfolgerungen.

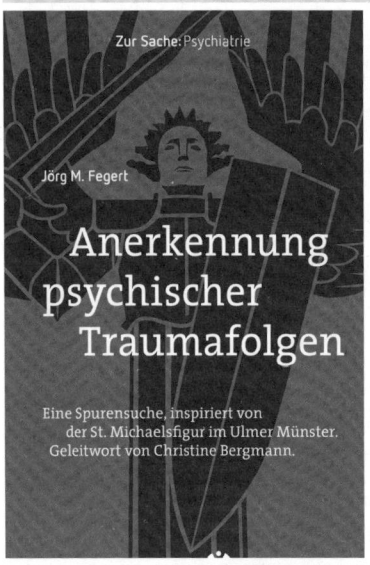

Prof. Dr. Jörg M. Fegert
Anerkennung psychischer Traumafolgen
Eine Spurensuche, inspiriert von der St. Michaelsfigur im Ulmer Münster
176 Seiten, 25,00 €
ISBN 978-3-96605-185-9

Die fehlende Anerkennung von Traumafolgen hat eine lange Geschichte; auch jenseits der aktuellen Debatten um die Aufarbeitung von sexueller Gewalt in der katholischen Kirche. Jörg M. Fegert, Sprecher des Zentrums für Traumaforschung an der Universität Ulm, wirbt mit diesem Buch dafür, den Opfern von Traumata aller Art endlich Gerechtigkeit widerfahren zu lassen.

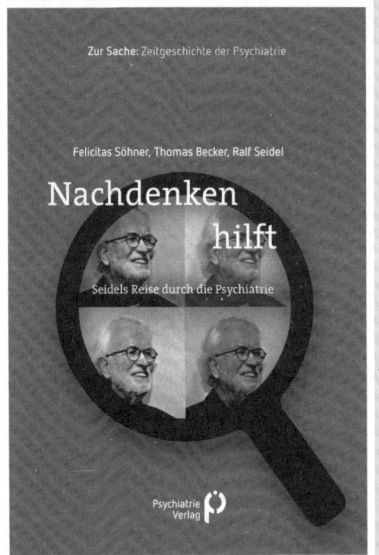

Felicitas Söhner, Thomas Becker, Ralf Seidel
Nachdenken hilft
Seidels Reise durch die Psychiatrie
212 Seiten, 25,00 €
ISBN 978-3-96605-044-9

Anregender und reflektierter als in diesen elf Interviewsequenzen mit einem Zeitzeugen können psychiatrisch und zeitgeschichtlich Interessierte die neuere Psychiatriegeschichte kaum nachlesen und nacherleben: Ralf Seidel ist einer der Akteure der Psychiatriereform und ein ungewöhnlicher Arzt, dessen Blick immer auch durch die Auseinandersetzung mit Kunst und Philosophie geprägt ist.

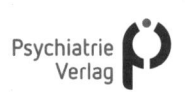

Telefon 0221 167989-0, Fax 0221 167989-20,
E-Mail: verlag@psychiatrie.de,
Internet: www.psychiatrie-verlag.de